GW01367352

Prof. Dr. med. Tobias Esch
Der Selbstheilungscode

Prof. Dr. med. Tobias Esch

Der
Selbst-
heilungs-
code

Die Neurobiologie von Gesundheit
und Zufriedenheit

Mit einem Vorwort von
Dr. med. Eckart von Hirschhausen

BELTZ

Das Werk einschließlich aller seiner Teile ist urheberrechtlich geschützt. Jede Verwertung ist ohne Zustimmung des Verlags unzulässig. Das gilt insbesondere für Vervielfältigungen, Übersetzungen, Mikroverfilmungen und die Einspeicherung und Verarbeitung in elektronische Systeme.
Die im Buch veröffentlichten Hinweise wurden mit größter Sorgfalt und nach bestem Gewissen vom Autor erarbeitet und geprüft. Eine Garantie kann jedoch weder vom Verlag noch vom Verfasser übernommen werden. Trotz sorgfältiger inhaltlicher Kontrolle können wir auch für den Inhalt externer Links keine Haftung übernehmen. Für den Inhalt der verlinkten Seiten sind ausschließlich deren Betreiber verantwortlich. Die Haftung des Autors bzw. Verlages und seiner Beauftragten für Personen-, Sach- oder Vermögensschäden ist ausgeschlossen.

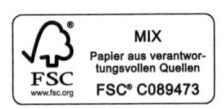

FSC
MIX
Papier aus verantwortungsvollen Quellen
FSC® C089473
www.fsc.org

Dieses Buch ist erhältlich als:
ISBN 978-3-407-86443-7 Print
ISBN 978-3-407-86480-2 E-Book (PDF)
ISBN 978-3-407-86453-6 E-Book (EPUB)

1. Auflage 2017

© 2017 im Beltz Verlag
in der Verlagsgruppe Beltz · Weinheim Basel
Werderstraße 10, 69469 Weinheim
Alle Rechte vorbehalten

Lektorat: Judith Roth, Frankfurt
Umschlaggestaltung: www.anjagrimmgestaltung.de,
www.stephanengelke.de (Beratung)
Bildnachweis: © Beltz Verlag

Satz, Layout, Herstellung: Antje Birkholz
Druck und Bindung: Beltz Bad Langensalza GmbH, Bad Langensalza
Printed in Germany

Weitere Informationen zu unseren Autoren und Titeln finden Sie unter:
www.beltz.de

*Für Maren,
Kaya und Ben*

»Es gibt nichts Gutes, außer man tut es!«
Erich Kästner

Inhalt

Vorwort von Dr. med. Eckart von Hirschhausen 9
Zur Einstimmung 13
Selbstheilung und Stress – ein ungleiches Paar 25
   Was soll der Stress? – und vor allem: Was soll er nicht? 32
   Was Katzenklos mit Homöostase zu tun haben – und wie
   Ratten den Stress aus der Taufe hoben 37
   Wie Stress entsteht – und was er tief in unserem Körper
   auslöst 42
   Was nasskalte Tücher mit Entspannung zu tun haben –
   und wie buddhistische Mönche zur Stressbewältigung
   beitrugen 52
   Wie eine gesunde Antwort auf Stress abläuft – und was
   ihr manchmal trotzdem im Weg steht 61
Alle Wege führen zum Hirn – und darüber hinaus 71
   Warum wir tun, was wir tun – aus neurobiologischer
   Perspektive 77
   Was uns wann zu bewegen scheint – der Aspekt der
   Reifung 87
Open your mind – die aktive Verknüpfung von Körper und
Geist 103
   Emotionen, das »Gedächtnis der Gefühle« und die »Macht
   des Unbewussten« 104
   Unser Verhalten zwischen Emotionen und Erwartungen –
   die wachsende Macht der Gedanken 112
   Wie der Kopf den Körper heilen kann – etwas mehr
   Achtsamkeit, bitte! 125

Den ganzen Menschen ins Zentrum stellen – nicht nur seinen Körper **144**

    Gesundheit – was ist das überhaupt? **149**

    Die Perspektive erweitern – um Perspektiven zu schaffen **171**

    Die Beziehung zwischen Arzt und Patient – warum sie so entscheidend ist **183**

    Placebo – vom verhassten Methodenfehler zum »place to be« **194**

    Mind-Body-Medizin – interdisziplinär, fördernd und fordernd **206**

BERN – ein ganzheitlicher Ansatz auf vier Säulen **213**

    Erste Säule: Stressreduzierendes Verhalten **217**

    Zweite Säule: Ausreichend Bewegung **233**

    Dritte Säule: Regelmäßige innere Einkehr und Entspannung **244**

    Vierte Säule: Achtsamer Genuss und gesunde Ernährung **270**

    Gemeinschaft, Glaube, Schlaf und Flow – was noch zur Selbstheilungskompetenz beitragen kann **282**

Grenzen und Gefahren – den kritischen Blick bewahren **300**

    McMindfulness – Achtsamkeit als Lifestyle-Produkt **302**

    Selbstoptimierung – alles rausholen, was drinsteckt **306**

    Selbstheilung und Ethik – braucht es das? **310**

Ausklang der Reise 316

Danksagung 319

Weiterführende Links 323

Register 327

Vorwort
von Dr. med. Eckart von Hirschhausen

Tobias Esch ist einer der besten Ärzte, Wissenschaftler und Visionäre für das Gesundheitswesen, die ich kenne. Deshalb freue ich mich, dass es jetzt dieses Buch gibt. Eine praktische, verständliche und motivierende Einführung in das Phänomen der Selbstheilung. Sie werden erfahren, was Sie alles für sich, Ihren Körper und Ihre Seele tun können, und warum es Quatsch ist, zwischen Körper und Seele unterscheiden zu wollen.

Seit vielen Jahren untersucht Tobias Esch die Zusammenhänge von Meditation, Gehirn und einem gesunden Körper, und hat dabei sowohl die Neurobiologie als auch das Spirituelle im Blick. Als Visionär, der mit Herzblut und großem Einsatz daran mitarbeitet, dass die Erkenntnisse der Psychologie, Neurobiologie und integrativen Medizin Einzug halten in die ärztliche Praxis und die Köpfe und Herzen der Menschen. Aber auch als Wissenschaftler, der nichts behauptet, was die Forschung nicht gut belegen kann. Nach Jahren an der renommierten Harvard University baut er jetzt an der Universität Witten/Herdecke eine integrative Gesundheitsversorgung auf, damit die Kerngedanken aus diesem Buch für viele Menschen Alltag in der Versorgung werden – auch auf Kassenrezept! Und er setzt sich mit dem Projekt »Open Notes« dafür ein, dass Patienten transparenter über ihre Befunde informiert und in die daraus folgenden Therapieschritte einbezogen werden.

Dieses Buch über den *Selbstheilungscode* ist jedem zu empfehlen, ob er nur neugierig ist, mit Gesundheitsproblemen kämpft, vorsorgen möchte oder selber therapeutisch tätig ist. Es ist eine Fundgrube für gesunde Ideen, wie Glück und Zufriedenheit trainierbar werden. Es gilt, einen echten Paradigmenwechsel herbeizuführen. Weg von einem defizitorientierten Reparaturbetrieb, der in Kosten und Kennziffern denkt, hin zu einem Verständnis von Gesundheit und Selbstheilung, die im Alltag entstehen: durch die Summe unserer täglichen Gedanken, Gefühle und Handlungen. Und unserer Beziehungen, denn Glück kommt selten allein. Selbstheilung entsteht ebenso im Miteinander.

Je mehr zufriedene Menschen es gibt, desto besser geht es uns allen. Zufriedene müssen nicht ständig zum Arzt, unnötige Untersuchungen und Pillen in Anspruch nehmen, und verbrauchen auch klimatechnisch weniger Ressourcen, denn kabarettistisch formuliert: Kapitalismus heißt, du kaufst lauter Dinge, die du nicht brauchst, von Geld, das du nicht hast, um Leute zu beeindrucken, die du nicht magst.

Der Motor dieses Systems, das auf äußeres statt auf inneres Wachstum zielt, ist die permanente Unzufriedenheit und ein seelischer Hunger, der mit Dingen nicht zu stillen ist. Um aus diesem kranken Spiel, dass uns und unseren Planeten an die Grenzen gebracht hat, auszusteigen, sollten wir uns fragen: Was brauchen wir wirklich? Was ist wichtig im Leben? Und wenn wir Liebe, gute Beziehungen und Glück an die erste Stelle unserer Prioritäten und Entscheidungen setzen: Was macht das mit uns und unserem Leben? Wir können mit den Ideen aus diesem Buch unser Leben verlängern und vertiefen. Und weglassen, was es verkürzt.

Wer dieses Buch über den *Selbstheilungscode* liest erfährt zum Beispiel, dass individuelle Gesundheit und Gemeinschaft nicht zu trennen sind. Tobias Esch spart auch die unangenehmen Wahrheiten unserer Zeit nicht aus. Denn wir leben in keiner »heilen Welt«. Vieles ist in Deutschland sehr viel besser und angenehmer als im Rest der Welt, aber auch hierzulande haben wir Gesundheitsprobleme, die sich weder mit einer Pille noch durch Meditieren wegzaubern lassen:

Feinstaub tötet 10-mal mehr Menschen durch Lungen- und Herz-Kreislauf-Erkrankungen als direkt im Autoverkehr sterben. Wer als Kind von Armut betroffen ist, hat auch ein höheres Risiko für viele Erkrankungen und eine um Jahre geringere Lebenserwartung. Und quer durch alle Schichten gilt: Das Wissen um Gesundheit ist sehr ungerecht verteilt. Deshalb schätze ich es so außerordentlich, dass Tobias Esch hier ein Buch vorlegt, das wirklich jeder verstehen und anwenden kann.

Tobias Esch begegnet zu sein, ist für mich ein echter »Glücksfall«. So konnten wir in einem gemeinsamen Projekt meiner Stiftung HUMOR HILFT HEILEN die Wirksamkeit meines Online-Glückstrainings an gestressten Call-Center-Mitarbeitern untersuchen. Die Ergebnisse wurden in einer internationalen Fachzeitschrift veröffentlicht und zeigten, wie die positive Psychologie in die Praxis kommen kann. Tobias Esch hat mein Buch *Wunder wirken Wunder* stark inspiriert und dafür gesorgt, dass es wissenschaftlich auf dem neuesten Stand ist. Bei seiner ganzen Karriere ist Tobias Esch Mensch geblieben und ich bin glücklich, ihn meinen Freund nennen zu dürfen. Ein Freund, dem die Themen Selbstheilung und gute Medizin so wichtig sind, dass er gerne alles um sich herum vergisst, wie ich aus eigener Erfahrung weiß.

Als wir im letzten Karneval zusammen feierten, kam er fast unkenntlich sehr witzig verkleidet mit schwarzer Perücke, dicken »Gold«-Ketten und dunkler Atze-Schröder-Sonnenbrille. Zufällig trafen wir einen bekannten Gesundheitsexperten, und sofort entspann sich eine rege Diskussion über offene Arzt-Patienten-Kommunikation und Selbstheilungspotenziale auf höchstem Niveau im Proll-Outfit beim Kölsch! Es verging eine halbe Stunde, bis uns die Absurdität der Situation klar wurde, und Tobias zumindest mal die Sonnenbrille absetzte. Dann wurde mit offenem Visier und Herzen weiter gefeiert – denn wer nicht genießt, wird ungenießbar.

Ich wünsche Ihnen viel Freude mit Ihrer Selbstheilung, die kurioserweise auch damit beginnt, dass wir nicht nur an uns selber denken – mehr möchte ich aber gar nicht verraten, das finden Sie gleich selbst heraus.

Den Schlüssel zu Ihrer Gesundheit haben Sie im wahrsten Sinne gerade in der Hand!

Herzlich,
Ihr

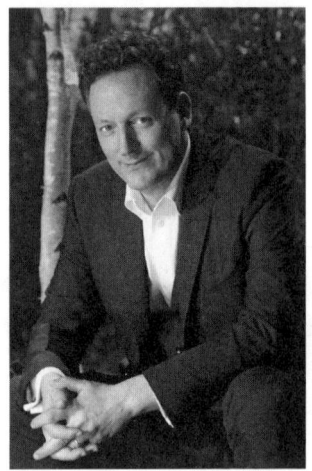

© Michael Zargarinejad

Zur Einstimmung

Als Allererstes möchte ich Sie »*ent*-täuschen« – ja, ich weiß, das fängt ja gut an! Aber ich möchte tatsächlich jeder Form von Täuschung oder falscher Erwartungshaltung vorbeugen, die früher oder später doch nur in Frustration münden würde. Das wäre – auch im Sinne von Selbstheilung – ungesund, und deshalb möchte ich Ihnen zunächst einmal sagen, was dieses Buch *nicht* ist.

Falls *Der Selbstheilungscode* Assoziationen in Ihnen geweckt haben sollte, die etwas mit mysteriösem oder esoterischem Geheimwissen zu tun haben, dann liegen Sie hier komplett falsch. Dies ist auch kein Krimi für Fans von Verschwörungstheorien. Und wenn Sie sich ein Allheilmittel gegen jede nur denkbare Krankheit erhofft haben, das man einfach nur querlesen muss, um im Handumdrehen wieder kerngesund zu werden, werden Sie hier ebenfalls nicht fündig. Auch Selbstheilung ist begrenzt, weshalb ich Ihnen hier keine Wunder und magischen Heilungen versprechen werde – wenn überhaupt etwas die Bezeichnung »Wunder« verdient, dann am ehesten noch der menschliche Körper (und der Geist darin), sprich: Sie selbst sind das Wunder beziehungsweise wohnen längst in ihm. Aber das hat mit Magie nur sehr wenig zu tun, wie wir noch sehen werden. Das »Magische« passiert vielleicht, wenn wir das Innewohnende wieder zulassen, es »wahr-nehmen« und uns selbst Heilung wieder zutrauen.

Dieses Buch ist auch kein klassischer Ratgeber oder gar ein medizinisches Lexikon, in dem Sie zielgenau nachschlagen können, was Sie bei einzelnen Beschwerden und Krankheiten zu tun haben, um wieder auf die Beine zu kommen. Und erst recht ist es kein Ersatz für ärztliche und/oder therapeutische Behandlung und sonstige Unterstützung von wohlwollenden Mitmenschen – das möchte ich an dieser Stelle sogar ausdrücklich betonen! Für Selbstheilung gibt es keine Bedienungsanleitung, die man einfach von A bis Z befolgen muss, um am Ende ein perfektes Ergebnis zu erhalten. Wir sind keine Maschinen. Leben ist Veränderung, Prozess, Entwicklung, und deshalb kann es auch keine fertigen Rezepte geben, keine Garantieversprechen, keine in Stein gemeißelten Weisheiten und erst recht kein Health to go.

Was erwartet Sie hier nun also? Was sich hinter dem »Code« verbirgt, ist vielmehr ein grundsätzliches Verständnis, das helfen kann, Ihre Selbstheilungskräfte zu reaktivieren oder zu stärken. Es geht mir also zunächst einmal um das große Bild. Bevor es beim Thema Selbstheilung individuell ganz konkret werden kann, braucht es eine Grundorientierung – und die will ich Ihnen an die Hand geben beziehungsweise ich möchte Ihnen helfen, jene Orientierung selbst zu finden. Stellen Sie sich dieses Buch also zunächst als eine Art Schlüssel zu einem wunderschönen, weitläufigen Anwesen vor, auf dem Sie sich dann frei bewegen können, das Sie gleichzeitig aber auch instand halten und pflegen sollten.

Selbstheilung ist ein äußerst komplexes Phänomen, das wir in der Forschung noch lange nicht vollständig erklären können. Doch genau diese Komplexität ist es am Ende auch, die uns allen die vielfältigsten Ansatzpunkte liefert, selbst positiven Einfluss auf unsere Gesundheit nehmen zu können. Wir müssen nicht zwangsläufig alles bis ins kleinste Detail verstehen, um davon profitieren zu können. Selbstheilung hat weniger mit dem IQ zu tun als vielmehr mit etwas, das man »Mind-Body-Intelligenz« nennen könnte. Was genau darunter zu verstehen ist, wird sich Ihnen im Laufe der Lektüre erschließen.

Gesundheit ist so vielfältig wie die Menschen selbst

Mir geht es also in erster Linie darum, mit möglichst einfachen Worten zu vermitteln, was wir heute über die Zusammenhänge und

Funktionsweisen von Selbstheilung wissen, weil ich davon überzeugt bin, dass dieses Wissen – im besten Sinne von *Patientenkompetenz* – nicht das Wissen von Experten oder Spezialisten bleiben sollte. Das ist aus meiner Sicht ein ganz zentraler Baustein: Wissen, Verstehen und Vertrauen statt Fremdbestimmung und dem Gefühl, ausgeliefert zu sein. Eine gelingende, um nicht zu sagen: eine *gesunde* Arzt-Patienten-Beziehung spielt daher ebenfalls eine entscheidende Rolle. Dabei ist das, was entsteht – auch die Gesundheit –, vielfältig wie die Menschen selbst.

Neben einer Grundorientierung finden Sie auch Tipps, Übungen und Anregungen, ganz konkret etwas für Ihre Gesundheit und Zufriedenheit zu unternehmen, Neues zu testen, womöglich Altes wiederaufzugreifen und in Ihren Alltag zu integrieren (siehe ab Seite 213 ff.). Der *Selbstheilungscode* möchte Ihnen nämlich auch Zugang zu einem großen Werkzeugkasten oder Geräteschuppen bieten, aus dem Sie sich jederzeit bedienen können, um Ihr Anwesen in Schuss zu halten. Wollen Sie Ihren Beitrag dazu leisten – und das möchte ich Ihnen natürlich ans Herz legen –, empfiehlt es sich, auch hier ein wenig Ordnung zu halten, um den Überblick zu bewahren. Wählen Sie das aus, was ganz individuell zu Ihnen passt, und probieren Sie es einfach aus! Nicht zuletzt, um Selbstwirksamkeit erfahren und eigene Ressourcen und Potenziale mit allen Sinnen wahrnehmen und erleben zu können. Auch das ist eine wichtige Botschaft: Selbstheilung darf gerne Spaß machen!

> Selbstheilung darf gerne Spaß machen

Hier ein paar Schlagworte, denen Sie im Laufe dieses Buches begegnen werden: Achtsamkeit und Meditation; Motivation, Belohnung und Verhalten; Lebensstil, Entspannung, Bewegung und Ernährung; soziale Beziehungen, Altruismus und Gemeinschaft; Selbstfürsorge, Medikamente und ärztliche Eingriffe; innere Haltung, Optimismus und Positive Psychologie; Akzeptanz, Dankbarkeit, Vertrauen, Sinnhaftigkeit und Erwartungen; Rituale, Spiritualität und Glaube; außerdem Begriffen wie Kohärenz und Präsenz, Salutogenese und Placebo, Flow und Resilienz; Neuroplastizität, Gammawellen, Dopamin, Adrenalin, Kortisol, Oxytocin, endogene Opiate, Stickstoffmonoxid oder limbisches System, insbesondere Amygdala und Hippocampus. Und viele mehr. Sie werden unter anderem erfahren, was ein Glücksteddy mit Selbstheilung zu tun haben kann, was schon frühe Buddhisten mit dem »Affengeist« umschrieben und warum wir uns alle auf einen dreibeinigen Stuhl setzen sollten – uns selbst und unsere Gesundheit.

Ich würde zu gerne wissen, welche inneren Bilder Sie gerade vor Augen haben. Was hat diese Aufzählung in Ihnen ausgelöst, bei welchen Wörtern haben Sie etwas in sich gespürt? Wie fühlen sie sich an? Welche Erwartungen schwingen dabei mit?

Ganz bewusst habe ich all die Begriffe erst einmal weitestgehend unkommentiert aufgeführt. Damit wollte ich einen weiteren entscheidenden Aspekt des *Selbstheilungscodes* verdeutlichen, nämlich den Unterschied zwischen nüchterner Aufzählung (meinerseits) und persönlicher Wahrnehmung (Ihrerseits), also einer vermeintlich objektiven Darstellung und subjektiver Wirkung. So individuell Ihre persönliche Wahrnehmung ist, Ihre Gefühle, Gedanken und inneren Bilder, so einzigartig ist auch Ihr »innerer Arzt«, wie unsere Selbstheilungskräfte auch genannt werden.

Sie merken schon: Selbstheilung funktioniert nicht eindimensional, dafür sind Körper und Geist zu vielschichtig miteinander verwoben und beeinflussen sich gegen- und wechselseitig in einem fortlaufenden Prozess. Im Grunde ist es unmöglich, diese permanente Dynamik in einem Buch abzubilden, das Zeile für Zeile von links nach rechts und von oben nach unten sowie Seite für Seite von vorne bis hinten gelesen werden möchte. Natürlich können Sie einzelne Absätze oder ganze Kapitel überspringen oder in beliebiger Reihenfolge lesen – dennoch bleibt so ein Buch eine recht statische und lineare Angelegenheit, die nicht so recht zu dem Phänomen der

Selbstheilung passen mag. Man könnte sogar behaupten, dass bei diesem Thema die Form des Buches den größtmöglichen Gegensatz zu seinem Inhalt darstellt. Unser Körper, unser Geist, unser Gehirn, sie alle funktionieren weder linear noch statisch, und Selbstheilung, Gesundheit und Zufriedenheit genauso wenig.

Wir alle verfügen im Normalfall über die prinzipiell mehr oder weniger gleiche biologische Hardware, also über einen Körper, der uns mit den gleichen Funktionsweisen und Regelsystemen und den gleichen biologischen Prinzipien hinsichtlich unserer körperlichen und geistigen Entwicklung zur Verfügung gestellt wurde. Für jeden einzelnen Menschen bedeutet das ein schier unendliches neurobiologisches Potenzial. **Jeder verfügt über Selbstheilungskompetenz** Einiges ist individuell vorgeprägt, es gibt so etwas wie einen genetischen – auch vorgeburtlich-frühkindlichen – Ausgangspunkt (die »Werkseinstellung« beziehungsweise »Grundausstattung«) oder einen Korridor, in dem unser Leben stattfindet. Einiges wird durch unsere Sozialisation geprägt: die Familie, das soziale Umfeld, nicht zuletzt unser Beruf, und auch der kulturelle Hintergrund, aus dem wir stammen und in dem wir leben. Und es gibt einiges – und das ist die gute Nachricht! –, das wir selbst in die Hand nehmen können. Nageln Sie mich nicht fest, ob es exakt 40 Prozent sind oder etwas weniger oder vielleicht sogar viel mehr. Auch das kann so individuell sein wie unser Fingerabdruck, weshalb es in meinen Augen unseriös wäre, Ihnen pauschal eine bestimmte Zahl zuzurufen, die für alle Menschen gleichermaßen gilt. Zumal es aufgrund der erwähnten Komplexität mehr Überschneidungen als klare Grenzen gibt. Ein exakter Wert ist auch erst einmal nicht entscheidend. Wichtig ist nur die Erkenntnis, dass jeder von uns über Selbstheilungskompetenz verfügt und diese stärken und einsetzen kann, und zwar unabhängig von seinem aktuellen Gesundheitszustand, unabhängig von seinem Alter, unabhängig von den weiteren Lebensumständen. Übrigens kann das, was für die Tendenz zur inneren Heilung gilt, prinzipiell auch auf das »Glück«, besser: unsere Lebenszufriedenheit, übertragen werden. Wie wir später noch sehen werden. Diese beschriebenen Einflussmöglichkeiten werden immer noch weitestgehend unterschätzt, von Ärzten genauso wie von Patienten. Mit anderen Worten: Es kann zwar niemals Garantie auf Heilung geben, aber es gibt in jeder Phase unseres Lebens eine Chance, positiven Einfluss auf die eigene Gesundheit und Zufriedenheit nehmen zu können. Eine *erstaunlich große* Chance, die wir ergreifen sollten!

Jetzt haben Sie vielleicht schon ein grobes Bild davon, was Sie in diesem Buch erwartet, fehlt noch ein Hinweis, *wer* Sie dort erwartet. Daher noch ein Wort zu meiner Person, damit Sie wissen, mit wem Sie es hier zu tun haben. Bereits vor meinem Medizinstudium habe ich zwei Jahre als Pflegehelfer auf einer Krebsstation gearbeitet, und dabei sind mir zwei Dinge besonders aufgefallen: Zum einen, dass sich die Medizin um alles Mögliche kümmert, aber nicht immer um das, was die Menschen eigentlich wollen. Grenzwerte, Behandlungsstandards und Standardbehandlungen stehen oft über dem, was Patienten konkret für ihr Wohlbefinden brauchen. Zum anderen beschäftigt mich seither eine Frage, die sich bis heute wie ein roter Faden durch meine berufliche Laufbahn zieht: Wieso gelingt es manchen Menschen besser als anderen, mit gesundheitlichen und/oder persönlichen Krisen umzugehen?

Von diesem Ausgangspunkt führte mich mein Weg nach dem Studium der Humanmedizin über die Neurologie an der Universität Witten/Herdecke zu Prof. Dr. Gustav Dobos in die Klinik für Naturheilkunde und Integrative Medizin in Essen. Spätestens hier gewann meine Ausgangsfrage noch einen zusätzlichen Aspekt hinzu: Was passiert, wenn man den Patienten als ganzen Menschen mehr in den Mittelpunkt der Gesundheitsversorgung stellt, ihm also mehr zutraut, mehr zumutet, ihn mehr beteiligt und aktiviert – ihm mehr »Rechte«, aber eben auch mehr »Pflichten« übergibt?

Neugierig auf weitere Antworten ging es für mich in die USA: nach Harvard in die Mind-Body-Medizin, wo ich bei Prof. Dr. Herbert Benson, dem Pionier ebenjener Disziplin, arbeiten durfte und gleichzeitig im Bereich Neurowissenschaften an der State University von New York forschte. Parallel dazu kam ich auch in Kontakt zu Prof. Dr. Jon Kabat-Zinn, dessen Programm der Achtsamkeitsbasierten Stressreduktion (kurz: MBSR – für Mindfulness-Based Stress Reduction) von Massachusetts aus mittlerweile weltweite Verbreitung erfahren hat; auch er ein Vorreiter, der meine Arbeit prägte: Schon seit 1994 (ich war im Rahmen eines Auslandsstudiums erstmals auf ihn gestoßen) hatte ich sein Wirken mit Faszination verfolgt und ihn mehrfach treffen dürfen.

Als Gastwissenschaftler und Gastdozent, zuletzt im Rahmen einer Gastprofessur, blieb ich New York und Harvard verbunden, kehrte aber zunächst nach Deutschland zurück, um als Allgemeinmediziner und Hausarzt mit dem Zusatz Naturheilverfahren zu praktizieren und mich an der Charité in Berlin den Themen Arzt-Patienten-Kommunikation und Stressbewältigung zu widmen. Dann bot sich mir die Gelegenheit, an der Hochschule Coburg den ersten Studiengang zur Integrativen Gesundheitsförderung in Deutschland mit aufzubauen und zu leiten, also auf dem Feld der Ausbildung in den Gesundheitsberufen aktiv zu werden, bevor sich – zumindest geografisch – ein Kreis schloss und ich an die Universität Witten/ Herdecke zurückkehrte, nun als Professor für Integrative Gesundheitsversorgung und Gesundheitsförderung.

Um es kurz zu machen: Was mich seit über 25 Jahren als praktizierender Arzt und Wissenschaftler fasziniert und antreibt, ist der Versuch, die Ansätze der modernen Schulmedizin – das heißt der bei uns etablierten Medizin – sowie der Naturheilverfahren (wenn man so möchte: die europäische Perspektive) zusätzlich mit denen der amerikanischen »Komplementärmedizin« zu verknüpfen. Auch Einflüsse aus anderen Erdteilen und Kulturen, insbesondere aus Asien, spielen eine Rolle – man könnte also durchaus von einer globalen Herangehensweise an das Thema Selbstheilung sprechen. Wichtig zu betonen ist, dass es mir um eine erweiterte Perspektive geht, nicht um eine gänzlich andere oder gar konträre beziehungsweise »alternative«. Alle haben ihren Platz und ihre Berechtigung, sofern sie im Sinne einer ganzheitlichen Gesundheitsversorgung und -förderung zum »Wohl-Sein« beitragen und der Mensch mit all seinen Facetten in den Mittelpunkt gestellt wird. Durch meine langjährige Arbeit bin ich zu der festen Überzeugung gelangt, dass wir mit dieser integrativen Methode mehr erreichen können als in den jeweiligen Einzeldisziplinen allein. Das Orchester bewirkt mehr als die Soloinstrumente für sich genommen, ohne dass diese dadurch überflüssig würden oder ihre Beherrschung im Einzelnen weniger bedeutsam wäre.

Den Menschen mit all seinen Facetten in den Mittelpunkt stellen

Mir sind die verschiedenen Ansätze also seit vielen Jahren aus der Position des Forschers und des praktizierenden Arztes vertraut, ich kenne sie aber auch aus der anderen Perspektive – gewissermaßen als praktizierender Patient. Warum ich beispielsweise seit vielen Jahren morgens meditiere und wöchentlich zum Yoga gehe – worauf erstaunlich viele Menschen bei einem »westlichen« Arzt und Wissenschaftler immer noch mit großen Augen reagieren –, das erfahren Sie in den Kapiteln über Meditation und Bewegung.

Darüber hinaus möchte ich Ihnen bei einigen der neuesten Studien einen Blick über die Schulter der Wissenschaft, insbesondere der Neurobiologie, ermöglichen. Vor allem in unserem Gehirn – dem Dirigenten des Orchesters – lassen sich heute immer aufschlussreichere Entdeckungen machen. Das Wissen wächst unaufhörlich, und die Forschung schreitet ständig voran, deshalb kann ich hier nur von einem aktuellen Zwischenstand berichten. Einiges ist Ihnen vielleicht schon bekannt, anderes ist womöglich neu für Sie. Es gibt Leser und Patienten, die glauben und vertrauen ihrem Arzt oder

Therapeuten leichter, andere sind skeptischer und brauchen mehr »harte« Beweise, um überzeugt zu werden. Wie auch immer das bei Ihnen der Fall sein mag, es sollte für jeden Geschmack etwas geboten sein.

Für das Schreiben dieses Buches habe ich mir einen Ratschlag zu Herzen genommen, den mir Jon Kabat-Zinn einmal mit auf den Weg gegeben hat: »Keep it simple, but keep it *deep and simple*!« Ich hoffe sehr, dass mir in diesem Sinne eine gute Mischung gelungen ist. Auch wenn ich sehr viel umgangssprachlicher formuliere, als ich es in meiner Arbeit als Wissenschaftler normalerweise tue, und somit hier und da vielleicht etwas »unsauber« werde, so bemühe ich mich dennoch sehr darum, nie das Fundament der Wissenschaftlichkeit zu verlassen. Nicht jede Erkenntnis wird daher spektakulär oder gar revolutionär klingen – doch in meinen Augen ist auch das ein wichtiger Teil der Botschaft: Selbstheilung ist bei aller zugrundeliegenden Komplexität kein Hexenwerk. Man muss kein langjähriges Studium absolviert haben, um davon profitieren zu können. Sicher, bei vielem, was Sie zu Ihrer Gesundheit beitragen können, macht Übung den Meister. Und professionelle Unterstützung mag auch oftmals hilfreich sein. Doch Selbstheilung ist und bleibt zunächst ein vollkommen natürlicher Prozess, den wir alle immer wieder durchlaufen, selbst dann, wenn es uns nicht bewusst ist. Oftmals handeln wir dann intuitiv richtig, machen uns zum Beispiel beim Anflug einer Erkältung einen Tee und legen uns früher ins Bett. Vor allem in stressigen Phasen verlässt uns dieses rein intuitive Wissen allerdings mehr und mehr, das Vertrauen in uns selbst geht verloren. Deshalb ist der *Selbstheilungscode* so wichtig: das Wissen darum, dass und wie wir unsere Selbstheilungskräfte – und das werde ich nicht müde zu betonen – auch *ganz bewusst* unterstützen können. Trauen wir uns wieder etwas zu!

> Selbstheilung ist bei aller Komplexität kein Hexenwerk

Auch wenn wir bisher nur einzelne Puzzleteile wissenschaftlich erklären können, wächst das große Bild unaufhaltsam immer weiter zusammen. Und nur so viel vorab: Was immer deutlicher zutage tritt, ist die Erkenntnis, dass viele Krankheiten in Zusammenhang stehen mit der Überforderung unserer regulativen Kräfte oder – korrespondierend – einer Unterdrückung unserer Selbstheilungskräfte, wenn Sie so wollen: mit Sabotage. Vor allem bei chronischen Beschwerden ist dies (nicht immer, aber) häufig der Fall: etwa bei Rückenschmerzen, Formen des Bluthochdrucks und anderen Herz-Kreislauf-Erkrankungen, Kopfschmerzen, Arthritis, entzündlichen Darmerkrankungen, Schlafstörungen, Diabetes, Allergien, auch bei manchen Krebsarten, um nur einige zu nennen. Aber nochmal: Bitte sehen Sie dieses Buch und die darin enthaltenen Erklärungen und Tipps nicht als einfache Rezepte »gegen« Krebs und andere komplexe Erkrankungen an. Integrieren Sie das für Sie Sinnvolle in Ihre eigenen Strategien, auch der Vorsorge und eines gesunden, für Sie passenden Lebensstils – machen Sie kein Entweder-oder, sondern ein hilfreiches Sowohl-als-auch daraus. Wir nennen diesen Ansatz heute daher auch »Integrative Medizin«.

Und was sich auch längst wissenschaftlich belegen lässt: Wir können unsere Selbstheilungskräfte nicht nur zur Linderung von Symptomen oder Heilung von Krankheiten nutzen, wir können sie auch zur Gesundheitsförderung einsetzen, sprich: Sie können uns unabhängig von unserem Gesundheitszustand zu mehr Wohlbefinden, Glück und Zufriedenheit verhelfen. Jederzeit! Es ist also in jeder Lebenslage nicht nur wohltuend, sondern sinnvoll und lohnenswert, sich gut um sich und seine Selbstheilungskräfte zu kümmern.

Bevor wir gleich richtig einsteigen, noch ein letztes grundsätzliches Wort zu Forschung und Wissenschaft: Man muss das Rad nicht neu erfinden, um von A nach B zu kommen, und das kann Wissenschaft in der Regel auch gar nicht. Sie kann nur belegen, beweisen, bestätigen, was sowieso schon da ist (und gegebenenfalls falsche Annahmen widerlegen). Das macht sie allerdings keineswegs wertlos.

Denn mit ihrer Hilfe können wir für ein wachsendes Verständnis sorgen und damit zuweilen unser aller Leben besser, einfacher und im besten Fall auch glücklicher machen. Natürlich nur theoretisch – leben müssen wir es schon selbst. Das gilt vielleicht gerade auch dann, wenn das Leben beschwerlich ist. Wenn alles »läuft«, ist uns wissenschaftlicher oder medizinischer Fortschritt möglicherweise »schnurz«. Vielleicht ist auch das dann wieder ein sinnvoller Akt der Selbstregulation (dafür braucht es keine Forschung!) – ein wichtiger Begriff, auf den wir noch zu sprechen kommen.

Andererseits kann Wissenschaft auch missbraucht werden und ihre Erkenntnisse müssen keineswegs per se hilfreich sein – blinder Fortschritt ohne ethische Leitplanken kann Unglück und Leid mitunter gar verstärken. Auch das hat die Geschichte oft bewiesen. Aber dennoch bin ich ein überzeugter Wissenschaftler und forschender Arzt, denn ich habe allzu häufig erlebt, dass Erkenntnis und Fortschritt, Erklärungen und rationale Einsicht ein Segen sein können (für Ärzte, Therapeuten und andere »Health Professionals« sowie die Patienten gleichermaßen). Kommen wir nämlich aus dem Tritt, wird es beschwerlich oder stürzen wir gar, kommen wir vielleicht an den Punkt, an dem wir uns Rat holen wollen, wir professionelle Hilfe von außen dringend benötigen, auch Inspiration zuweilen, um wieder auf einen guten Weg zu finden.

Wir rollen heute nicht mehr wie Fred Feuerstein auf krummen Felswalzen durch den Canyon, auch wenn das Prinzip des Rades dasselbe geblieben ist. Wir drucken Bücher heute mit anderen Maschinen als noch zu Johannes Gutenbergs Zeiten. Vielleicht lesen Sie diese Zeilen ja auch gerade in einem digitalen Format. Auch beim *Selbstheilungscode* geht es um grundsätzliche biologische Prinzipien, die Körper und Geist verbinden und die wir für unser Wohlbefinden nutzen können – ganz gleich, was medizinisch in Zukunft noch alles möglich werden wird. Ziel, wenn man es so nennen möchte,

> Ziel ist ein kompetenter Patient

ist ein kompetenter Patient, der sich mit seinen Ressourcen und Potenzialen einbringen kann und so vom bloßen Behandelten selbst auch zum Handelnden wird. Dieses Buch darf somit gerne als Einladung verstanden werden, sich selbst zu entdecken. Es würde mich jedenfalls freuen, wenn es mir gelingen sollte, nach der anfänglichen »*Ent*-täuschung« spätestens jetzt meine Begeisterung für dieses Thema voll und ganz mit Ihnen teilen zu können.

Lassen Sie uns die Reise beginnen …

Selbstheilung und Stress – ein ungleiches Paar

Beginnen wir unsere Reise mit einem ganz »normalen« Morgen. Der Wecker piepst Sie gnadenlos aus dem Bett. Wie immer viel zu früh, aber es hilft ja nichts: Sie müssen raus, am besten sofort, ohne die verlockende Snooze-Taste zu drücken, sonst fällt es in wenigen Minuten nur noch schwerer mit dem Aufstehen. Vielleicht müssen Sie Ihre Kinder wecken, die auch lieber noch im Bett bleiben würden, und so treiben Sie sich und Ihre Lieben an, um in die Gänge zu kommen. Gefrühstückt wird nur so halb im Sitzen, ständig muss auf die Uhr geschielt werden, um ja nicht zu spät das Haus zu verlassen. Außerdem müssen die wichtigsten Absprachen für den Tag getroffen oder sicherheitshalber noch einmal bestätigt werden. »Wer holt den Kleinen vom Hort ab und bringt ihn zum Fußballtraining? Wann muss ich aus dem Büro, um Oma, wie schon letzte Woche versprochen, beim Rasenmähen zu helfen? Schaffe ich zwischendurch noch den Einkauf – oder erst auf dem Rückweg? Was wollen wir die nächsten Tage überhaupt essen? Ach herrje, das Meeting mit den Kollegen aus der Buchhaltung ist heute Nachmittag ja auch noch, was muss ich dafür noch mal vorbereiten?«

Auf dem Weg zur Schule Ihrer Kinder oder zu Ihrem eigenen Arbeitsplatz müssen Sie sich mitten in eine potenzielle Stresshölle begeben: den Straßenverkehr. Nicht umsonst wird er auch »Stressen auf Rädern« genannt. Es gibt wohl kaum ein vergleichbares Umfeld, in dem Wut und Aggressionen ähnlich schnell explodieren können wie hier. Dazu der Lärm, die Abgase und das Gefühl der Fremdbestimmung, wenn Sie wertvolle Zeit im Stau vergeuden müssen.

Zeit, die Sie im Büro gut gebrauchen könnten, denn Termindruck und Arbeitsverdichtung sind für Sie längst keine Themen mehr, über die Sie lediglich hin und wieder einen interessanten Artikel in einem Wochenmagazin lesen, zum Beispiel über »karoshi«: So wird in Japan der »Tod durch Überarbeitung« genannt, ein Phänomen, das in der dortigen Arbeitswelt bereits in den Achtzigerjahren dermaßen oft auftrat, dass man ihm einen eigenen Namen verpasste.

Arbeiten bis zum plötzlichen Tod, unter anderem ausgelöst durch stressassoziierte Herzinfarkte und Schlaganfälle, ist bei uns glücklicherweise kein Massenphänomen – aber einen Vorgeschmack davon bekommen viele, die permanent erreichbar sein müssen und ihre beruflichen E-Mails auch lang nach dem offiziellen Feierabend noch beantworten. Und bei der Arbeit oft einfach kein Ende finden können.

Was Sie auf einen anderen wichtigen Gedanken bringt: Wann hat mich der Chef eigentlich zuletzt für meine Arbeit gelobt oder irgendeine Form von Anerkennung gezeigt? Noch bevor Ihnen eine konkrete Situation einfällt, poppt die Erinnerung für das Meeting mit den Buchhaltungskollegen auf Ihrem Display auf. Schnell packen Sie Ihre Unterlagen zusammen und machen sich auf den Weg, in der Hoffnung, dass die paar Schritte bis zum Ende des Flurs die aufkommenden Rückenschmerzen etwas lindern.

Was fehlt, ist Ihr Rhythmus

Was sich innerhalb weniger Jahre als eine recht neue Form von Stress etabliert hat und von der Mehrheit der Bevölkerung scheinbar als vollkommen normal hingenommen wird: permanente Ablenkung und Unterbrechung. Smartphones, Tablets, Computer – die »weapons of mass distraction« – prägen und bestimmen unseren Alltag von morgens bis abends. Und wirken sogar noch in das hinein, was wir früher einmal Nachtruhe nannten. So richtig durchschlafen, das gelingt vielen von uns – offen gestanden – eh nur noch selten. Und wenn es mal klappen könnte, dann wartet auf der anderen Seite der

Nacht schon wieder der Wecker, selbst am Wochenende gibt es nicht selten mehrere Termine. Alles ist durchgetaktet. Doch es fehlt der Rhythmus – *Ihr* Rhythmus. Eigentlich sollten all die elektronischen Helferlein Sie unterstützen und für Entlastung sorgen, doch oftmals beschleunigen und verdichten sie alles nur noch zusätzlich – und fordern im Gegenzug viel Aufmerksamkeit, Zeit und Energie.

Kurz bevor Ihr eigener Akku für heute leer ist, winkt zum Glück der Feierabend. Sie hasten noch schnell durch den Supermarkt, holen den Kleinen vom Fußballtraining ab und rufen auf der Fahrt dorthin kurz bei Oma an, um sie auf morgen zu vertrösten. Für eine eigene Trainingseinheit mit der Laufgruppe finden Sie unter der Woche kaum noch Platz, das hat sich irgendwann so eingeschlichen. Sport ist höchstens noch was fürs Wochenende, dabei könnten der verspannte Nacken und der zwickende Rücken ein bisschen Auflockerung sicher gut vertragen. Vom Bauchumfang ganz zu schweigen.

Der Verkehr ist auch wieder ätzend, dafür haben Sie Glück und finden schnell einen Parkplatz. Zu Hause am Familientisch wird das leider etwas improvisierte Abendessen (Sie hätten vielleicht doch lieber einen Einkaufszettel schreiben sollen!) zu sich genommen. Alle an einem Tisch, das ist Ihnen wichtig – auch wenn der Griff zum Smartphone für die Dauer des Essens nur mit Mühe zu unterdrücken ist und im Hintergrund das Radio dudelt.

Am späten Abend fühlen Sie sich erledigt und hundemüde. Zu müde jedenfalls für das Treffen mit den netten Nachbarn, das Sie mit etwas schlechtem Gewissen kurzerhand absagen. Als »Entschädigung« gönnen Sie sich ein großes Glas Rotwein, und weil es so lecker ist, noch ein zweites hinterher. Sie schauen sich irgendeinen der zahllosen Krimis an, folgen dem Geschehen auf dem Bildschirm aber nicht wirklich, schreiben stattdessen nebenher noch ein paar WhatsApp-Nachrichten, checken die Nachrichten (»Brad und Angelina haben sich getrennt!«) und greifen gedankenverloren in die Chipstüte – auch das als Belohnung dafür, wieder mal einen Tag gemeistert zu haben. Ob erfolgreich, zufriedenstellend, glücklich oder einfach nur irgendwie, ist Ihnen in diesem Augenblick eigentlich egal. Manchmal, nach besonders nervenzehrenden Tagen, folgen noch ein letztes und ein allerletztes Glas, auch wenn Sie wissen, dass der Wecker am nächsten Morgen wieder keine Gnade kennt. Schließlich ist heute erst Montag und die Arbeitswoche noch lang.

Kommt Ihnen einiges aus diesen Alltagsszenen nur allzu bekannt vor? Oder wo erwische ich Sie gerade? Vielleicht sollte ich meine Frage ein wenig präzisieren. Mich interessiert weniger, an welchem Ort Sie sich im Augenblick aufhalten, ob Sie es sich gerade zu Hause auf dem Sofa oder im Urlaub auf einer Karibikinsel in einer Hängematte bequem gemacht haben oder ob Sie vielleicht eher ungemütlich in einem überfüllten Zug zwischen zwei Terminen festklemmen. Genauer möchte ich fragen: Wo *in Ihrem Leben* treffe ich Sie an? Und vor allem: Wie geht es Ihnen dabei?

Haben Sie vielleicht vor kurzem eine Familie gegründet und sind wie beflügelt, befinden Sie sich gerade voller Elan auf der beruflichen Überholspur, rüsten Sie sich voller Vorfreude für den sogenannten Unruhestand? Ich könnte auch fragen: Strotzen Sie nur so vor Kraft und Gesundheit – oder schlagen Sie sich vielleicht zurzeit mit dem ein oder anderen Zipperlein und der ein oder anderen Sorge herum? Womöglich sogar schon seit längerem oder immer wieder? Haben Sie etwa mit einer Midlife-Crisis zu kämpfen, droht ein Burn-out oder gar eine Depression? Leiden Sie eventuell unter einem oder mehreren der chronischen Symptome, die ich im Vorwort aufgezählt oder in den Alltagsszenen angedeutet habe? Sind bei Ihnen gar schwere Erkrankungen diagnostiziert?

Wie geht es Ihnen?

Leben ist Wandel, und auch Gesundheit ist kein fixer Zustand, das hat sicher jeder von uns schon am eigenen Leib erfahren. Gesundheit beschreibt vielmehr die Fähigkeit unseres Körpers, flexibel auf all die Einflüsse, Ereignisse und Veränderungen zu reagieren, die das Leben für uns bereithält: schöne Überraschungen und Momente des Glücks genauso wie Irritationen, schleichende Störungen und plötzliche Unglücksfälle. Gesundheit hat objektive, messbare Anteile – und subjektive.

Und auch diese Aussage dürfte vielen von uns vertraut sein: Solange wir gesund sind, spielt Selbstheilung eigentlich keine Rolle – sie funktioniert ja, ob es uns nun bewusst ist oder nicht. Erst wenn das Pendel mehr in Richtung Krankheit ausschlägt, wenn wir eine physische und/oder psychische Krise durchleben, dann geraten oft die einfachsten Zusammenhänge aus unserem Blickfeld. Wir selbst und unser Körper geraten aus dem Gleichgewicht, wir verlieren unseren Rhythmus, geraten ins Trudeln, stolpern, stürzen vielleicht sogar und schlagen hart auf. Eigentlich wären wir schon viel früher auf Hilfe angewiesen gewesen, auf Unterstützung von Ärzten, Freunden, Familienmitgliedern, doch wir haben die Warnsignale überhört oder schlicht und ergreifend falsch interpretiert.

Selbstheilung bedeutet nicht, dass man alles selber machen muss – auch wenn man selbst viel dazu beisteuern kann. Selbstheilung ist nicht mehr und nicht weniger als ein biologisches Prinzip, das sich in der Evolution als unglaublich erfolgreich erwiesen hat. Sie ist ein Anpassungsprozess, der quasi automatisch abläuft, weshalb man ihn in der Wissenschaft auch als Autoregulation bezeichnet, salopp übersetzt: Gesundheit regelt sich von selbst.

> Selbstheilung heißt nicht, dass man alles selber machen muss

Und zwar in dem Sinne, dass unser Körper tatsächlich eine Tendenz zur Gesundheit hat, denn er möchte nichts anderes als leben beziehungsweise überleben. Das bedeutet, dass unser Körper normalerweise alles ihm Mögliche unternehmen wird, um sich selbst in ein gesundes (überlebensfähiges) Gleichgewicht zu bringen – und sich, falls erforderlich, selbst zu heilen.

In der Regel schafft er das auch. Sofern er nicht – bewusst oder unbewusst – sabotiert wird. Und daher noch einmal meine Frage: Wo in Ihrem Leben erwische ich Sie gerade?

Vielleicht sieht Ihr Alltag ja ganz anders aus als in der zugegebenermaßen etwas überspitzt skizzierten Alltagsbeschreibung. Hoffentlich sogar! Dennoch werden die meisten von uns die eine oder andere Situation darin aus persönlicher Erfahrung so oder so ähnlich selbst schon einmal erlebt haben. Mal meistern wir unseren Alltag gut und mit Freude, mal wird es uns ganz einfach zu viel. Wenn zum Beispiel, wie in der oben beschriebenen Szene, so vieles zusammenkommt, dann nennen die meisten von uns das: »Stress!«

Und was hat das mit Selbstheilung zu tun?

Nun, ganz einfach: Dieser »Stress« ist einer der größten Saboteure der Selbstheilung, er ist so etwas wie ihr natürlicher Gegenspieler. Die Weltgesundheitsorganisation (WHO) hat Stress (und seine Verwandten) schon vor einiger Zeit als einen der größten Krankheitsverursacher im 21. Jahrhundert ausgemacht. In wenigen Jahren (bis 2020), so die Prognose, wird Stress die unangefochtene Nummer 1 sein, und zwar weltweit. Tatsächlich sind die negativen Auswirkungen, die heftiger und/oder dauerhafter Stress haben kann, enorm. Das Phänomen zieht sich durch alle gesellschaftlichen Schichten und macht vor keiner Berufsgruppe Halt. Anders als bei vielen anderen Erkrankungen oder gesundheitsrelevanten Faktoren (den sogenannten Determinanten der Gesundheit) ist Stress kein Phänomen, das vor allem die sozial Benachteiligten trifft. Andererseits ist auch bekannt, dass Arbeitslosigkeit oder die Angst davor massiv Stress auslösen kann. Stress ist komplex. Er bezeichnet ein uraltes biologisches Prinzip, ein grundsätzliches (und in dem Sinn doch wieder einfaches) Überlebensprinzip. Stress gibt es dabei keineswegs nur beim Menschen. Schon sehr einfache Organismen verfügen über stressähnliche beziehungsweise analoge Überlebensmechanismen.

Aus Sicht heutiger Wissenschaft und Medizin ist vieles über das Stressphänomen und seine Auswirkungen auf den Menschen (und seine Gesundheit) noch Gegenstand aktueller Forschung. Auch wird immer wieder diskutiert, ob der Stress in modernen Gesellschaften tatsächlich zugenommen hat – oder nur die Sensibilität dafür gestiegen beziehungsweise die Messmethoden »feiner« geworden sind. Ist Stress eine Modeerscheinung? Ja, sicher – auch. Allerdings geht es denjenigen, die unter Stress leiden und durch Burnout usw. aus der Bahn geworfen werden, durch diesen Befund nicht besser. Langzeituntersuchungen und Vergleiche großer Bevölkerungsteile zeigen, dass die experimentell gemessene Aufmerksamkeitsspanne über die letzten Jahrzehnte offenbar merklich gesunken ist. Und die durchschnittliche Schlafdauer in den Industrienationen hat sich binnen des letzten Jahrhunderts rechnerisch wohl um etwa eine Stunde verkürzt. Dabei haben wir uns biologisch in der gleichen Zeit kaum verändert. Das hat Folgen. Wir müssen uns mit ihnen auseinandersetzen.

Ihre Gesundheit braucht Sie

Der Einstieg in ein komplexes Phänomen wie die Selbstheilung findet sich manchmal am einfachsten über seinen Gegenpart. Denn was wir auch unter die Lupe nehmen, wir werden in diesem Buch immer wieder auf zwei Erkenntnisse stoßen, die abgedroschen klingen mögen, aber nichtsdestotrotz wahr sind: Jede Medaille hat zwei Seiten, und, frei nach Paracelsus: Die Dosis macht das Gift. Um uns dem Thema Selbstheilung zu nähern, schauen wir uns daher zunächst einmal an, was Stress überhaupt ist, wie und wo eine Stressreaktion ausgelöst wird und welche Konsequenzen vor allem dauerhafter Stress nach sich ziehen kann: von der Belastung unserer Psyche über die Aktivierung bestimmter Hirnareale bis hinein in unsere Gene, wo die DNA umprogrammiert werden kann, und zu seinen vielfältigen physischen Auswirkungen. Und nicht zuletzt beleuchten wir ausführlich, was Sie zur Stressbewältigung und ganz allgemein für eine bessere Gesundheit und mehr Wohlbefinden im normalen Alltag unternehmen können. Denn eines dürfte längst klar geworden sein: *Ihre Gesundheit braucht Sie!*

Was soll der Stress? – und vor allem: Was soll er nicht?

Es gibt viele gute Gründe, sich dem Thema Stress zu widmen – man könnte auch sagen, es gibt viele schlechte Gründe, denn Stress ist ein zweischneidiges Schwert, das dem Einzelnen wie auch der Gesellschaft als Ganzes großen Schaden zufügen kann. Chronischer psychosozialer Stress, also der, den wir uns über längere Zeiträume gegenseitig oder selbst machen, kann zu vielen gesundheitlichen Problemen führen: Ganz oben auf der Liste stehen Herz-Kreislauf-Erkrankungen, Bluthochdruck und koronare Herzerkrankungen. Stress steht aber auch in Verbindung mit entzündlichen Krankheiten wie Arthritis oder chronischen Darmerkrankungen, er kann Auslöser von Schlafproblemen mit all ihren Konsequenzen sein und auch von Kopf- und Rückenschmerzen. Libidoverlust und/oder sexuelle Funktionsstörungen können durch Stress verursacht werden, und nicht zuletzt steht er in Zusammenhang mit Suchterkrankungen (Alkohol, Nikotin und Härteres), Allergien sowie Hauterkrankungen. Ganz zu schweigen von psychischen Belastungen bis hin zu Angstzuständen, Panikattacken oder Depressionen.

Die Liste ist längst nicht vollständig und soll an dieser Stelle auch nur verdeutlichen, dass chronischer Stress kaum überschätzt werden kann. Gerade bei Herzerkrankungen kann Stress, je nach Dauer, Dosis und Form, gravierender wirken als Rauchen – was nicht so verstanden werden sollte, dass man getrost weiterrauchen könnte, nur weil man keinen Stress empfindet (by the way: das mit dem »Stressempfinden« ist auch so eine Sache – Studien konnten zeigen, dass es Zustände gibt, in denen man stark gestresst sein kann, *ohne* es zu merken). Dass Rauchen grundsätzlich gefährlich und ein »Nummer-eins-Killer« ist, ist ebenfalls klar – lassen Sie uns also bitte nicht argumentatives Quartett spielen. Vielmehr aber kann der leichtfertige Umgang mit Stress (zum Beispiel indem man ihn durch

Rauchen zu kompensieren versucht) einen wahren Teufelskreis auslösen und gesundheitliche Probleme nur noch weiter verschärfen oder ausweiten.

Ist Stress also zu verteufeln, sollen wir ihn komplett aus unserem Leben verbannen? Wie sollte das gehen? Komplett stressfrei zu leben ist utopisch. Und auch gar nicht erwünscht und sinnvoll. Stress gehört zu unserem Leben und ist zunächst nichts Schlechtes. Im Gegenteil, er gehört zu einem gesunden und glücklichen Leben ganz einfach mit dazu. Wir brauchen Herausforderungen, um wachsen zu können, neue Fähigkeiten zu erlernen, Probleme zu lösen, neue Wege zu gehen, unser Potenzial entdecken und entfalten zu können. All das ist nicht zu haben ohne Stress.

Stress ist nicht gleich Stress

Stress hat viele Gesichter. Neben den in einer Studie der Techniker Krankenkasse 2016 am häufigsten genannten Stressquellen (Arbeit, eigene Ansprüche, Straßenverkehr oder soziale Beziehungen) können das auch Lampenfieber vor einer Theateraufführung, Horrorfilme im dunklen Kinosaal oder ein Aufguss in der Sauna sein (»Ich habe Ihnen heute einen Birke-Salbei-Aufguss mitgebracht!«). Im Gegensatz zu chronischem Stress, der zu psychischen Belastungen bis hin zu Depressionen und/oder physischem Schmerz führen kann, aktivieren die letztgenannten Beispiele allerdings auch unser Belohnungszentrum im Gehirn. Stress ist also nicht gleich Stress. Was der eine als unerträglichen Druck wahrnimmt, läuft bei einem anderen noch als abwechslungsreich oder herausfordernd mit und wirkt somit eventuell eher bereichernd als belastend. Sicher ist nur: Zu viel Stress ist zu viel, aber zu wenig Stress ist eben auch zu wenig. Es kommt darauf an, eine gute Mischung für sich selbst zu finden.

Doch die Zahl derer, die immer wieder unter zu viel Stress leiden, ist bedenklich gewachsen. Laut einer FORSA-Umfrage von 2013/2014 fühlt sich jeder zweite Deutsche gestresst, jeder fünfte sogar dauergestresst. In manchen Berufen steigt die Zahl der »massiv

Gestressten« mittlerweile auf ein Drittel bis zur Hälfte der Betroffenen an. Und Arbeitsschützer, auch auf europäischer Ebene, warnen seit geraumer Zeit davor, dass in einigen Branchen das Belastungsniveau so hoch ist, dass 80 bis 95 Prozent der Belegschaften als »sehr« bis »hoch belastet« und einem »sehr großen Risiko ausgesetzt« gelten müssen. Das sind alarmierende Zahlen – Modephänomen hin oder her. Irgendetwas läuft verkehrt.

Stress wird heute von den meisten Menschen in erster Linie mit Zeit in Verbindung gebracht: Wenn am Ende des Tages zu viele Punkte auf der To-do-Liste nicht abgehakt sind, wenn der Abgabetermin für ein wichtiges Projekt spürbar näher gerückt ist, wenn das ganze Wochenende dafür draufgeht, die Versäumnisse der Woche einigermaßen auszubügeln, dann spüren wir den Druck förmlich auf unseren Schultern oder auf unserem Herzen lasten.

Zeit – oder das, was wir heute dafür halten – hat gewissermaßen den bedrohlichen Säbelzahntiger von einst abgelöst, der nach unserem Leben trachtete. Dabei ist Zeit, so wie wir sie heute als ganz selbstverständlich wahrnehmen, ein recht neues Phänomen. Gerade im Zusammenhang mit Stress denken wir dabei nicht mehr an jahreszeitliche Rhythmen, sondern an eine Taktung unseres Lebens, die nur noch entfernt an natürliche Abfolgen erinnern. Das letzte verbliebene »jahreszeitliche« Gefühl, zumindest ab einem gewissen Alter, ist der verlässlich gegen Jahresende auftauchende und jedes Mal von Neuem erstaunende Eindruck, die Monate davor wären einfach so davongaloppiert: Die Zeit rennt, alle Jahre wieder.

Doch selbst dieses Gefühl ist natürlich ein vergleichsweise neues Phänomen. Die industrielle Revolution, die bei uns vor etwa zweihundert Jahren begann, beendete für einen wachsenden Teil der Bevölkerung das bäuerliche Leben, das von Frühling, Sommer, Herbst und Winter, von Aussaat, Wachstum, Ernte und Ruhephasen, von Werk- und Sonntagen, von Sonnenauf- und -untergang geprägt war. Mit den Fabriken kamen die Stechuhren, an die Stelle des Sonnenaufgangs oder des krähenden Hahnes rückten die schreiende Werksirene, die alle Arbeiter zum Schichtbeginn zusammenrief, und der eigene Wecker, der den Arbeitsbeginn im Büro ankündigte. Produktivität maß sich fortan nur am Produkt selbst, am sichtbaren Ergebnis, das innerhalb einer definierten Arbeitszeit möglichst effizient erzeugt wurde. Menschen wurden in diesem Prozess austauschbar und die eigene Arbeitskraft ein berechenbarer Produktionsfaktor.

> Wir haben das Gefühl, die Zeit wird immer knapper

Zeiten der Ruhe, der Regeneration, auch der »inneren Einkehr« und Reifung, Phasen der Muße und des persönlichen Wachstums sowie der Individualität und Kreativität – wie auch die Möglichkeit des Zweifelns und Hinterfragens wurden in den Feierabend oder auf das Wochenende verschoben. Aber auch dann nehmen wir uns dafür viel zu selten Zeit, weil wir den Drang, immer etwas zu leisten und Sichtbares zu schaffen, voll verinnerlicht haben. »Wer nichts schafft, der taugt nichts.« Und seither hat der Mensch das Gefühl: Das Tempo nimmt stetig zu – und die Zeit wird immer knapper.

Bemerkenswert ist, dass uns dieses Gefühl wirklich schon seit zweihundert Jahren zu begleiten scheint. Bereits frühe Berichte über wachsenden Stress ähneln den heutigen, auch wenn Computer und Smartphones damals noch nicht einmal Science-Fiction waren. Dabei haben sich die Arbeitsbedingungen enorm verbessert (wenn man für einen Moment ausblendet, unter welchen Bedingungen beispielsweise Elektronikgeräte oder Kleidung in Fernost oder sonst wo heute noch hergestellt werden). Wir arbeiten – zumindest laut Vertrag – kaum noch vierzig Stunden pro Woche und bekommen möglicherweise ein dreizehntes Monatsgehalt obendrauf, doch der Stress ist geblieben. Er scheint sogar zuzunehmen, nicht nur für diejenigen, die unter prekären Arbeitsverhältnissen schuften und für die Urlaubs- und Weihnachtsgeld Fremdwörter sind. Stress lässt sich nicht auf eine einfache mathematische Formel reduzieren, er lässt sich nur schwer objektiv bestimmen (obwohl wir hier Fortschritte gemacht haben). Er hat eine große subjektive Komponente und hängt auch von unserer persönlichen Wahrnehmung und unseren Bewältigungsressourcen ab. Diese unterstehen wiederum verschiedenen Einflüssen, die zum Teil in unserer Hand liegen, zum Teil aber auch nicht. Auch unsere Gene und unsere Umwelt sprechen ein Wörtchen mit. Es kann sogar sein, dass wir unter Stress leiden, ohne dass es uns bewusst wird. Wie gesagt, ein komplexes Phänomen.

Und Stress braucht nicht einmal die Einheit Zeit, mit der wir ihn heute in erster Linie verbinden. Das erklärt aber nur einen kleinen Teil des Phänomens. Denn Stress ist keine Erfindung der modernen Welt, er begleitet uns schon immer, mehr noch: Stress hat nicht einmal auf den Menschen warten müssen, um unseren Planeten zu betreten. Er begleitet das Leben von Anbeginn und ist sogar ein wesentlicher Bestandteil und Motor des Lebens, des »Fort-Schritts« an sich. Ohne Stress kein Leben.

Unser Stresssystem kommt kaum noch zur Ruhe

Über Jahrmillionen war Stress ein Antreiber der Evolution. Doch mit dem Menschen und erst recht mit unseren modernen Lebensverhältnissen hat sich die Qualität dieses Phänomens grundlegend geändert. Das bewährte Überlebensprinzip Stress kann uns heute das Leben vermiesen, weil es ständig anspringt, auch wenn es weit und breit keinen rationalen Anlass gibt, um unser Leben fürchten zu müssen. Und hinzu kommt: Heute gibt es nicht mehr nur den einen Säbelzahntiger, der unser Leben bedroht, heute prasseln ständig weitere und ständig neue Stressfaktoren in großer Zahl auf uns ein – unser Stresssystem kommt kaum noch ausreichend zur Ruhe, weil es anscheinend keinen Unterschied machen kann zwischen einer echten Lebensbedrohung und einem imaginierten, falsch interpretierten oder bisher unbekannten Reiz. Außerdem können wir uns den Stress im Kopf »ausmalen« – und wir tun es auch, ständig. Aus biologischer Sicht haben wir uns heute gewissermaßen zum Sklaven der von uns selbst geschaffenen bunten, lauten, schnellen Welt gemacht. Unsere körperliche Ausstattung hat sich in diesem rasanten Tempo (noch) nicht anpassen können. Der Grat zwischen akutem und chronischem Stress ist ein schmaler. Was zunächst noch als anregend wahrgenommen wird, kann schnell zur Belastung werden, das ist von Mensch zu Mensch verschieden. Ist die Schwelle aber erst einmal überschritten, kann das gravierende Auswirkungen auf unsere Gesundheit haben. Es ist fast schon eine Ironie des Schicksals, dass Stress das Leben erst möglich macht, zu viel Stress aber tatsächlich tödlich für uns sein kann.

Wir werden uns daher im Folgenden genauer ansehen, was Stress überhaupt ist, wie er entsteht, was er in unserem Körper auslöst und wann er seine schädlichen Wirkungen in uns entfaltet. Das ist wichtig, damit wir dann an den Punkt kommen, zu verstehen, was wir konkret gegen schädlichen Stress tun können. Machen wir aber zunächst einmal eine kurze Zeitreise zurück zu den Anfängen der Stressforschung, in eine Zeit, in der es das Wort »Stress« noch nicht einmal gab, obwohl er längst allgegenwärtig war.

Was Katzenklos mit Homöostase zu tun haben – und wie Ratten den Stress aus der Taufe hoben

Der amerikanische Harvard-Physiologe Walter Cannon (1871–1945) machte vor etwas über einhundert Jahren bei einer Studie, die eigentlich Aufschluss darüber geben sollte, wie die Darmmuskulatur Nahrung durch den Verdauungstrakt transportiert, eine bahnbrechende Entdeckung. Zu seinen Studienzwecken hatte er Katzen als Forschungsobjekte ausgewählt, die er zunächst fütterte, damit sie etwas zu verdauen hatten, um anschließend mit einem Röntgengerät die peristaltische Arbeit des Katzendarms zu durchleuchten. Doch so richtig wollte seine Versuchsanordnung nicht funktionieren, weil eine große Zahl der ausgewählten Katzen einfach nicht mitspielen wollte. Genauer gesagt spielte die Verdauung der Katzen nicht mit: Erstaunlich oft litten sie unter Verstopfungen.

Dabei fiel Cannon glücklicherweise auf, dass es immer diejenigen Katzen betraf, die sich zuvor gegen die ganze Prozedur mit Fauchen und Kratzen zur Wehr gesetzt hatten. Das brachte den Wissenschaftler auf die Idee, das Experiment abzuwandeln und sich einer neuen Frage zu widmen: Waren es womöglich die Angstgefühle der Katzen, die ihre Verdauung zum Stocken brachten? Statt um Verdauungsprozesse sollte es nun also um das Zusammenwirken von (starken negativen) Emotionen und Körperfunktionen gehen. Hätten die Katzen geahnt, was Cannon nun mit ihnen vorhatte, vielleicht wären sie doch lieber freiwillig aufs Katzenklo gegangen – wenn sie es nur gekonnt hätten.

Bei der neuen Versuchsanordnung wurde jede Katze für eine Weile in einen Käfig gesperrt, wo sie ahnungslos vor sich hin wartete. Dann wurde ein Hund in den Raum gelassen, der zielstrebig an der Katze im Käfig schnüffelte und bellte, was diese in Angst und Schrecken versetzte. Als Cannon den Katzen anschließend Blut abnahm, machte er die Entdeckung, dass diese im Gegensatz zu einer Kontrollgruppe nicht verängstigter Katzen hohe Mengen von Adrenalin aufwiesen. Was heute kaum verwundert, war damals eine Sensation, denn man wusste zwar bereits um die Blutdruck und Blutzucker steigernde sowie Verdauung hemmende Wirkung des Hormons, aber nichts über dessen Verbindung mit Emotionen im Allgemeinen und Angst im Speziellen.

Cannon forschte weiter und kam einem Phänomen auf den Grund, für das er den Begriff »Homöostase« prägte und das die Theorie heute als das »Aufrechterhalten eines Gleichgewichts der physiologischen Körperfunktionen mittels interner Regelsysteme« beschreibt. In der Praxis wurde Cannon klar, dass die Angstreaktion der Katzen ein wichtiger Teil eines evolutionären Überlebensprogramms darstellte. Wurde diese Angstreaktion ausgelöst – zum Beispiel durch die bellenden Hunde oder neugierige Wissenschaftler, die Katzen röntgen wollen –, gab es für das Tier nur noch zwei Handlungsoptionen: Kampf oder Flucht. Jetzt ging es nur noch ums Überleben. Alle Energie wurde für einen bevorstehenden Kampf beziehungsweise die Flucht benötigt und daher in die Muskeln gepumpt – die Verdauungstätigkeit musste warten und wurde deshalb kurzfristig eingestellt. Sobald Hund oder Forscher weg und die Gefahr damit gebannt war, stellte sich wieder eine Beruhigung ein, die auch in den Körpervorgängen messbar war. Blutdruck, Puls und Blutzucker senkten sich wieder ab, die Verdauungsaktivitäten in Magen und Darm sprangen wieder an – die Körperfunktionen fanden zurück ins Gleichgewicht.

Diese »Fight or Flight«-Reaktion vermutete Cannon auch beim Menschen, und schon damals war ihm klar, dass dieses evolutionär tief in uns verankerte biologische Programm zu Problemen mit unserem modernen Lebensstil führen müsste. Die Weltwirtschaftskrise seiner Zeit bildhaft vor Augen war Cannon überzeugt, dass »Ängste, Sorgen und Hass zu schädlichen und hochgradig beunruhigenden Folgen führen können«. Er sollte recht behalten.

Sehr wahrscheinlich hätte Walter Cannon bei seiner bahnbrechenden Entdeckung von einer *Stressreaktion* gesprochen, und er hätte Adrenalin womöglich schon als Stresshormon bezeichnet, wie es heute üblich ist – doch das Wort »Stress« gab es damals noch gar nicht, zumindest nicht in der Medizin. Und deshalb wird der Titel »Vater der Stressforschung« meist auch dem Namensgeber des Phänomens zugeschrieben, obwohl dieser erst Jahre später tätig war.

Der Biochemiker Hans Selye (1907–1982), in Wien geboren und ungarischer Abstammung, hatte seine Heimat 1934 in Richtung Kanada verlassen. In Montreal setzte er seine Forschung fort – und war unter Ratten wahrscheinlich noch gefürchteter als Walter Cannon unter Katzen. Er setzte sie im Heizungskeller brütender

Hitze und auf dem Dach des Institutes der Eiseskälte im winterlichen Québec aus, er schleuderte sie in einer Trommel, bis sie sich überschlugen, und setzte sie auf Schlafentzug. Natürlich nicht aus Freude am Foltern, sondern um herauszufinden, wie ihr Körper auf die unterschiedlichsten Formen von Belastung reagierte. Und er kam zu dem erstaunlichen Befund, dass die Ratten, ganz gleich, welcher Belastung sie ausgesetzt waren, stets auf die gleiche Weise reagierten: mit Magengeschwüren und schrumpfenden Lymphknoten, also einem geschwächten Immunsystem.

Der ungarische Austro-Kanadier Selye (Stress war schon von Anbeginn kosmopolitisch!) fasste alle Formen von Druck oder Belastung mit dem englischen Wörtchen »stress« zusammen – und schenkte damit der Welt einen Begriff, der zwar mit Homöostase zusammenhing, aber deutlich leichter über die Lippen ging und entschieden einprägsamer war. Zumal Selye das Phänomen nicht den gequälten Ratten überließ, sondern auf uns Menschen übertrug: Auch in unserem Körper gibt es ein System, das Belastungen wie Hitze, Kälte, Schlafentzug, Schmerzen, Trauer, Verzweiflung etc. in physiologische Symptome überträgt. Seit 1936 hat das Stresssystem nun also seinen Namen – existiert hat es, wie gesagt, schon immer.

Heute definiert die Wissenschaft Stress als einen Oberbegriff, der die Auswirkungen psychosozialer beziehungsweise innerer und äußerer Faktoren auf das körperliche und/oder geistig-seelische Wohlbefinden zusammenfasst. Generell lassen sich akuter und chronischer Stress unterscheiden, also die plötzlich auftretende, herausfordernde oder bedrohliche Situation, die zeitlich begrenzt ist und einen klaren Anfangs- und Endpunkt hat (beispielsweise ausgelöst durch Hunde oder quälende Wissenschaftler), sowie der permanente Stress, der über lange Zeiträume keine Entspannungsphasen mehr zulässt.

Hans Selye, der bis zu seinem Lebensende beeindruckende 39 Bücher und über 1700 Arbeiten zu seinem großen Thema verfassen sollte, unterschied zwei weitere Formen von Stress: den sogenannten Eustress, der alle positiven Stressoren (Stressauslöser) umfasst und von uns als anregend, herausfordernd und bereichernd wahrgenommen wird, und Disstress, also alle Stressfaktoren, die wir negativ interpretieren – also all das, was wir heute umgangssprachlich als »stressig« bezeichnen würden. Dieses Modell von positivem und negativem Stress ist neurowissenschaftlich so nicht mehr aktuell, in den Köpfen vieler Menschen aber immer noch weit verbreitet.

Es gibt positive und negative Stressoren

Was sich festhalten lässt: Stress ist normal und wichtig für uns, und für sich genommen ist er weder gut noch schlecht. Entscheidend für die Auswirkungen sind dagegen unter anderem die Dosis (die wiederum auch mit unserer individuellen Fähigkeit, Stress an- und abzuschalten, zusammenhängt) und die konkrete Form des Stresses. Hier ist nicht die Unterscheidung in Eu- oder Disstress gemeint: Auch allgemein als angenehm gedeutete Ereignisse (wie das Verliebtsein, die eigene Hochzeit – oder auch ein Urlaub mit Orts- und Rhythmuswechsel) können herausfordernd sein und würden für viele von uns bei einer »Überdosis« Stress bedeuten und sogar Krankheiten wahrscheinlicher machen. All das wissen wir jetzt – bauen damit aber immer noch auf den beschriebenen Grundpfeilern der Stressforschung (nach Cannon und Selye) auf. Wichtig sind jedoch auch andere Faktoren geworden. Schauen wir uns daher einmal genauer an, was die Wissenschaft aktuell über das Stressphänomen sagt.

Wie Stress entsteht – und was er tief in unserem Körper auslöst

Seit den ersten Entdeckungen von Walter Cannon, Hans Selye und ihren (tierischen) Helfern hat die Forschung die ersten Modelle zur Erklärung der Stressreaktion ständig weiterentwickelt und tut es bis heute. In ihren Grundannahmen wurden die Pioniere der Stressforschung durch immer tiefergehende Details weitestgehend bestätigt – tatsächlich handelt es sich um ein Phänomen, das seit Anbeginn der Evolution immer weiter perfektioniert wurde. Doch einige ihrer frühen Erkenntnisse oder Vermutungen sind nicht mehr state of the art.

Das biologische Prinzip der Homöostase beispielsweise ist längst erweitert worden, heute geht die Wissenschaft vom dynamischeren Modell der Allostase aus. Homöostase, also ein statisches Gleichgewicht, das es zu erhalten gilt, gibt es in lebendigen biologischen Systemen so gar nicht. Alles ist in Bewegung. Wenn man nur allzu genau guckt (was wir heute können), dann finden wir in praktisch allen Lebensvorgängen wellenförmige Bewegungen und dynamische Anpassungsvorgänge, den »Tanz« zwischen Ist- und Sollwerten. Wie bei der Temperaturregulierung im häuslichen Wohnzimmer. Wir sprechen daher im Kontext dieser (allostatischen) Regulation auch von einem dynamischen Gleichgewicht, welches viel treffender die Prozesshaftigkeit jener Vorgänge beschreibt. Mehr noch: Je besser wir regulieren und die Regulation unduliert, also um einen Zielwert schwingt (der für sich auch nicht statisch ist, sondern ebenfalls angepasst werden kann), desto mehr ist genau das – dieses ständige Auf und Ab – häufig Ausdruck von Lebendigkeit und Gesundheit.

Allostase beschreibt also den permanenten Prozess der Anpassung in unserem Körper: Ein Stressor sorgt für eine Veränderung des aktuellen Zustands, also für veränderte Umwelt- oder Lebensbedingungen, die bewusst oder unbewusst wahrgenommen werden und in Form einer Stressantwort eine Anpassungsreaktion auslösen. Es ist vor allem der Aspekt der Wahrnehmung, das heißt der Rezeption oder situativen Aufnahme des Stresses, der das Konzept der Allostase entscheidend vom noch etwas mechanistischeren Modell der Homöostase unterscheidet, das in jeder Situation stets mit derselben Reaktion zum vorherigen Gleichgewicht aufwartet: Ursache, Wirkung, zurück zum Gleichgewicht. Doch ganz so einfach und eindimensional, ganz so maschinenhaft, funktioniert unser Körper nicht. Die Stressreaktion zeigt, dass die folgenden Anpassungsreaktionen – und damit unsere Gesundheit – keinen linearen Prozess bilden. Unser Körper ist nun einmal wesentlich komplexer gebaut als ein Rechenschieber.

Bleiben wir deshalb zunächst bei der Wahrnehmung. Entscheidend für die Wahrnehmung von Stress (den »Empfang« der Stresssignale beziehungsweise das Bemerken einer konkreten Bedrohung) ist unser zentrales Nervensystem, bestehend aus Rückenmark und Gehirn – und zwar ganz gleich, woher die ausschlaggebenden Signale kommen, über welche Sinnesorgane sie unsere Steuerzentrale im Kopf in Alarmbereitschaft versetzen oder ob sie womöglich nur eingebildet sind. Bereits die Vermutung oder die Antizipation von Stress kann die gleichen physiologischen Reaktionen auslösen wie eine echte Bedrohung. Die Katze muss nicht wirklich vom Hund angebellt werden und wir müssen nicht tatsächlich von unserem Vorgesetzten vor allen Kollegen zusammengefaltet werden oder unter Aktenbergen förmlich zusammenbrechen, damit eine Stressreaktion in unserem Körper ausgelöst wird. Schon die Vorstellung, schon ein einziger Gedanke kann reichen, selbst wenn er völlig an den Haaren herbeigezogen ist. Die Realität ist keine zwingende Voraussetzung für Stress.

> Die Realität ist keine zwingende Voraussetzung für Stress

Wir sind einer permanenten Flut von Sinneseindrücken ausgesetzt – Bildern, Geräuschen, Gerüchen, Geschmäckern und so weiter –, und all diese Informationen müssen von unserem Gehirn verarbeitet, verglichen, eingeordnet und bewertet werden. Es könnte ja ums Überleben gehen, da zählt jeder Sekundenbruchteil. Unsere Vorstellungen, Überzeugungen, Erwartungen – und stellen sie sich als noch so falsch heraus – haben dabei einen großen Einfluss: der quietschende Reifen, der Geruch von Verbranntem, das plötzliche Telefonklingeln, die Katastrophenbilder in den Abendnachrichten – all das kann Stress auslösen, auch wenn es sich als harmlos herausstellt, weil der Vordermann beim Anfahren lediglich unvorsichtig die Kupplung schnalzen ließ, die Bratkartoffeln gerade noch gerettet werden konnten, der unerwartete Anruf sich als die schöne Überraschung einer alten Schulfreundin herausstellte, von der man schon so lange nichts mehr gehört hatte, und das Erdbeben aus den Nachrichten zum Glück keine Todesopfer verursachte. Und das ist längst nicht alles: Stress kann allein durch unsere Vorstellungen ausgelöst werden, selbst wenn diese weit entfernt in der Vergangenheit oder in der Zukunft liegen: die Jahre zurückliegende Trennung vom Lebensgefährten oder ein Trauma aus Kindheitstagen, das uns noch einmal oder immer wieder einholt, oder die Prüfung beziehungsweise der Abgabetermin, der erst in ein paar Monaten ansteht. Stress muss weder reale Ursachen haben noch eine akute Bedrohung darstellen, um zu wirken.

Warum das alles? Weil es funktioniert. Zumindest aus evolutionärer Sicht hat sich die Stressreaktion als absolutes Erfolgsmodell herausgestellt. Es hat uns, mehr noch: es hat allem Leben erst ermöglicht, Neues zu entdecken und zu wachsen, unsere Neugier zu befriedigen, zu lernen und unser Potenzial zu entfalten – und gleichzeitig ist es enorm hilfreich, unser Überleben zu sichern, Gefahrensituationen aus dem Weg zu gehen (Flucht) oder Feinde abzuwehren (Kampf). Stress ist also grundsätzlich eine gesunde Reaktion unseres Körpers, eine Art Schutzengel, der uns ständig begleitet und immer anspringt,

Stress ist auch eine Art Schutzengel

wenn er gebraucht wird. Denn Leben ist nun einmal geprägt von permanenter Veränderung, zum Guten wie zum Schlechten. Wie wir eingangs bereits gesehen haben, kann dieser Schutzengel zum ernsthaften Gesundheitsproblem mutieren, wenn er im Dauereinsatz um unser Überleben fürchtet. Auch kann das ständige Anpassen (das »Anpassen-Müssen«), das heißt die fortwährende Aktivierung allostatischer Stressreaktionen in besonders herausfordernden Lebenswelten, einen Preis für sich haben, unabhängig vom Ergebnis oder Erfolg der Anpassungsleistung – gewissermaßen als Abnutzungsprozess durch starke Inanspruchnahme dieses biologischen Potenzials (in der Stressforschung sprechen wir auch von der »allostatischen Ladung« oder »allostatischen Last«).

Dass wir uns um diesen Schutzengel in der Regel nicht bewusst kümmern (müssen), hat einen ganz pragmatischen Grund. Wie schon angedeutet ist Geschwindigkeit ein entscheidender Faktor. Wenn es ums Überleben geht, wären langes Nachdenken, Abwägen und Grübeln vor einer Entscheidung mitunter tödlich. Wird ein entsprechender Reiz wahrgenommen, dann läuft augenblicklich die biologische Stressantwort ab, ohne auf ein grünes Licht aus den »rational denkenden« Bereichen unseres Gehirns zu warten. Der Stressor löst eine Erregung aus, die unser Körper wahrnimmt und unmittelbar an unser »emotionales Hirn« weiterleitet, und versetzt es in Alarmbereitschaft. Gesteuert von unserem Gehirn erfolgt dann umgehend die Handlung: Kampf oder Flucht. Überlebt haben die Lebewesen, die lieber einmal mehr unter Stress standen als einmal zu wenig, oder anders herum: Wer über kein funktionierendes Stresssystem verfügte, hatte evolutionär deutlich schlechtere Karten auf der Hand.

Wie schafft es unser Körper, so eine lebensrettend schnelle Reaktion zustande zu bringen, ohne dass wir sie *bewusst* wahrnehmen müssen? Dafür ist unser vegetatives Nervensystem zuständig, also jener Teil des Nervensystems, der auch als autonom bezeichnet wird, weil er sich normalerweise unserem Willen und Bewusstsein entzieht. Im Gegensatz zu seinem Bruder, dem somatischen Nervensystem, dem zweiten Teil des Nervensystems, besitzen wir über das vegetative folglich auch keine direkte Kontrolle – theoretisch. Kontrolle ist das entscheidende Stichwort, wie wir noch sehen werden.

Nur so viel vorab: Sie funktioniert hier nicht so mechanisch wie ein herkömmlicher Lichtschalter, den wir entweder an- oder ausknipsen können, sondern lässt sich in der Regel nur auf indirekten Wegen aufdrehen und dimmen. Aber was heißt »nur«? Es ist möglich! Ein wichtiger Aspekt der Selbstheilung ist genau die Tatsache, dass Autonomie (und eine vermeintliche Kontrolllosigkeit) keinesfalls eine Abkopplung von den sonstigen Lebensprozessen und Einflussmöglichkeiten bedeutet. Im Gegenteil: Selbstregulation meint auch, dass wir selbst Einfluss nehmen können auf unsere innere Regulation. Wussten Sie beispielsweise, dass wir unseren Blutdruck »willkürlich« senken können? Spätestens seitdem ich die Forschungen zur Entspannungsreaktion kennengelernt habe, die ich noch näher erläutern werde (siehe Seite 52 ff.), spreche ich auch nicht mehr vom »autonomen« Nervensystem.

Bleiben wir also noch einen Moment beim vegetativen Nervensystem. Stress und Stressreaktion sind, wie gesagt, so alt wie das Leben selbst. Die Evolution hat nicht darauf gewartet, bis ein mit Bewusstsein ausgestattetes Wesen aus ihr hervorgegangen ist, das sich rational mit Stress auseinandersetzen kann. Sie hat – so wie sie es immer noch tut – genutzt, was zur Verfügung stand, bei Katzen, bei Ratten und bei allen anderen Lebensformen davor, daneben und danach auch. Daher ist es kaum verwunderlich, dass die Stressreaktion über ein entwicklungsgeschichtlich »altes« System in uns abläuft, eben das vegetative Nervensystem. Es funktioniert in uns nach denselben Prinzipien wie bei unseren Vorfahren, wir teilen es im Grunde mit allen Säugetieren, sogar mit Reptilien. Das vegetative Nervensystem kontrolliert und steuert unsere Vitalfunktionen, es sorgt durch die permanente Anpassung von Herzschlag, Stoffwechsel, Verdauung und Atmung für nicht weniger als unser Überleben. Um diese Aufgabe zu erfüllen, verbindet es unsere Organe über das Rückenmark mit dem Hirnstamm und der Hirnregion des Hypothalamus, wo seine übergeordneten Steuerungszentren liegen. Genau dieser Punkt ist wichtig für das Verständnis: Auch wenn Stressreaktionen unbewusst ablaufen und im ganzen Körper wirken, werden sie doch *im Gehirn* initiiert und auch gesteuert.

Um sicherzustellen, dass alle Systeme im Körper so schnell wie möglich in Alarmbereitschaft versetzt werden, fährt das Kontrollzentrum im Hypothalamus gewissermaßen zweigleisig. Man spricht in der Stressphysiologie auch von den zwei Achsen und meint damit die beiden sich ergänzenden Stresssignalwege, die zur Verfügung stehen. Zum einen über die Nervenfasern des Sympathikus, das ist einer der beiden Stränge des vegetativen Nervensystems. Über ihn können unsere Organ- und Kreislauffunktionen auf direktem Weg angesteuert werden. Neben direkten Nervenimpulsen in die Organe übermittelt der Sympathikus dem Nebennierenmark das Signal zum Freisetzen von Adrenalin und Noradrenalin. Diese Stresshormone, die als Neurotransmitter, das heißt: als Botenstoffe zwischen Nervenzellen fungieren, sorgen über den zweiten Übertragungsweg dafür, dass sich Herzfrequenz und Blutdruck erhöhen und sich unsere Bronchien weiten, damit mehr Sauerstoff bereitgestellt werden kann, während sie gleichzeitig den Speichelfluss im Mundraum, den Magen-Darm-Trakt, die Bauchspeicheldrüse und die Gallenblase in ihrer Aktivität hemmen, die allesamt jetzt nicht gebraucht werden und nur unnötig wertvolle Energie verbrauchen würden.

Die zweite Achse funktioniert langsamer als die erste, da sie die Botenstoffe primär über unser Blut verbreitet. Adrenalin und Noradrenalin haben wir uns bereits kurz angesehen, ein weiteres wichtiges Stresshormon ist Kortisol. Dazu müssen zunächst, wieder vom Hypothalamus initiiert, Vorläuferhormone in der Hypophyse – der

Hirnanhangsdrüse, direkt unterhalb des Hypothalamus – freigesetzt werden, die dann erst in der Nebennierenrinde zum Ausstoß von Kortisol führen, das anschließend an den unterschiedlichen Zielorten im Körper an Rezeptormolekülen andocken und seine Information übermitteln kann. Stellen Sie sich für einen kurzen Moment vor, Sie müssten diese Vorgänge bewusst steuern ... der Säbelzahntiger würde längst laut schmatzen, bevor wir auch nur »War das jetzt in der Nebennierenrinde oder im Nebennierenmark?« gedacht hätten. Ein Atomkraftwerk zu steuern wäre wahrscheinlich einfacher.

Unser vegetatives Nervensystem und die angeschlossenen Organe setzen für eine effektive und zuverlässige Kommunikation im Stressfall also auf die erwähnten (und noch ein paar weitere) Botenstoffe als universelle Sprache und unser Blut als Postboten, während über die Nervenbahnen des Sympathikus blitzschnell gefunkt wird.

Der Sympathikus ist in erster Linie zuständig für das Senden von leistungsfördernden Signalen, man könnte daher auch sagen: für die nach außen gerichtete Aktionsfähigkeit unseres Körpers. Das macht ihn nicht nur zu einem zentralen Teil unseres Stresssystems, sondern auch zum Paten unseres Entdeckerdrangs, einem zentralen menschlichen Grundbedürfnis. Seine Adressaten reichen von den Pupillen über das Herz bis zu den Geschlechtsorganen, während der Absender, wie erwähnt, hauptsächlich im Hypothalamus (mit den angeschlossenen zentralen Sympathikus-Regionen) sitzt. Dieser erhält seine Informationen aus dem ganzen Körper inklusive anderer Hirnareale, in denen zum Beispiel visuelle Reize registriert, Bilder verglichen oder Gelesenes verarbeitet werden. So gesehen ist der Hypothalamus praktisch mit jeder Zelle unseres Körpers verbunden und wirkt auf den unterschiedlichsten Achsen und Wegen vom zentralen Nervensystem aus bis in die Peripherie unseres Körpers, gewissermaßen vom Scheitel bis zur Sohle.

Interessanterweise wirkt er aber auch auf das Gehirn selbst. Das erwähnte Hormon Kortisol wird – um im Bild der Sprache zu bleiben – zum Beispiel auch im Hippocampus bestens verstanden, einer Hirnregion, die eine wichtige Funktion bei der Gedächtnisbildung ausübt. In gesunden Konzentrationen kann Kortisol unsere Fähigkeit verbessern, Informationen zu speichern, eben weil es anregend auf den stressempfindlichen Hippocampus wirkt. Doch zu viel Kortisol kann genau das Gegenteil zur Folge haben: Stehen wir dauerhaft unter Stress, degeneriert der Hippocampus – unsere Merk- und Lernfähigkeit nimmt ab. Unter Stress sollen (und wollen) wir uns nichts Neues merken oder lernen, nicht kreativ sein und zeitraubend nach neuen Ideen und Lösungen forschen, sondern wir greifen auf Bekanntes, schnell Verfügbares und bereits Erlerntes zurück. Das Naheliegende eben – gerade Gelerntes wird dagegen wieder vergessen: Wir hetzen nach Feierabend schnell noch durch den Supermarkt, vergessen die Hälfte für unser Abendessen und lernen noch nicht einmal etwas daraus. Beim nächsten Einkauf – dasselbe Ergebnis. Dafür kaufen wir etliche andere Sachen, die wir gar nicht kaufen wollten. So betrachtet profitiert wenigstens jemand anderes von unserem Stress, wenn schon nicht wir.

> Dauerhafter Stress wirkt auf unser Gedächtnis

Die Auswirkungen auf unser Gedächtnis sind aber nur ein Aspekt von Kortisol. Wir haben es hier nämlich mit einem äußerst vielseitigen Hormon mit einem breiten Wirkspektrum zu tun. Seine primäre Aufgabe im Stresssystem ist es, Stoffwechselvorgänge zu aktivieren, es soll also die Bereitstellung der Energie für die eingetretene Extremsituation gewährleisten. Ohne Kortisol würde uns die Power für Kampf oder Flucht fehlen. Darüber hinaus wirkt es entzündungshemmend, was es zu einem beliebten und vielseitig einsetzbaren Mittel macht – als Arzneimittel in der Vorstufe Kortison (oder in anderen Varianten) oder als Selbstheilungsmittel aus der körpereigenen Produktion. Und obendrein begünstigt es die Wirkung von anderen Stresshormonen wie Adrenalin und Noradrenalin und wird daher auch als Leithormon für diese bezeichnet.

Um es kurz zu machen: Kortisol ist lebensnotwendig für uns. Doch was wirkt, hat auch Nebenwirkungen: Zu viel Kortisol kann auf Dauer zum ernsthaften Problem werden, und zwar nicht nur für unser Gedächtnis. Das Hormon »unterdrückt« nämlich auch unser Immunsystem. Es ist in der Natur zwar komplexer, weil es zum Beispiel »das« Immunsystem – funktionell gesehen – auch wieder nicht gibt. Aber hohe Kortisolspiegel regeln wichtige Bereiche unseres Immunsystems herunter. Noch eine Stunde nach einem heftigen Streit oder einem heftigen Flirt lässt sich das nachweisen, bei Streithähnen und Verliebten gleichermaßen. Allein diese Tatsache macht nicht nur Kortisol, sondern eben auch Stress zu einem wahren Balanceakt für unseren »inneren Arzt«.

Unser Immunsystem untersteht also nicht nur äußeren Einflüssen in Form von eindringenden Bakterien, Viren oder Pilzen. Auf Angriffe dieser typischen Krankheitserreger ist es normalerweise gut vorbereitet, wobei man sich die Abwehrmechanismen wie eine Art Gesundheitsarmee vorstellen kann: Es wird patrouilliert, entdeckt, gefangen genommen, abtransportiert, und wenn es sein muss, dann wird auch zerstört. Wir verfügen, wie übrigens alle Wirbeltiere, nicht nur über eine angeborene Immunabwehr, sondern auch über eine adaptive, also eine erlernte, die das ganze System noch schlagkräftiger macht. Sie kennen das Prinzip vom Impfen, wo es sich vom Menschen künstlich zunutze gemacht wird: Unser Körper wird mit einer geringen, verkraftbaren Menge eines Erregers konfrontiert und lernt aus diesem ersten Aufeinandertreffen eine passende Antwort, die er in Gestalt von Antikörpern und Gedächtniszellen für alle zukünftigen Fälle parat hat.

Und wieder haben wir es mit einem mehrgleisig fahrenden System zu tun. Die Immunologie unterscheidet unter anderem die zelluläre und die humorale Abwehr. Während sich die zelluläre Abwehr zum Beispiel in Form von Leukozyten (weißen Blutkörperchen, die vom Blut aus in Zellgewebe eindringen können), natürlichen Killerzellen, Makrophagen (Fresszellen) etc. um das lokale Bekämpfen und Abräumen von Krankheitserregern und Krebszellen kümmert, hat die humorale Abwehr (von lat. humor: Feuchtigkeit, Flüssigkeit, in diesem Fall ist unser Blut beziehungsweise die Lymphflüssigkeit gemeint) überwiegend mit der Produktion von Antikörpern und der Abwehr über Distanzen hinweg zu tun. Die zelluläre Abwehr kann man mit Nahkampf und der Infanterie vergleichen, wohingegen die humorale Abwehr eher einem Luftkampf oder Drohneneinsatz gleicht (als Pazifist finde ich beides ablehnungswürdig und inhuman – aber als Humanmediziner bin ich für die »Kampfeinsätze« innerhalb des menschlichen Körpers sehr dankbar!).

Auch Immunreaktionen sind vielschichtige und komplexe Vorgänge, die wir an dieser Stelle gar nicht weiter vertiefen müssen. Für unser Verständnis ist nur Folgendes wichtig: Chronischer Stress wirkt sich nicht nur auf unsere Verdauung und all die weiteren beschriebenen physiologischen Vorgänge aus, er reicht bis tief in unser Immunsystem, wo er die ausgewogene Balance aus zellulärer und humoraler Abwehr stört. Durch vermehrte und dauerhafte Ausschüttung von Kortisol verschiebt sich das Gleichgewicht nämlich hin zur humoralen Abwehr, was gleich mehrere Konsequenzen nach sich zieht: Wir werden einerseits zum Beispiel anfälliger für Viren (aufgrund der schwächeren zellulären Abwehr), andererseits aber auch für Autoimmunkrankheiten wie rheumatoide Arthritis (»Rheuma«) oder Schübe der Multiplen Sklerose sowie Heuschnupfen und andere Allergien. Die Immunantwort schießt dann über das Ziel hinaus und sabotiert sich selbst.

So langsam könnte es einem unheimlich werden mit diesem chronischen Stress: Er braucht keine konkreten Anlässe, er kann komplett eingebildet sein, seine Auslöser können bereits Jahre zurück oder noch in ferner Zukunft liegen, er kann nicht nur psychische, sondern auch schwere physische Krankheiten verursachen, selbst wenn diese auf den ersten Blick in keinem direkten Zusammenhang mit ihm stehen – doch halt! Man kann es natürlich auch aus einer anderen Perspektive betrachten: Wenn Stress so viel bedeutsamer für unser Verständnis von Gesundheit ist, als viele Menschen es immer noch wahrhaben wollen, dann macht das Stressbewältigung zu einem zentralen Baustein im Selbstheilungscode.

Stressbewältigung ist zentraler Baustein des Selbstheilungscodes

Das ahnten buddhistische Mönche wahrscheinlich schon vor mehreren Tausend Jahren, auch wenn sie keinen Schimmer von Kortisol, Hypothalamus, adaptivem Immunsystem oder der verdauungshemmenden Funktion des Sympathikus bei Katz wie Mensch hatten. Mussten sie für ihr Verständnis auch gar nicht – denn sie wussten, wie Stressbewältigung funktioniert, dass sie guttut und heilt.

Was nasskalte Tücher mit Entspannung zu tun haben – und wie buddhistische Mönche zur Stressbewältigung beitrugen

Der Kardiologe Herbert Benson von der Medizinischen Fakultät der Harvard University wurde Anfang der Siebzigerjahre auf die damals auch im Westen populär gewordene Transzendentale Meditation aufmerksam. Bereits Ende der Sechzigerjahre wurden Popstars wie die Beatles zu Anhängern von Maharishi Mahesh Yogi, dem indischen Gründer dieser Bewegung, die das traditionelle Yoga leicht abgewandelt mit bestimmten Meditationsübungen verknüpfte und daraus eine eigene Lehre machte. Die Medien stürzten sich auf das spektakulär erscheinende »Yogische Fliegen«, das höhere Bewusstseinszustände und übermenschliche Fähigkeiten zu erzeugen schien. Benson dagegen war an den zutiefst menschlichen Fähigkeiten interessiert. Er wollte herausfinden, was dran war an den Behauptungen, die Meditierenden könnten nur mittels gedanklicher Versenkung physiologische Veränderungen hervorrufen. Und er wollte das natürlich mit wissenschaftlichen Methoden herausfinden.

Benson befasste sich an der Harvard Medical School mit den Ursachen von Herz-Kreislauf-Erkrankungen und wollte nicht ganz glauben, dass allein eine familiäre Veranlagung oder einfach nur der Zufall Auslöser für Bluthochdruck, koronare Herzerkrankungen und Herzinfarkte sein sollten – was damals anerkannter Stand der Forschung war (handelte es sich doch um Prozesse, die vor allem vom »autonomen« Nervensystem und anderen unwillkürlichen oder schicksalshaften Faktoren abhingen). Die Lebensstilforschung war ebenfalls noch in den Anfängen und wurde zumeist belächelt (woran sich bis heute in manchen »Fachkreisen« – kaum zu glauben! – nur wenig geändert hat). Benson dagegen vermutete schon damals, dass Bluthochdruck & Co. mit unserem immer weiter technisierten modernen Leben in Verbindung standen, und vor allem mit der steigenden Anzahl stressauslösender Situationen, die es uns bescherte. Da schienen meditierende Mönche doch einen anschaulichen Kontrast zu bieten.

Als Harvard-Wissenschaftler war Benson jedoch skeptisch gegenüber den Behauptungen der Beatniks, Flower-Power-Anhänger und Meditationsfans im und um das New York der späten Sechziger- und frühen Siebzigerjahre. Diese behaupteten, dass es zum Beispiel möglich sei, den Blutdruck »auf Knopfdruck«, das heißt innerhalb weniger Minuten, durch mentale Techniken – durch Meditation – willentlich zu senken. Das konnte ja nicht sein – widersprach es doch dem gängigen medizinisch-wissenschaftlichen Paradigma. Und so brauchte es eine ganze Weile, bis Benson zustimmte, die Behauptungen mit den damals möglichen wissenschaftlichen Methoden unter die Lupe zu nehmen. Und zwar zunächst heimlich – damit er nicht in Verruf geriet und seine wissenschaftliche Reputation keinen Schaden nehmen konnten.

Benson führte eine Reihe von Untersuchungen durch (übrigens

genau in jenem Labor, in dem Jahrzehnte zuvor Cannon geforscht hatte) und diese ergaben, dass die Transzendentale Meditation tatsächlich einige physiologische Veränderungen bewirken konnte, etwa das Senken des Blutdrucks, einen geringeren Sauerstoffverbrauch und eine allgemeine Entspannung. Diese war es auch, die der körperlichen Reaktion ihren Namen gab, die Benson fand: Relaxation Response, zu Deutsch: *Entspannungsreaktion* oder *Entspannungsantwort*.

Benson bezeichnete die Entspannungsreaktion schon damals als physiologisches Pendant der Stressreaktion und forschte weiter. Seine Hypothese war: Nicht nur meditierende Sonderlinge und Ostküsten-Freaks verfügen über die Fähigkeit, Körperfunktionen aktiv und selbständig in Richtung Entspannung und »Herunterregulation« zu steuern, sondern es könnte sich hier eventuell um ein generelles biologisches Prinzip handeln, das genauso selbstverständlich existiert wie die Stressreaktion – deren biologischer Gegenspieler beziehungsweise »Aufräumfunktion« sie darstellen könnte. Und weiter: Wenn es sich hier um ein allgemeines Prinzip und eine angeborene Fähigkeit handelt, auf der wir biologisch-medizinisch wie auch soziokulturell in unserer Entwicklung aufbauen, dann sollte sie sich in allen Kulturen der Welt (in irgendeiner Form) – gerade auch in besonders alten Kulturen – wiederfinden lassen. Was aber waren dann die allgemein gültigen Zutaten zur Aktivierung dieser Funktion?

> Die Entspannungsreaktion ist das Pendant der Stressreaktion

Schließlich stieß er auf eine andere Gruppe Meditierender, die ihm bei seiner Forschung behilflich sein sollten: buddhistische Mönche aus Tibet. Von diesen erreichten den Forscher äußerst vage Berichte, wonach sie in der Lage wären, allein mit der Kraft ihrer Gedanken unglaubliche Dinge mit ihrem Körper und ihren Körperfunktionen treiben zu können. Die Behauptung, dass die Mönche in der Lage sein sollten, über dem Boden zu schweben, schreckte

Benson nicht davon ab, bei einer anderen Behauptung besonders aufzuhorchen: Jene Mönche sollten in der Lage sein, ihre eigene Körpertemperatur quasi aus dem Stand um ein solches Maß erhöhen zu können, dass sie damit eiskalte, feuchte Leinentücher, die man ihnen umgelegt hatte, dampftrocknen konnten. Sehr viel konkreter waren die Beschreibungen dieses im Westen bis dato kaum bekanntem *gTum-mo* (Hitze-Yoga) nicht. Obendrein handelte es sich um ein religiöses Ritual, doch der Mediziner Benson erkannte die Bedeutung solcher Fähigkeiten, wenn sie sich als wahr herausstellen sollten. Das »autonome« Nervensystem und andere Regulatoren (zusätzliche Hormone und endogene Botenstoffe), die für die Steuerung von Blutdruck, Herzfrequenz oder Körpertemperatur zuständig waren, galten bis dahin, wie gehört, als nicht durch den Willen beeinflussbar. Wenn dieses Dogma durch die meditierenden Mönche aus Tibet tatsächlich ins Wanken geriet, müssten auch bestehende Annahmen der Herz-Kreislauf-Medizin überdacht werden. Der Forschergeist des Kardiologen war nun endgültig geweckt.

Neulinge in der Meditationspraxis für Studienzwecke zu finden, war im Westen schon damals kein Problem. Was sich als sehr viel schwieriger herausstellte, war das Auffinden von geübten Meditierenden, die bereit waren, an wissenschaftlichen Studien teilzunehmen, von Meditierenden mit *gTum-mo*-Erfahrung ganz zu schweigen. Immer wieder erhielt Benson Absagen, meist mit der Begründung, dass es sich dabei um ein religiöses Ritual handle, das man nicht mit wissenschaftlichen Apparaten messen könne. Außerdem erschloss sich den Meditierenden der Sinn und Zweck einer wissenschaftlichen Untersuchung nicht, sie wüssten schließlich längst, dass es funktioniere. Wozu also noch der ganze Aufwand?

Doch Benson ließ nicht locker. Als er hörte, dass der Dalai Lama 1979 die Vereinigten Staaten besuchen würde, kontaktierte er kurzerhand dessen Stellvertreter in New York City, Tenzin N. Tethong. Dieser antwortete ihm, dass der Dalai Lama auf seiner Reise auch

Harvard besuchen würde, und bot ihm tatsächlich an, sein wissenschaftliches Vorhaben doch am besten persönlich vorzubringen, er würde dafür eine halbe Stunde Zeit bekommen. Das Treffen fand in einem Haus der Harvard-Universität statt, in dem einst der Philosoph und Psychologe William James gewohnt hatte (der uns an anderer Stelle noch einmal begegnen wird). In diesem Gespräch baten Benson und seine Kollegen nun also den Dalai Lama darum, ihnen behilflich zu sein, langjährig erfahrene Meditierende zu vermitteln, sprich: eine Gruppe buddhistischer Mönche, die sowohl des Hitze-Yogas mächtig war als auch bereit wäre, an einer wissenschaftlichen Studie teilzunehmen.

Zur Freude von Herbert Benson zeigte der Dalai Lama Interesse an seinem Vorhaben. Mehr noch, er bat die Wissenschaftler sogar darum, auch einen Blick auf die traditionelle tibetische Medizin zu werfen, aus der westlichen Perspektive sozusagen. 1961 hatte der Dalai Lama die medizinische Fakultät Men-Tsee-Khang in Dharamsala gegründet, er hatte also durchaus einen Bezug zu Fragen der körperlichen Gesundheit und wies Benson daher auf die drei wichtigsten Grundsätze der tibetischen Medizin hin: der Glaube (die Überzeugung) des Arztes, der Glaube des Patienten und das Karma zwischen den beiden.

Benson musste laut lachen. Was der Dalai Lama beschrieben hatte, kannte man im Westen allenfalls als »Placeboeffekt«. Damals galt westlichen Medizinern dieses Phänomen als Störgröße, als etwas, das es im besten Falle zu vermeiden galt, um die Wirkung ihrer Medikamente oder Eingriffe nicht zu verfälschen. Dass ausgerechnet dieser Effekt den Kern des traditionellen tibetischen Medizinverständnisses ausmachen sollte, muss sich für einen westlichen Mediziner angehört haben, als würde man den Bock zum Gärtner machen. Doch Benson lachte nicht verächtlich, er lachte vor Freude. Er wähnte sich einem Phänomen auf der Spur, das man im Westen erst langsam zu verstehen begann und das in östlichen Kulturkreisen anscheinend schon seit Jahrhunderten, wenn nicht gar Jahrtausenden, für Heilungsprozesse aktiv genutzt wurde.

Es entstand ein lebhafter Austausch, in dem der Dalai Lama auch Bedenken äußerte. Meditation galt nicht nur für tibetische Mönche als etwas sehr Persönliches, ja Intimes, selbst eine Autorität wie er konnte daran nicht rütteln. Er vermutete auch Zweifel unter den Mönchen hinsichtlich der Konsequenzen: Was würden westliche Wissenschaftler mit den gewonnenen Erkenntnissen anstellen? Für ein Volk im Exil waren Zweifel dieser Art mehr als nachvollziehbar.

Doch er blieb offen für Bensons Anliegen. Das Treffen dauerte über eineinhalb Stunden, und am Ende sagte der Dalai Lama seine Unterstützung zu. Ob er darin einen Weg sah, öffentliche Aufmerksamkeit auf sein Volk zu richten, oder tatsächlich Interesse an einer wissenschaftlichen Erforschung der Meditation nach westlichen Standards teilte, war für Benson zweitrangig. Er war ganz einfach glücklich: Unerwarteterweise hatte sich ihm doch noch eine Tür geöffnet. Jetzt konnte er es kaum erwarten, dass es endlich losging.

Aber ganz so schnell ging es dann doch nicht los. Über Monate hörte Benson kein Wort. Er befürchtete schon, der Dalai Lama hätte seine Meinung geändert oder konnte niemanden auftreiben, der sich beim Meditieren verkabeln lassen wollte. Als er schon fast nicht mehr damit rechnete, kam schließlich die Nachricht, dass sich drei Mönche bereit erklärt hätten, an den Studien teilzunehmen. Umgehend machte sich Benson daran, Fördergelder für seine Expedition zu sammeln. Doch auch das war ein langwieriger Prozess, weil Meditation damals noch meilenweit von der westlichen Medizin entfernt schien und etliche Geldgeber die Zuständigkeit bei den Religionswissenschaften vermuteten. Es dauerte bis ins Jahr 1981, ehe sich Bensons Forschertruppe schließlich auf den Weg nach Dharamsala machen konnte, den Ort im indischen Himalaja, in dem sich nicht nur die medizinische Fakultät, sondern bis heute auch der Sitz der tibetischen Exilregierung befindet, deren Oberhaupt der

Dalai Lama ebenfalls ist. Die moderne Meditationsforschung hatte begonnen. Auf altertümlichen Pfaden.

Expedition und Forschertruppe sind wirklich die passenden Begriffe, denn die Gruppe um Benson musste auf einem wahrhaft abenteuerlichen Weg zu ihrem Zielort. Per Flugzeug, Zug und Auto ging es innerhalb von zwei Tagen bis Dharamsala, das auf einem knapp 1300 Meter hohen Plateau liegt, und von dort aus folgte im Morgengrauen eine stundenlange Bergtour bis zur Hütte des ersten Mönchs. Das ganze technische Equipment, das heute vielleicht in ein Smartphone oder zumindest einen handlichen Rucksack passen würde, damals aber mehrere Kisten füllte, wäre ohne Träger für die siebenköpfige Gruppe (zwei Ärzte, ein Medizinstudent, ein Übersetzer, eine Fotografin sowie ein auf eigenes Risiko mitreisenden Dokumentarfilmer samt Assistentin) nicht zu befördern gewesen. Auf knapp 3000 Metern Höhe hatte die amerikanische Gruppe schon derart mit der dünner werdenden Luft zu kämpfen, dass sie mit Händen und Füßen klettern musste, während die Träger unter ihrer Last kaum ins Schwitzen geraten waren, als sie nach Stunden schließlich die erste Hütte erreichten. Glauben Sie mir: So abenteuerlich ist medizinische Forschung wirklich nur sehr, sehr selten. (Während meiner Zeit als Teil der Forschercrew rund um Benson, etliche Jahre später, konnten die »Untersuchungsobjekte«, abermals tibetische Mönche mit Erlaubnis des Dalai Lamas, bequem – zumindest aus Sicht der Wissenschaftler – ausgeflogen werden.)

Doch die Forscher machten damals in den entlegenen Höhen des Himalajas nicht nur persönliche Erfahrungen im Bergwandern, sondern in der Tat auch interessante wissenschaftliche Beobachtungen. Nachdem die Mönche mit Messgeräten verkabelt waren, wurden ihnen, wie in den Berichten, die Benson Jahre zuvor erreicht hatten, nun nasskalte Tücher über Schultern, oberen Rücken- und Brustbereich gelegt. Allein durch die »Kraft ihrer Gedanken«, durch geübte Versenkung, gelang es ihnen, innerhalb von rund einer Stunde die Tücher zu trocknen. Jeder Mönch, dreimal hintereinander, immer mit dem gleichen Ergebnis und ohne sichtbares Zeichen von Unterkühlung oder Erschöpfung. Die Wissenschaftler registrierten fast zehn Grad Temperaturunterschied während des *gTum-mo*-Rituals. Zwar war dieser deutliche Unterschied nur peripher messbar, das heißt in den Fingern und Zehen, aber er stellte sich schon innerhalb weniger Minuten ein. Fast wie auf Knopfdruck.

Der Zusammenhang von geistigen und körperlichen Prozessen war mehr als offensichtlich, und Benson wurde schnell klar, dass seine Berichte – und deren mögliche Bedeutung für die Medizin – zu Hause zu kritischen Nachfragen führen würden. Und so machte er sich nach seiner Rückkehr sofort daran, alle weiteren Untersuchungen dieser Art unter dem Begriff der »Mind-Body-Medizin« zur Chefsache zu machen: Er gründete an der Harvard Medical School das Mind/Body Medical Institute (heute: Benson-Henry Institute for Mind Body Medicine), dem er noch bis vor Kurzem als Professor selbst vorstand. Man muss bedenken, dass 1982, als auch die *New York Times* über die spektakuläre Expedition zu den tibetischen Mönchen und ihre Ergebnisse berichtete, »Stress« zwar längst in aller Munde, aber Begriffe wie »Selbstheilung« oder gar »Meditation« keinesfalls zum alltäglichen Vokabular der medizinisch-wissenschaftlichen Fachpresse zählten, geschweige denn in seriösen Zeitungen mit Harvard-Kardiologen in Verbindung gebracht wurden.

> Die Anfänge der Mind-Body-Medizin

Doch wie von Benson vermutet sorgten die Forschungsergebnisse aus dem Himalaja zwar für Aufsehen, gleichzeitig erforderten sie jedoch in der Folge vertiefende Studien, um ihre Aussagekraft zu belegen und eine vernünftige Begründung nachgelagerter wissenschaftlicher Forschungsfragen zu liefern. Spätestens jetzt war der abenteuerliche Teil der Forschung vorbei und wissenschaftlicher Alltag bestimmte wieder das Programm.

Von den ersten Untersuchungen im Himalaja bis zu den vertiefenden Studien – inklusive experimenteller humanbiologischer Studien unter Laborbedingungen – sollte es wieder ein langer Weg sein, noch länger als der erste. So dauerte es bis zum Jahr 2001, bis man die Bedingungen geschaffen hatte, um in Frankreich in einem »Kloster auf Zeit« all jene Untersuchungen durchführen oder wiederholen zu können, die bis dato eher anekdotenhaft geblieben waren. Fast zeitgleich zu den ersten »Big Brother«-Staffeln im deutschen Fernsehen meditierten nun tibetische Mönche in Europa über Monate in einer Art gläsernem Labor, führten traditionelle Riten durch, die schließlich, auf Messtafeln erfasst, zu bisher kaum gesehenen Zeugnissen jener Verbindung zwischen Geist und Körper wurden. Wenn es noch eines Beweises für die Existenz der »Mind/Body Conncetion«, also des untrennbaren Zusammenhangs zwischen Geist und Körper bedurft hätte, hier war er live zu erleben. Und in Farbe: Wie in einer Art Winterschlaf senkten die Mönche in ihren roten Roben beispielsweise ihren Sauerstoffverbrauch um über 60 Prozent oder atmeten nur noch einmal in neunzig Sekunden. An einer weit stärkeren Verbindung zwischen Geist und Körper, als bisher geglaubt, konnte nun kein Wissenschaftler mehr ernsthaft zweifeln.

Und auf einmal zogen die Ergebnisse tatsächlich immer größere Kreise. Plötzlich schien man sich allerorten für solche Phänomene, und auch generell für die Meditationsforschung, zu interessieren, nicht nur in Medizin und Physiologie. Und mit dem steigenden Interesse stellten sich natürlich auch immer weiter reichende Fragen: Welche Wirkungen sind möglich und zu erwarten? Welche Wirkmechanismen stehen dahinter? Wie groß sind die Effekte? Kann man das alles nutzen, und wenn ja, wie, wann, für wen? Spätestens jetzt begann eine neue Ära der Selbstregulationsforschung.

Die Möglichkeit, mit unseren Gedanken, also mit rein mentalen Prozessen, Einfluss auf körperliche Vorgänge zu nehmen, war nicht mehr länger ins Reich der Märchen abzuschieben. Auch mit Esoterik hatte das nichts zu tun. Körper und Geist waren viel enger miteinander verwoben und unser Bewusstsein konnte in deren Zusammenspiel viel mehr bewirken, steuern, kontrollieren, als wir im Westen über lange Zeit gedacht hatten. Nachdem sich so viele Kulturen der Welt in vielerlei Hinsicht lange an westlichen Standards orientiert hatten, war es nun an der Zeit, auch in der Medizin die eigene – westliche – Perspektive zu weiten und zu vervollständigen.

Wie eine gesunde Antwort auf Stress abläuft – und was ihr manchmal trotzdem im Weg steht

Herbert Bensons Untersuchungen bestätigten erstmals wissenschaftlich, wozu Meditation imstande ist: Es ist möglich, allein durch die Kraft unserer Gedanken eine Entspannungsreaktion in unserem Körper auszulösen, und das bedeutet, dass die körpereigene gesunde Antwort auf Stress durch unseren Willen beeinflussbar ist. Und weiter: In fast jeder Kultur dieser Welt lassen sich Rituale finden, die wie ein Kochrezept zur Auslösung der Entspannungsantwort anleiten. Es scheint, als ob Meditation und Entspannung schon seit Urzeiten zu uns Menschen und zu unseren unterschiedlichen Kulturen gehört haben. Und der Zugang scheint noch heute – prinzipiell – einem jeden von uns möglich, nicht nur im Himalaja. Kein Wunder also, dass einer der Schwerpunkte der Forschungsarbeiten in den folgenden Jahren auf dem Gebiet der Neurobiologie lag, schienen doch im Gehirn alle Fäden zusammenzulaufen. Doch bevor wir unseren Weg in Richtung Gehirn fortsetzen, sollten wir erst noch die Frage beantworten, warum die von Benson bei den Mönchen aufgespürte Möglichkeit zur Selbstregulation potenziell so gesundheitsfördernd als Antwort auf Stress eingesetzt werden kann – und wie wir diese gezielt geben können.

Denn auf einmal schließen sich all die Kreise, die sich in den vorangegangenen Abschnitten aufgetan haben.

Sobald wir uns wieder in Sicherheit wähnen, der Stressor also keine Gefahr oder Bedrohung mehr für uns darstellt, sorgt der zweite Strang unseres vegetativen Nervensystems für die Ausgleichbewegung: der Parasympathikus mit seinem größten Nerv, dem Nervus vagus, der an der Regulation nahezu aller inneren Organe beteiligt ist. Nun werden insbesondere Acetylcholin und weitere Neurotransmitter zum Herunterregulieren ausgeschüttet. Die Hirnregionen, die ursprünglich die Stressreaktion initiiert hatten, werden beruhigt und wir entspannen uns mit ihnen. Allen voran entspannt sich unser Herz. Der Herzschlag verlangsamt sich wieder, der Blutdruck sinkt, die Bronchien verengen sich, aber auch Magen und Darm nehmen ihre Verdauungstätigkeit wieder auf. Alle Körperfunktionen, die durch die Stressreaktion verändert wurden, um Kampf oder Flucht vorzubereiten, werden nun wieder in die andere Richtung reguliert. Während der Sympathikus wie ein Gaspedal fungiert, tritt unser Körper mit dem Parasympathikus und dem parallel agierenden »Beruhigungsorchester« nun auf die Bremse.

Wir haben es in die eine wie in die andere Richtung mit einem Zusammenspiel mehrerer Regulatoren zu tun, das individuell austariert wird und sich somit bei jedem Menschen unterschiedlich äußern kann. Verschiebt sich das Gleichgewicht im vegetativen Nervensystem etwa in Richtung Parasympathikus – man spricht dann von Vagotonie –, sind ein langsamer Puls und niedriger Blutdruck der Normalzustand, oft auch einhergehend mit verengten Pupillen und kalten Händen und Füßen. Auch Schwindelgefühle und Antriebslosigkeit können bei »Vagotonikern« öfter mal vorkommen.

Ist die Reaktionslage stattdessen in Richtung Sympathikus verschoben, sind ein schneller Puls und leicht zitterige, schnell schwitzende Hände die Folge. »Sympathikotoniker« können überschießend auf Umweltreize reagieren und neigen dazu, schnell zu erröten und generell leichter erregbar zu sein. Liegt die Reaktionsbereitschaft bei Sympathikotonikern auch höher als bei Vagotonikern, die ihrerseits stärkere Reize benötigen, um eine Stressreaktion auszulösen, so ist weder das eine noch das andere ein Krankheitszustand. Wir haben es lediglich mit unterschiedlichen Spannungszuständen bzw. Ausprägungen der Selbstregulation zu tun. Beide Richtungen sind, sofern sie nicht ungewöhnlich stark zum einen oder anderen Extrem neigen, Teil eines gesunden menschlichen Organismus.

Ich möchte an dieser Stelle allerdings nicht verschweigen, dass einfache Bilder wie die vom Plus- und Minuspol (oder eben eine Generalisierung von Sympathikotonikern und Vagotonikern) nur Erklärungsmodelle sind und so in Reinform kaum anzutreffen sein werden. Eben weil alles Leben dynamisch und nicht schwarz-weiß abläuft. Und weil das eine das andere bedingen, überlappen kann und beide ineinander übergehen können – weil alles im Fluss ist und sich verändert und entwickelt. Die manchmal einfachen Bilder in diesem Kontext stammen häufig – historisch oder empirisch – aus der Naturheilkunde (vergleichen Sie auch die überlieferten »Temperamente« Sanguiniker, Choleriker, Melancholiker oder Phlegmatiker) oder aus anderen traditionellen Medizinsystemen. Sie orientieren sich nicht zwingend an der aktuellen biomedizinischen Forschung. Aber nicht alles an diesen Analogien war und ist falsch – vieles bestätigt sich heute, wenngleich manchmal unter anderen Begrifflichkeiten. Vago- und Sympathikotoniker sind tatsächlich aus der Mode gekommen. Und vieles vergleichbar Tradiertes. Vielleicht zu Recht. Für die therapeutische Anwendung und Behandlung (und die Selbstheilung!) haben bildhafte Metaphern und derartige Zuordnungen aber durchaus ihre Bedeutung bewahrt.

Zurück zur Stressregulation. Für unser Immunsystem ist die körpereigene Antwort auf Stress in ganz ähnlicher Weise wichtig. Durch die Entspannungsreaktion kann der Körper verhindern, dass sich die Kräfte zu sehr aus dem Gleichgewicht von zellulärer und humoraler Abwehr verschieben. So bleibt unser Immunsystem für unerwünschte Eindringlinge und Fehlentwicklungen gewappnet.

Signalisiert die Entspannungsreaktion unserem Gehirn, dass die Situation sicher ist und keine Gefahr von außen droht, nutzt es diese Sicherheit auch, um auf anderen Ebenen Regeneration zu betreiben. Auf zellulärer Basis läuft diese Art von Reparations- und Renovierungsarbeit ständig ab, im Hintergrund sozusagen und in ganz unterschiedlichen Geschwindigkeiten: Zellen in Skelett und Knochen erneuern sich etwa alle zehn Jahre, die Erneuerung in Muskeln und Organen dauert zwischen drei und vier Jahren, und unser Körper vollbringt sogar täglich die unglaublich anmutende Leistung, rund eine Milliarde neue Hautzellen zu produzieren, um alte zu ersetzen. Während chronischer Stress sogar Alterungsprozesse zu beschleunigen scheint, können regelmäßige Entspannungsreaktionen auch aus dieser Perspektive auf ganz natürliche Weise entgegenwirken.

Für unser Immunsystem ist die körpereigene Antwort auf Stress wichtig

Wenn wir nun also wissen, dass wir selbst Einfluss auf unsere Stressbewältigung und damit auf unsere Gesundheit nehmen können, dann hat das vergleichbare Konsequenzen wie nach der Entdeckung von Infektionserregern und Ansteckungsketten im letzten Jahrhundert. So wie man damals erkannt hat, dass es sehr wichtig ist, sich beispielsweise die Hände zu waschen, um ansteckende Krankheiten zu vermeiden, so können wir heute lernen, Stress rechtzeitig zu erkennen und besser mit ihm umzugehen. Einfache Hygieneregeln haben wahrscheinlich mehr zur Verbesserung der allgemeinen Gesundheit beigetragen als die Mehrzahl aller Medikamente, die jemals auf den Markt geworfen wurden (okay, ich habe es nicht nachgerechnet; und was ist überhaupt alles ein »Medikament«?). Viele der später noch vorgestellten Methoden aus der Werkzeugkiste der Selbstheilung sind ähnlich leicht wie Händewaschen.

In manchen Situationen sind uns allerdings die Hände gebunden.

Umweltgifte, Armut & Co. – ein kleiner Exkurs ins Unvermeidbare

Wir können nicht alles beeinflussen oder meistern, schon gar nicht alleine. Wir kommen mit der uns eigenen, uns unverwechselbar machenden Mischung von Genen auf die Welt, und wir sind äußeren Einflüssen ausgesetzt, ohne dass wir viel an ihnen ändern könnten.

In erster Linie sind dies kulturell geprägte Faktoren. Es macht nun einmal einen Unterschied, in welche Familie, in welche Verwandtschaft, in welchen Ort, welche Region, welches Land wir hineingeboren werden. Politische Umstände, religiöse Traditionen, Wirtschaftsformen – die Liste ist lang und soll an dieser Stelle auch gar nicht bis ins Detail vervollständigt werden. Das würde den Rahmen sprengen und wäre auch kaum möglich. (Selbst klimatische Bedingungen werden »kulturell« geprägt, wenn man den menschgemachten Klimawandel so bezeichnen möchte; inzwischen ist mitunter vom Anthropozän, dem vom Menschen maßgeblich geprägten Erdzeitalter, die Rede, weil unsere Fußabdrücke so gigantisch geworden sind.) Eine vollständige Aufzählung und Erörterung ist hier also gar nicht angestrebt, erwähnt werden soll das Problem dennoch, denn es gehört nun einmal zum großen Bild mit dazu.

Viele dieser kulturell geprägten Faktoren sind lebenswichtig für uns, vor allem für eine in jeder Hinsicht gesunde Entwicklung des Menschen: die Liebe unserer Eltern, die Versorgung mit ausreichend nahrhaften und gesunden Lebensmitteln, vertrauensvolle soziale Beziehungen in einer Gemeinschaft, die uns Möglichkeiten bietet, unsere Fähigkeiten und Potenziale zu entfalten, heranzureifen und uns produktiv einzubringen. Auch Religion, Glaube oder Spiritualität können eine wichtige Stütze sein. All das können wir uns zu Beginn unseres Lebens nicht aussuchen, wir werden da mehr oder weniger blind hineingeworfen und für unser Leben (vor)geprägt.

Das muss überhaupt nicht schlecht sein, schließlich funktioniert es seit Ewigkeiten. Wir sind nach unserer Geburt auch lange noch nicht in der Lage, diesbezügliche Entscheidungen eigenständig zu treffen, wir sind für unsere Entwicklung auf prägende Erfahrungen angewiesen, um zu werden, was wir werden könnten. Und was wir werden sollen: Kaum eine »Tierart« leistet sich eine derart lange Kindheit, Pubertät und Adoleszenz wie wir Menschen, eine Zeit, in der wir von der Gemeinschaft getragen werden, die aber (biologisch) auch erwartet, dass das Investment aufgeht, wir also als Erwachsene – und Stützen der Gemeinschaft – unsererseits in die Gemeinschaftskasse zurückzahlen. Mit Zinsen. Beziehung ist nun einmal die wichtigste Währung – für das Lebensglück, die Zufriedenheit und auch für gesundheitsrelevante Lebensstil-Entscheidungen. All das zeigt sich in unserer Kultur, auch im Stil und im Umgang miteinander.

Doch es gibt auch negative Auswirkungen, auf unsere allgemeine Entwicklung als Kind, auf die Gemeinschaft, in der wir leben, und insbesondere auf unsere Gesundheit. Und bei manchen haben wir auch als erwachsene Menschen kaum eine Chance, ihnen zu entkommen, je nachdem, wo wir hineingeboren wurden. Zwei davon, die besonders dramatische Folgen haben können, möchte ich kurz exemplarisch anreißen: Umweltgifte und Armut.

> Beziehung ist die wichtigste Währung für das Lebensglück

Sie kennen die Meldungen aus den Nachrichten: Feinstaub aus Industrie und Verkehr belastet unsere Luft, Nitratrückstände aus der Landwirtschaft verschmutzen unser Grundwasser, Mineralöl aus Lebensmittelverpackungen gelangt über unser Essen in unseren Körper. Jedes Jahr sterben laut WHO über drei Millionen Menschen an den Folgen von Luftverschmutzung. Auch in Deutschland sind es mit 35 000 Menschen zehnmal so viele wie durch Verkehrsunfälle. Feinstaubbelastungen stehen nicht nur – was naheliegend ist – in direktem Zusammenhang mit Atemwegserkrankungen, sondern auch mit Herz-Kreislauf-Erkrankungen, Infarkten und Schlaganfällen.

Auch die Landwirtschaft, vor allem die Massentierhaltung, trägt dazu bei, unter anderem weil Abbau- und Abfallprodukte – auch aus

Tierfäkalien – erst zu Feinstaub und dann vom Wind kilometerweit getragen und so verbreitet werden. Obendrein sind chemische Pflanzenschutzmittel vielerorts außer Kontrolle geraten: Wenn im Herbst die Unkrautvernichtungsmittel auf deutschen Äckern ausgebracht werden, lassen sich selbst in Bio-Anbaugebieten Pestizidrückstände nachweisen. (Und von Arzneimittelrückständen oder Weichmachern im Grund- und Trinkwasser wollen wir gar nicht erst sprechen – wobei die industrielle Landwirtschaft hier nur als Teil-Verursacher mit anzuklagen ist.) Was soll man da als einzelner Mensch tun?

Natürlich können Sie auf unnötige Autofahrten verzichten, Sie können Fleisch aus Massentierhaltung und konventionell hergestelltes, sprich: gespritztes Obst und Gemüse meiden und noch weitere gesunde Entscheidungen über Ihren Konsum fällen. Doch kurzfristig ändern wird das nichts, auch mittelfristig bleibt es eine vage Hoffnung. Da müssten Sie schon auswandern. Doch wer kann das? Wer möchte das überhaupt? Und vor allem: wohin?

Das zweite Thema: Armut. Jeder fünfte Deutsche und jeder vierte Europäer ist von Armut oder sozialer Ausgrenzung bedroht. Das ist bei allen Errungenschaften der letzten Jahrhunderte schon schlimm genug. Besonders alarmierend in diesem Zusammenhang: Wir haben es einerseits mit steigender Altersarmut zu tun, andererseits finden wir am anderen Ende des Lebenslaufs aktuell allein in Deutschland bereits zwei Millionen Kinder, deren Familie auf staatliche Grundsicherung angewiesen ist.

Ungünstige soziale Bedingungen, zu denen Armut ganz eindeutig zählt, fördern die Voraussetzungen für Krankheit – sei es über einen ungesunden Lebensstil, qualitativ minderwertige oder falsche Ernährung, pessimistischere Erwartungen an das eigene Leben bis hin zu Ausgrenzung oder dem Gefühl, ausgegrenzt zu werden, nicht teilhaben zu dürfen. Auch die Gesundheitskompetenz, die »Health Literacy«, verteilt sich ungleich, wie viele andere gesundheitsrelevante

Faktoren, entlang der Gradienten von Einkommen und Bildung – letztlich entlang der sozialen Schichtung. Ähnliches gilt für die Bewegungs- und die Selbstkompetenz. Macht sich erst einmal Perspektivlosigkeit und Resignation breit, ist das wie Gift für unsere Selbstheilungskräfte. Tatsächlich haben arme Frauen eine rund acht Jahre kürzere Lebenserwartung als wohlhabende, bei Männern sieht das Verhältnis ähnlich aus. Auch das Herzinfarktrisiko liegt bei armen (sozial benachteiligten) Menschen höher, bei Kindern aus armen Verhältnissen steigt die Wahrscheinlichkeit von psychischen Auffälligkeiten – auch diese Liste ließe sich noch um einiges verlängern. Auf eine vereinfachte Formel gebracht: Armut stresst und Armut macht krank.

Entscheidend ist weniger der konkrete Kontostand als vielmehr die eigene Wahrnehmung. Angst spielt eine entscheidende Rolle: Angst vor Abstieg, vor Ausgrenzung, Neid, Gier, eine ganze Kaskade negativer Emotionen kann die Folge sein. Schon der Psychologe und Philosoph Erich Fromm (1900–1980) wies darauf hin, dass ökonomische Bedingungen auf den seelischen Apparat einwirken. Und er war nicht der Erste und Einzige, der darauf hinwies. Es bleibt eine spannende und keineswegs abgeschlossene Diskussion, was denn hier eigentlich was genau bedingt. Was ist »Henne«, was das »Ei«. Und ob die genannten Zusammenhänge direkter Natur sind oder doch eher indirekte Korrelationen anzeigen, die noch andere Faktoren und Determinanten einbeziehen. Die Wahrnehmung von Chancen beispielsweise. Das Gefühl der Kohärenz oder auch das Gefühl, gebraucht zu werden, einen Beitrag leisten zu können, Sinn zu haben. Auch wissen wir aus der Lebenszufriedenheitsforschung (»Glücksforschung«), dass Geld beziehungsweise ein höheres Einkommen zu mehr Zufriedenheit führen kann. Aber dieser Zusammenhang ist komplex und geht mit steigendem Einkommen zunehmend verloren. Tagesaktuell ist das Problem im größeren Kontext dennoch immer geblieben, es scheint geradezu unvermeidbar. Wie soll der Einzelne nur auf die Schnelle aus der Armutsfalle mit all ihren Konsequenzen herauskommen?

Das Thema einer bezahlbaren und fairen Gesundheitsversorgung und -vorsorge ist natürlich auch ein politisches und hat insofern nur am Rande etwas in diesem Buch zu suchen. Dennoch ist mir die Erwähnung wichtig, weil die Auswirkungen ganz real und nicht wegzudiskutieren sind. Während eines meiner Jahre in den USA (damals als Health Care Policy Fellow des amerikanischen Commonwealth Fund) wurde »Obamacare« eingeführt. Zentrales Ziel dieses offiziell *Patient Protection and Affordable Care Act* genannten Gesetzgebungspaketes von Barack Obama und seiner Administration war es gewesen, die Zahl derer, die keine Krankenversicherung hatten (unter anderem weil sie es sich nicht leisten konnten), dramatisch zu senken. Damit waren – und sind – unvorstellbare Umwälzungen verbunden, man konnte es live erleben und nachvollziehen. Von vielen als Segen gepriesen, wurde diese Errungenschaft von vielen anderen als Einmischung in Privatangelegenheiten und Einschränkung der individuellen Entscheidungsfreiheit rigoros abgelehnt. So auch von Donald Trump.

Neben einer genetischen Prädisposition sind wir nun einmal sowohl das Produkt unserer eigenen Lebensentscheidungen als auch der Gesellschaft, in der wir leben. Gerade für offensichtlich benachteiligte Bevölkerungsgruppen wäre es daher besonders wichtig, einen richtigen Umgang mit dem großen Thema Gesundheit zu lernen. Nichts anderes ist hier mit Selbstheilungskompetenz gemeint.

Realistische Erwartungen können unsere Selbstkompetenz stärken

Dieses Buch will Mut machen, doch es soll natürlich auch offen und ehrlich bleiben. Das muss – und darf nach meiner Meinung – überhaupt kein Widerspruch sein. Gerade das realistische (und kompetente) Schauen auf das, was ist, kann uns öffnen, Chancen aufzeigen (wie auch Risiken) und Mut machen beziehungsweise

Enttäuschungen vorbeugen. Realistische Erwartungen können unsere Selbstkompetenz, die Motivation und einen »langen Atem« stärken. Heilsversprechen können uns dagegen mittel- bis langfristig schädigen oder frustrieren, demotivierend wirken, zumindest wenn sie unrealistisch sind. Deshalb werden wir uns in einem späteren Kapitel noch mit den Gefahren beschäftigen, die sogar die Fähigkeit zur Selbstheilung mit sich bringen kann. Auch hier gibt es Aspekte, die unserer Kontrolle entgleiten können.

Für den Moment halten wir fest: Es gibt Faktoren, die wir nur minimal oder gar nicht beeinflussen können. Das ist in unser aller Leben auf die unterschiedlichsten Arten so. Daran könnte man verzweifeln, und das tun leider viele Betroffene. Ich bin deshalb weit davon entfernt, diese Probleme kleinzureden oder gar zu ignorieren. Doch es erscheint aus vielen guten Gründen sinnvoller, sich stattdessen (oder zumindest immer wieder) ganz bewusst auf die Einflussmöglichkeiten, die sich uns dennoch bieten, zu fokussieren, und seien sie auch noch so gering. Denn auf der anderen Seite lauern auch Vereinfachungen, vorschnelle Urteile beziehungsweise Vorurteile oder gar »Verschwörungstheorien«, die uns in eine Opferrolle schlüpfen lassen und zu selbsterfüllenden Prophezeiungen werden können. Ein schwieriges Feld, dem man nur mit einem bewussten Fokus auf das Positive begegnen kann, auf das, was beeinflusst werden kann – zu mehr Gesundheit, zu mehr Zufriedenheit. Im Extremfall kann das den Unterschied ausmachen – zwischen Leben und Tod.

Was wir in diesem Buch immer wieder sehen, ist ja gerade, dass es möglich ist, unsere Stärken zu stärken, wo viele es immer noch nicht für möglich halten. Doch was ist das eigentlich, das »Positive«? Wer entscheidet, was dazugehört und was nicht? Unsere Reise geht weiter. Und Sie ahnen wahrscheinlich schon, wohin uns der Weg zu weiteren Antworten führen wird – schließlich tragen Sie unser nächstes Etappenziel stets bei sich.

Alle Wege führen zum Hirn – und darüber hinaus

Wir haben gesehen, was chronischen Stress zu einem der größten Feinde unserer Selbstheilungskräfte macht und wie er unser vegetatives Nervensystem, unser Hormon- und Immunsystem und damit uns selbst aus der Bahn werfen kann. Entgegen der weitverbreiteten Meinung, dass wir auf das Auslösen der Stressreaktion keinen Einfluss hätten, weil diese nun einmal autonom gesteuert wird und daher per Definition unserem Willen entzogen ist, haben uns spätestens die Studien mit den meditierenden Mönchen auch wissenschaftlich gezeigt, dass es da doch einen Weg geben muss, der uns offensteht. Womöglich sogar mehrere.

Natürlich verfügten die meditierenden Mönche über ein beachtliches Maß an Übung in geistiger Versenkung, das in diesem Umfang wahrscheinlich die wenigsten von uns haben und auch nicht so schnell erreichen werden. Und vielleicht auch gar nicht wollen. Doch das macht nichts, zeigt es uns doch nur, welch enormes Potenzial in jedem von uns steckt – ohne Medikamente, ohne Doping, ohne Eingriffe von außen: Diese Fähigkeit ist bereits von Anfang an in jedem von uns angelegt. Nur: Wie kommen wir da ran? Wie können wir dieses Potenzial bergen und sinnvoll für unsere Gesundheit einsetzen? Wie können wir unseren »inneren Arzt« wecken? Ohne Zweifel berechtigte Fragen. Doch ihnen ist noch eine entscheidende vorangestellt: Wo müssen wir überhaupt suchen? Meine amerikanischen (Forscher-)Kollegen pflegen darauf kurz und knapp zu antworten: »Mind matters most.« Doch stimmt das?

Schauen wir uns den Ort, an dem alle wichtigen Entscheidungen getroffen werden sollen, einmal ganz nüchtern an: Das menschliche Gehirn wiegt im Schnitt zwischen 1,2 und 1,4 Kilogramm (das männliche in Relation zum Körpergewicht durchschnittlich etwas mehr als das weibliche) und besteht aus insgesamt rund 1,1 Billionen Zellen. Davon sind wiederum ungefähr 100 Milliarden Nervenzellen (Neurone), die übrigen, also über 90 Prozent der Hirnzellen, sind Stütz-, Versorgungs- und Schutzzellen (Gliazellen). Würde man alle Nervenfasern fein säuberlich aneinanderlegen, käme man auf eine Gesamtlänge von gut sechs Millionen Kilometern. Wir dürfen uns unser Gehirn aber nicht wie einen sechs Millionen Kilometer langen Kabelsalat vorstellen, denn im Gegensatz zur Lichterkette am Weihnachtsbaum haben Neurone nicht nur zwei leuchtende Nachbarn, sondern sind mit 1000 bis 5000 anderen Neuronen verbunden. Kortexneurone, das sind die Nervenzellen der Großhirnrinde (Kortex = Rinde – die »grauen Zellen«), sind sogar mit bis zu 25 000 weiteren Neuronen verbunden.

Mind matters most?

Die Großhirnrinde befindet sich im äußeren Bereich unseres Gehirns und besteht überwiegend aus diesen besonders eng miteinander verbundenen Neuronen. Die verflochtene Anordnung der Neuronen und deren »Verstauung« in charakteristischen, verschlungenen Windungen, mit Furchen dazwischen, geben dem Organ das typische Aussehen, das wir gewöhnlich mit unserem Gehirn verbinden. Die etwa 15 Milliarden Kortexneurone, die auch Pyramidenzellen genannt werden, sind so stark miteinander vernetzt, dass sie über maximal drei Zwischenstationen mit jeder anderen kommunizieren können. Das schafft gigantische Möglichkeiten zum Informationsaustausch: Allein zwischen den Kortexneuronen werden 500 000 000 000 000 (= 500 Billionen) neuronale Kontaktpunkte vermutet.

Entwicklungsgeschichtlich können wir unser Gehirn (das Großhirn) grob in zwei Gehirnsysteme einteilen, wenn Sie so möchten: in ein altes und ein neues. Das limbische System als Teil des ersteren ist evolutionär betrachtet tatsächlich viel älter, wir teilen es in ähnlicher Form mit allen Säugetieren. Es ist zuständig für unsere Gefühle und wird daher auch als emotionales Gehirn bezeichnet. Das limbische System ist eng mit unserem Körper verbunden, befindet sich tief im Inneren unseres Gehirns und funktioniert sehr schnell – wie wir schon bei der Stressreaktion gesehen haben. Der Neokortex (das neuere, also jüngere Großhirn oder auch das kortikale Gehirn) unterscheidet sich bei uns Menschen durch seine starke Ausprägung und Größe deutlich von dem anderer Lebewesen. In gewisser Weise macht es uns also erst zum Menschen. Es ist auf zellulärer Basis ganz anders aufgebaut und strukturiert als das limbische System und, wie angedeutet, hervorragend dazu geeignet, Informationen zu speichern und auf verschiedenste Arten miteinander zu verbinden. Das kortikale oder auch kognitive Gehirn (vor allem im vorderen Teil) ist für das Denken zuständig, funktioniert langsamer als sein »älterer Bruder«, kann ihn aber auch übertrumpfen – was tibetische Mönche seit langem nutzen.

Wie wir bereits bei Sympathikus und Parasympathikus gesehen haben, erfolgt die Übertragung von Information elektrisch und chemisch. Bei der elektrischen Informationsübertragung werden sogenannte Aktionspotenziale entlang der Nervenzellen und ihren Axonen weitergeleitet. Axone sind schlauchartige Nervenzellfortsätze, die die Verbindung zu anderen Neuronen herstellen – was in der Tat ein bisschen an eine Kabelleitung erinnert, zumal die Geschwindigkeit der Übertragung wesentlich von der Isolierung gegenüber der Umgebung durch sogenannte Myelinscheiden beziehungsweise -ummantelungen abhängt. Diese werden durch die Stützzellen (die »weißen Zellen«) hergestellt. Bei der chemischen Übertragung geben Neurotransmitter an den Kontaktpunkten (Dendriten und Synapsen) die Information vom Axon der einen Nervenzelle an die nächste weiter (bevor sie dort wieder in elektrische Impulse »übersetzt« wird – wir sprechen auch von einer elektrochemischen Kopplung).

Eine typische Nervenzelle feuert fünf bis fünfzig Mal pro Sekunde. Im Ruhezustand würde sie (fast) keine elektrischen Reize übertragen, aufgrund der beschriebenen Vernetzung, zumindest im Großhirn, ist dieser Zustand aber eher theoretischer Natur. Was wenig verwundert, wenn man bedenkt, wie viele Reize selbst im entspannten Zustand durch unsere Sinnesorgane permanent aufgenommen, an unser Gehirn weitergeleitet und dort verarbeitet werden, von den Signalen aus dem Körperinneren (den Organen, Muskeln, Knochen etc.) ganz zu schweigen. Und genauso wenig verwundert es dann auch, dass unser Gehirn, obwohl es im Schnitt kaum zwei Prozent des Körpergewichts eines Erwachsenen ausmacht, rund 20 Prozent des benötigten Sauerstoffs verbraucht – und unter Extrembedingungen sogar bis zu 90 Prozent sowohl vom Sauerstoff als auch von der Glucose, dem umgangssprachlichen Traubenzucker, also der Energie in Form bestimmter Kohlenhydrate.

Schon diese ganz allgemeinen Informationen lassen erkennen, welch atemberaubende Möglichkeiten unser Gehirn hat. Und das Beste: Wir kommen eben nicht mit einem fix und fertig ausgebildeten Gehirn auf die Welt. Unser Gehirn ist prinzipiell formbar und anpassungsfähig, es kann auf unterschiedlichste Arten auf all die Reize reagieren, die auf es einströmen. Werden die Impulse zu stark, können Nervenzellen dichtmachen und sich abkapseln. Wirken sie anregend, ist Wachstum und Vermehrung, die sogenannte Neurogenese, möglich. Werden Nervenbahnen häufig genutzt, werden die Verbindungen stärker und funktionieren besser. Diese Plastizität macht unser Gehirn zu etwas völlig anderem als einen großen Kabelsalat, eine Festplatte oder einen Computer. Es ist ein lebenslang lernfähiges und veränderbares Organ.

> Unser Gehirn hat atemberaubende Möglichkeiten

Diese Veränderungen treten besonders dann auf, wenn relevante oder komplexe Reize wiederholt und über einen längeren Zeitraum verarbeitet werden müssen. Auch Zeitdruck kann hier eine Rolle spielen, weshalb die Brücke zum Stress schnell geschlagen ist. Chronischer oder massiver Stress kann dann alles wieder »kaputt« machen beziehungsweise blockieren – oder sogar umkehren. Im Optimalfall kommt aber noch eine andere Zutat hinzu: nicht Angst oder Zwang, sondern Motivation, Bereitschaft, vielleicht sogar Begeisterung. Wir alle kennen das (hoffentlich) von eigenen Lernprozessen: Mit Begeisterung für eine Tätigkeit, etwa für das Erlernen eines Musikinstruments oder einer Sportart, fällt regelmäßiges Üben viel leichter, es wird im wahrsten Sinne des Wortes spielerisch. Dafür muss das Instrument oder das Lied oder womöglich die Person, der wir das Lied vorspielen möchten, aber eine Bedeutung für uns haben. Er / sie / es muss uns am Herzen liegen. Erst dann belohnen uns auch die Glückshormone. Motivation heißt Bewegung, körperlich oder eben geistig, und es geht vor allem um den »Appetit«, die positive Emotion in Verbindung mit einer inneren oder äußeren Bewegung auf etwas zu. Wir werden darauf noch ausführlicher eingehen.

> Energy flows, where attention goes

Wie auch immer unser Gehirn genutzt wird, hängt im Wesentlichen von der Belohnung ab, die in Aussicht gestellt wird. Die Währung, auf die unser endogenes, also aus unserem Innern kommendes Belohnungssystem am zuverlässigsten reagiert, heißt Aufmerksamkeit. Das ist nichts anderes als eine Form der motivierten Zuwendung, sei es auf bestimmte Menschen, auf groß angelegte Tätigkeiten, auf einzelne Bewegungsabläufe, auf Gegenstände, auf das Schmieden von Plänen. Plastizität und Anpassung entstehen nur dort, wohin Aufmerksamkeit gelenkt wird. Oder wie die amerikanischen Kollegen so treffend reimen: »Energy flows, where attention goes.«

Interessant und von besonderer Bedeutung ist in diesem Zusammenhang, dass diese neuroplastischen Anpassungen alles andere als gleichförmig sind. Sie ändern sich nicht nur im Tagesablauf, sondern auch viel grundsätzlicher über die Zeit. Unsere Motivationen sind keineswegs ein Leben lang konstant. Auf die Fragen »Warum machen wir eigentlich, was wir machen?« und »Was treibt uns an?« gibt es in unterschiedlichen Lebensphasen demnach auch unterschiedliche Antworten. Wir alle kennen das: Was für Kleinkinder noch besonders reizvoll ist, langweilt Teenager zu Tode, während Oma beiden lächelnd die Wangen tätschelt.

Aus neurobiologischer Sicht lassen sich hier drei Hauptgruppen beziehungsweise Funktionen unserer Motivations- und Belohnungssysteme ausmachen, die wir der Einfachheit halber schlicht Typ A, Typ B und Typ C nennen und im folgenden Abschnitt genauer unter die Lupe nehmen werden. Damit sind nicht die Stadien Kleinkind, Teenager, Oma/Opa gemeint, auch wenn das Alter eine wesentliche Rolle spielt. Alter ist hier nicht als konkrete Anzahl von Jahren zu verstehen, sondern als Prozess der Entwicklung und Reifung. Auch für die Hirnforschung ist das äußerst spannend, denn die drei Motivationsfunktionen lassen sich anhand der wichtigsten involvierten Neurotransmitter orientierend zuordnen – auch das ist ein Hinweis darauf, dass sich die Plastizität unseres Gehirns über alle Lebensstadien hinweg zwar ändert, aber grundsätzlich – das heißt prinzipiell (wenngleich unterschiedlich verteilt über die Lebensspanne und über die konkreten Hirnregionen) – erhält. Veränderung bleibt von der Wiege bis zur Bahre auch für unser Gehirn normal.

Was es verändert, wird durch unsere Erfahrungen geprägt. Neben dem, was uns im Leben »unverschuldet« widerfährt, ist damit in erster Linie unser eigenes Verhalten gemeint, unsere Entscheidungen, unsere Handlungen. Wenn in unserem Gehirn die Steuerzentrale für dieses Verhalten liegt, und zwar ganz egal, ob wir gesund oder krank, gestresst oder entspannt sind, wach sind oder schlafen, was bringt es dann dazu, so zu funktionieren, wie es funktioniert? Und wenn Aufmerksamkeit eine Rolle spielt, wer lenkt sie an die richtigen Stellen? Wer oder was motiviert unser Handeln? Und welche Rolle spielen dabei Belohnungen?

Warum wir tun, was wir tun – aus neurobiologischer Perspektive

Schauen wir uns zunächst die drei Motivationsfunktionen genauer an, die wir für das Verständnis, was da in uns abläuft, wenn wir handeln (oder auch nicht handeln), aus wissenschaftlicher Sicht unterscheiden. Wie bereits erwähnt können diese mit dem Entwicklungsprozess, der Reifung, die wir im Laufe unseres Lebens durchleben, in Verbindung gebracht werden. Unser Gehirn ist zwar auf Belohnungen aus (die Amerikaner sagen »the brain runs for fun«), doch das bleiben nicht immer dieselben. Aus neurobiologischer Sicht sind dabei die jeweils führenden Neurotransmitter von besonderem Interesse. Einigen von diesen sind wir bereits bei der Stressreaktion begegnet, wir treffen sozusagen alte Bekannte.

Was unser Verhalten motiviert, kann einerseits geleitet sein vom Motivationstyp A: dem *Wollen*. Kein Wunder, das ist genau das, was man umgangssprachlich unter Motivation versteht und woran die meisten Menschen in diesem Zusammenhang wahrscheinlich auch spontan zuerst denken. Ich möchte etwas haben, etwas erreichen, irgendetwas, das erstrebenswert für mich erscheint. Vielleicht etwas, das Lust verspricht, Befriedigung, Abenteuer, Spaß oder Genuss. Ich habe ein Ziel, meine Motivation hat eine Richtung, ich bewege mich auf etwas zu. In Erwartung einer Belohnung. Auch Neugier, Vorfreude oder Appetit spielen hier entsprechend mit hinein. Motivationstyp A wird in aller Regel »kurz und heftig« erfüllt, es winken uns die vergänglichen Augenblicke des Glücks, die Hochmomente – auch »Peak«- oder »Mastery«-Momente genannt.

Als Neurotransmitter für alle drei Motivationstypen ist immer ein ganzer Cocktail an Botenstoffen am Werk, die sich zum Teil gegenseitig verstärken oder begünstigen. Für einen einzigen sind diese Vorgänge dann doch zu komplex. Bei Typ A (und B) haben wir es zum Beispiel, neben anderen, mit Opioid-Peptiden zu tun, in diesem Fall mit *Endorphinen*. Diese sind unter anderem zuständig für die Schmerzregelung und werden zentral in der Hypophyse beziehungsweise im Hypothalamus ausgeschüttet, zwei Hirnbereichen, die zum limbischen System zählen, das grundsätzlich für die Motivationssteuerung zuständig ist, je nach Motivationstyp allerdings mit unterschiedlichen Schwerpunkten.

Neben Endorphinen spielt aber auch Adrenalin eine Rolle, sowohl für die Typ-A- wie auch die Typ-B-Motivation. Es geht hier um Aufbruch und Aktivität, um Wachsamkeit, weshalb das Stresshormon Adrenalin an dieser Stelle auch nicht wirklich überrascht. Der führende Botenstoff für das Wollen, das heißt für die eigentliche Typ-A-Motivation, ist aber ein anderer: *Dopamin*. Geht es um Nervenkitzel, um Herausforderungen oder auch um Kreativität, dann ist für unsere Motivation in aller Regel Dopamin im Spiel. Dopamin verspricht erst Action, dann Belohnung. Es ist eines dieser phänomenalen Moleküle, die uns ein gutes Gefühl vermitteln können – genauer gesagt: es in Aussicht stellen – und gleichzeitig die Formbarkeit und Anpassungsreaktion unseres Gehirns anregen. Und damit auch unseres Verhaltens. Etwas wirklich zu wollen, mit Begeisterung, kann ein unwiderstehlicher Motivator sein. Daher ist Dopamin übrigens auch bei Suchterkrankungen von Bedeutung, weniger als auslösender Faktor, aber seine Wirkung kann durch viele Drogen zusätzlich verstärkt werden. Genauer: Fast alle Drogen führen auf dem einen oder anderen Weg zu einer Erhöhung der Dopaminfreisetzung im Gehirn, vor allem im Vorderhirn und im limbischen System. Einher damit geht der »Kick«, den Drogen (leider), aber auch viele abenteuerliche Sportarten und Herausforderungen uns bereiten können.

Wir kommen später noch auf den sogenannten Flow-Zustand zu sprechen (siehe Seite 282 ff.). Wer bereits weiß, was damit gemeint ist, der hat sicher schon persönlich Bekanntschaft mit Dopamin

Motivationstyp A – das Wollen

und seinen Verwandten gemacht und eine Vorstellung davon, wie sich Dopamin »bei der Arbeit« anfühlen kann, wenn »es läuft«, uns die Dinge leicht oder in den Schoß zu fallen scheinen. Unsere Aufmerksamkeit ist zielgerichtet, wir verspüren Zutrauen und Hoffnung, wir hegen positive Erwartungen. Gleichzeitig kann es sein, dass wir Neues wagen, vielleicht sogar leichtsinnig werden, auf jeden Fall geht es in irgendeiner Form um Leistung oder das Erreichen von Zielen, auch um Kreativität und das Finden von Lösungen. Dopamin wird oft auch als »Glückshormon« betitelt, in erster Linie geht es aber um das Wollen – ob das Glück dann tatsächlich eintritt, steht auf einem anderen Blatt.

Es sei an dieser Stelle noch einmal betont, dass das Gehirn strukturell wie funktionell komplex ist und die etwas bildhaften Zuordnungen von Motivationstypen und Neurotransmittern eher einen vereinfachenden Modell- und Anschauungscharakter haben. Viele andere biologische Faktoren spielen im konkreten Einzelfall eine wichtige Rolle – wie die Aktivität der relevanten Enzyme und Produktionsstätten für die genannten Botenstoffe oder die Verteilung und Funktionstüchtigkeit der Rezeptoren, also der Andockstellen für ebenjene Transmitter und Signalgeber. Und dennoch: Es gibt jeweils gewissermaßen eine Art Soloinstrument oder eine führende Stimme, die man beim genauen Hinhören (oder Hingucken – mit entsprechendem wissenschaftlichem Gerät, oft erst technisch verstärkt) aus dem Gesamtklang oder der Komposition herausfiltern kann. Das ist dann zwar immer nur ein Ausschnitt der eigentlichen Realität, auch ein vielleicht fehleranfälliger oder verzerrter, aber dieses Vorgehen und seine Beschreibung hilft dennoch dem Verständnis grundlegender Prinzipien von Motivation – und auch von Selbstheilung. Wir werden das Bild noch präziser zusammenfügen.

Kommen wir daher nun genauer zum Motivationstyp B, der auf ganz andere Weise Belohnung verspricht als Typ A, nämlich durch *Vermeidung* von drohendem Unglück. Hier ist die Richtung eine andere: Wir spüren, ahnen oder begegnen einer Bedrohung und wollen nur noch eins: weg. Bevor die Belohnung, zum Beispiel in Form von Erleichterung oder dem Gefühl von Sicherheit, eintreten kann, haben wir es vorher mit Angst, mit Stress oder mit Schmerz zu tun – und all das gilt es zu bekämpfen, zu überwinden oder zu vermeiden. Sie erinnern sich sicher an den Kampf-oder-Flucht-Modus aus der Stressreaktion, genau darum kann es bei Typ B gehen. Statt Vorfreude und Angstminderung wie bei Typ A spüren wir eher Aversion, Anspannung und Alarmbereitschaft.

Vielleicht bekommen wir einen Tunnelblick oder werden aggressiv. Auf jeden Fall dominieren Kortisol und Adrenalin, das jetzt stärker auftritt (oder bestimmender ist) als beim Wollen. Was die beteiligten Hirnstrukturen angeht, sind, wie bei der Stressreaktion beschrieben, neben dem limbischen System die beiden Stressachsen (Sympathikus und Parasympathikus) aktiv. Beim Vermeiden ist außerdem die Amygdala besonders hervorzuheben, eine Hirnregion im linken wie rechten Temporallappen (dem »Schläfenhirn«), die zum limbischen System gezählt wird. Die Amygdala, auch Mandelkern genannt, wird besonders mit Emotionen in Verbindung gebracht, genauer gesagt bewertet sie den emotionalen Gehalt einer Situation und reagiert besonders auf Bedrohung. Hier befindet sich gewissermaßen unser neurobiologisches Angstzentrum. Empfinden wir Furcht oder Angst, ist stets die Amygdala aktiv. Und auch hier zeigt sich die Hirnplastizität: Empfinden wir häufiger Angst, wächst die Amygdala. Der Dünger der Motivation macht da keine Unterschiede.

Motivationstyp B – das Vermeiden

Wenn man so möchte, sind Wollen und Vermeiden zwei Pole beziehungsweise Extreme einer Motivationsachse. Und in der Tat gibt es immer wieder ein Zusammenspiel von Typ A und B: Es gibt nicht nur diese Momente, in denen wir schwanken und hin und her gerissen sind zwischen Appetit und Aversion, in Anlehnung an Karl Valentins »Mögen hätt ich schon wollen, aber dürfen hab ich mich nicht getraut« – es gibt ganze Lebensphasen, in denen wir in dieser Hinsicht noch instabil sind und unseren Weg erst noch finden müssen. Typ A steht für das Bedürfnis nach Wachstum, Autonomie und Freiheit – Typ B dagegen für das Absichern, das Überleben, das »Davonkommen«. Und von der Sicherheit ist es nicht mehr weit zur Verbundenheit, was uns zum Typ C bringt.

Schauen wir uns daher jetzt noch den dritten Motivationstyp genauer an, der aus neurobiologischer Perspektive erst seit kurzem bekannt ist beziehungsweise von den beiden anderen explizit unterschieden wird. Lange Zeit ging man davon aus, dass sich alles zwischen Wollen und Vermeiden abspielt. Tatsächlich gibt es aber einen weiteren Typus, der nicht etwa in der Mitte zwischen Wollen und Vermeiden liegt, sondern eine eigenständige Rubrik darstellt. Typ C beschreibt das *Nicht-Wollen*. Die Richtung geht weder auf etwas hin noch von etwas weg: Wir möchten stattdessen bleiben, wo wir sind. Einfach nur sein statt begehren oder abwenden. Es geht um Zugehörigkeit, Verbundenheit, folglich auch um eine Form der Annäherungsmotivation, aber es geht hier nicht um Abenteuer, Lust oder Begierde. Unsere Aufmerksamkeit ist auch nicht auf eine Belohnung in der Zukunft gerichtet, sondern liegt ganz im gegenwärtigen Moment. So wie es *jetzt* ist, ist alles gut. Es geht hier also auch um die Kunst des Verweilens, gewissermaßen eine Umkehr des eingangs in diesem Buch geäußerten Mottos: »Es gibt nichts Gutes, außer man tut es *nicht*!« Wir können dabei Entspannung, innere Ruhe und Gelassenheit, gleichzeitig aber auch Vertrauen, Mitgefühl und Dankbarkeit empfinden; Altruismus, Resonanz mit anderen und das Gefühl, angenommen – und angekommen – zu sein. Bildhaft laufen wir in den Hafen ein, gehen vor Anker: Stress, Angst und Schmerzen treten in den Hintergrund, viel wahrscheinlicher sind nun Hoffnung, Zufriedenheit – und Liebe.

Motivationstyp C – das Nicht-Wollen

Äußern sich Typ A und B in ihrer Belohnung kurz und heftig,

sind die Ausschläge bei Typ C eher tief bzw. eben weniger »ausschlagend« – und anhaltender: kein schnelles Glück, keine kurzfristige Erleichterung, sondern Zufriedenheit, tiefer gehende innere Freude, wenn Sie so möchten und es nicht zu pathetisch finden: Glückseligkeit, innerer Friede, eben *Zufriedenheit*.

Typ C unterscheidet sich also grundlegend von den beiden anderen, man könnte daher auch zwischen Wollen und Nicht-Wollen, dem Kurzfristigen und dem Dauerhaften, eine Achse bauen mit der Erleichterung des erfolgreichen Vermeidens und Abwendens irgendwo dazwischen. Die Unterschiede sind auch neurobiologisch sichtbar. Zum Beispiel ist beim Nicht-Wollen im Belohnungscocktail von den Stresshormonen Kortisol und Adrenalin (im Verhältnis) nicht mehr viel zu sehen, auch der Aktions- und Abenteuerbotenstoff Dopamin tritt in den Hintergrund. Der dominierende Neurotransmitter hier ist im Gegenteil einer, der Stress beziehungsweise dessen Wahrnehmung reduzieren und stattdessen die Bereitschaft erhöhen kann, die Nähe zu anderen zu suchen, weshalb er auch als »Kuschelhormon« bezeichnet wird. Die Rede ist von *Oxytocin*. Da es uns bereits bei unserer Geburt und danach ein Leben lang begleitet, begegnen wir ihm gleich noch ausführlicher, wenn wir uns den Reifungsprozess ansehen.

Erwähnt seien im Zusammenhang mit dem Nicht-Wollen noch die Botenstoffe *Serotonin* und *Acetylcholin*. Serotonin ist ein absolutes Multitalent: Es wirkt auf das Herz-Kreislauf- sowie das Magen-Darm-System, beeinflusst die Blutgerinnung und damit auch die Wundheilung, und darüber hinaus ist es über das zentrale Nervensystem an Schmerzreizen, Temperaturregulation, Sexualverhalten, an unserem Appetit und unserer Stimmung beteiligt. Sogar beim Schlaf-wach-Rhythmus hat es die Finger im Spiel. Da Serotonin so viele unterschiedliche Ansatzpunkte bietet, auf die auch von außen Einfluss genommen werden kann, wird gerade diese Vielseitigkeit natürlich in der Medizin genutzt. Es bekommt ebenfalls oft das

Etikett »Glückshormon«, was aber allenfalls indirekt richtig ist, denn es ist vielmehr ein »Entspannungshormon«. Es »fährt« uns herunter, bringt uns zur Ruhe, gerade dann, wenn wir aufgewühlt, angespannt oder unzufrieden sind.

Scheinbar nicht ganz so facettenreich, aber dennoch ganz eindeutig zu den wichtigsten Neurotransmittern zählend, ist Acetylcholin. (Genau genommen ist natürlich jeder Botenstoff wichtig und immer auch in übergeordnete Regelkreise eingebunden, damit also für sehr viel mehr verantwortlich, als eine experimentelle Wirkung im Reagenzglas nur zeigen kann.) Am Beispiel des Acetylcholins wird auch deutlich, dass die Biologie aus einer begrenzten Zahl zur Verfügung stehender Botenstoffe durch unterschiedliche Arten der Verwendung, unterschiedliche Orte der Ausschüttung (und Konzentrationen), unterschiedliche Wege des Transportes – sowie auch unterschiedliche Verteilungen der Rezeptoren – ein »Maximum« an Einsatzmöglichkeiten entwickelt hat. So ist Acetylcholin an vielen kognitiven Prozessen beteiligt und wird insbesondere mit Konzentration und Lernvorgängen in Verbindung gebracht. Es ist darüber hinaus entscheidend an der Informationsübertragung zwischen Nervenzellen und Muskelfasern beteiligt. Und es vermittelt auch zwischen Sympathikus und Parasympathikus, »prägt« den Vagusnerv und den Parasympathikus, wirkt also sowohl in Hirnregionen, in denen wir direkten Einfluss haben, als auch im vegetativen Nervensystem, das sich unserem Willen und Bewusstsein (tendenziell, prinzipiell) entzieht. Acetylcholin wirkt sozusagen über alle unsere Bewusstseinsebenen hinweg und sorgt für innere wie äußere Beweglichkeit.

Acetylcholin ist aber auch deshalb von großer Bedeutung, weil man an seiner neurobiologischen Wirkweise etwas weiteres Faszinierendes aufzeigen kann, wie neueste Studien vermuten lassen. Es nutzt gewissermaßen genau den Mechanismus, der dem *Selbstheilungscode* zugrunde liegt. Um nur einen Strang der neurobiologischen

Forschung beispielhaft herauszugreifen: Acetylcholin regt die Ausschüttung von Stickstoffmonoxid (NO) an, das wiederum entzündungshemmend wirkt oder den Blutdruck senkt, indem es die Gefäße weitet. Stickstoffmonoxid beziehungsweise die von ihm aktivierten Neurone hemmen Stress auf molekularer Ebene, zum Beispiel durch das An- und Abschalten spezifischer Gene für die Regulation körperlicher und zellulärer Zustände. Die Forschung steht hier noch am Anfang, aber es scheint tatsächlich so zu sein, dass die beschriebenen Gefühle wie Verbundenheit, Mitgefühl, Zufriedenheit sich bis in unsere DNA, das heißt bis auf die genetische und molekulare beziehungsweise zelluläre Ebene, nachverfolgen lassen. Sie sind zutiefst in der menschlichen Biologie verankert. Wenn der Körper beziehungsweise das Gehirn sich beispielsweise stressen »will«, dann produziert es eine größere Menge an solchen Botenstoffen, die Acetylcholin spalten (und damit unwirksam machen), beziehungsweise setzt dessen »Gegenmittel«, die sogenannte Acetylcholinesterase, vermehrt frei. Das kann man sich in Forschung und Medizin zunutze machen, indem man die Konzentration dieses Gegenmittels als Marker oder Anzeiger für den Stresszustand oder die Regulationsfähigkeit eines Organismus bestimmt. Wo viel Stress und Aufruhr (oder Bewegung) ist, ist – bildhaft oder mechanistisch gesprochen –, auch viel Acetylcholinesterase. Bei Ruhe und innerer Ausgeglichenheit würde dann das Gegenteil gelten.

Um noch ein zweites Beispiel zu liefern: Ist Motivationstyp C in Gang, dann schüttet unser Belohnungssystem, wie gegenwärtig spekuliert wird, außer den genannten Botenstoffen womöglich auch noch endogene Opiate und Endocannabinoide aus. Das sind salopp ausgedrückt die körpereigenen Verwandten weltbekannter Drogen, nur ohne die jeweiligen (fatalen) Nebenwirkungen, weil sie eben in das große Regelsystem unseres Körpers eingebaut sind und im Normalfall nur in gesundem Ausmaß hergestellt beziehungsweise »verdealt« werden. Als integrierter Teil des Motivations- und Belohnungssystems haben sie noch weitere Funktionen, etwa das Reduzieren von Stress auf physiologischer Ebene oder das Herunterregulieren des Immunsystems. (Hier wird nebenbei noch eine Parallele zum Drogenkonsum sichtbar: Mit dem scheinbaren Segen der Stressreduktion kommt die Schwächung der körpereigenen Abwehrmechanismen einher, was im Extremfall »unglücklich« enden kann.) Die Botschaft für uns ist auch hier: Die Wirkung lässt sich heute bis auf die tiefsten biologischen Ebenen nachverfolgen. Die Forschung zeigt immer deutlicher, dass zum Beispiel die Wirkung positiver Gedanken und Emotionen nicht ins Reich der Esoterik gehören, sondern messbare Fakten, also »knallharte« Wissenschaft sind.

Und es gibt noch eine zweite wichtige Botschaft, die wir mitnehmen können: Wir haben es zwar mit den unterschiedlichsten Aspekten unseres Lebens zu tun, mit Gefühlen, mit Gedanken, mit Erfahrungen, mit dem eigenen Verhalten, mit Körper und Geist, also mit harten und mit weichen Faktoren – wo auch immer die Forschung sucht: All diese Faktoren hängen miteinander zusammen, verursachen und beeinflussen sich, sind zwei Seiten derselben Medaille und bis in die kleinsten Strukturen, bis auf die tiefste heute messbare Ebene miteinander vernetzt.

Mit welcher Konsequenz? Für den *Selbstheilungscode* bedeutet das auf den Punkt gebracht: Eine Medizin, die sich nur auf das Körperliche beschränkt und emotionale sowie kognitive Aspekte nicht berücksichtigt, muss zwangsläufig zu kurz greifen. Wir können unser Gehirn genauso wenig isoliert betrachten wie unsere Motivation, unser Verhalten und alle anderen Faktoren, die sich auf unser Wohlbefinden und unsere Gesundheit auswirken. Wir bekommen immer das gesamte Paket.

Das macht es komplex – und auch die Erforschung mitunter wahnsinnig schwierig, wie ich nach über zwanzig Jahren in diesem Gebiet aus eigener Erfahrung nur zu gut weiß. Es bietet, positiv gewendet, aber auch unzählige Möglichkeiten für die praktische Anwendung. Auch wenn die Forschung teilweise noch in den Kinderschuhen steckt, sind die Anwendungen zum großen Teil schon jetzt verfügbar, das heißt im Grunde waren sie es schon immer. Einige der Möglichkeiten, die ich Ihnen im weiteren Verlauf noch vorstellen werde, sind Ihnen deshalb wahrscheinlich schon bekannt. Dennoch ist es sinnvoll, sich auch die bekannten und mitunter naheliegenden Methoden und Möglichkeiten noch (beziehungsweise immer wieder) einmal unter dem Licht neuester Erkenntnisse ins Bewusstsein zu rufen. Und gegebenenfalls das ein oder andere auszuprobieren, das Ihnen vor einiger Zeit vielleicht nicht als sinnvoll einleuchten mochte, sich nicht gut anfühlte oder aus irgendwelchen Gründen unpassend erschien. Denn was im Zuge der Forschungsarbeit neben dem Nachweis für einen eigenständigen dritten Motivationstypus ebenfalls zutage trat, war der Aspekt der Reifung: Leben heißt Veränderung, das gilt für unseren Körper, für unser Gehirn, es gilt aber auch für unser Motivations- und Belohnungssystem. Alles fließt, beziehungsweise das einzig Stete ist der Wandel.

Doch das bedeutet keineswegs, dass alles im Chaos versinkt und überhaupt nicht zu überschauen wäre. Wie sich immer mehr herauskristallisiert, lassen sich die drei Typen der Motivation mit ihren charakteristischen Erregungsmustern im Gehirn und den involvierten Neurotransmittern und Belohnungen unterschiedlichen Lebensphasen zuordnen. Auch das bleibt ein Modell, aber es bietet, wie ich finde, ein weiteres Puzzlestück für das große Bild. Spielen wir unser Leben doch einfach mal im Schnellsuchlauf durch.

Was uns wann zu bewegen scheint – der Aspekt der Reifung

Bereits vor unserer Geburt geht es los. Geschützt vor der Außenwelt wachsen wir im Bauch unserer Mutter heran, genau genommen ahnen wir noch nicht einmal, dass es eine Außenwelt gibt, denn wir haben weder ein Bewusstsein, mit dem wir uns Gedanken darüber machen könnten, ob es noch etwas anderes gibt, noch irgendeinen Anlass dazu.

Natürlich können wir bereits vorgeburtlich Schaden nehmen, zum Beispiel aufgrund einer genetischen Veranlagung, durch Mangelernährung, Unfälle oder einen Drogenkonsum der Mutter. Aber gehen wir für unser Gedankenspiel einmal davon aus, dass alles im grünen Bereich für uns verläuft und wir uns normal entwickeln. In unserem Motivationsmodell sind wir zu diesem Zeitpunkt eindeutig Typ C in Reinform. Mit »Gefühl von Verbundenheit« wäre unser Zustand noch zu schwach umschrieben, es gibt noch kein Ich, es gibt noch kein Selbst, wir unterscheiden noch nicht zwischen uns und der Mutter, geschweige denn einer Außenwelt, mit der wir uns verbunden fühlen könnten (oder auch nicht). Wir schwimmen im wahrsten Sinne des Wortes in einem Gefühl der Einheit. Es herrschen ja auch paradiesische Zustände: Wir werden bestens genährt und versorgt, wir wollen nicht weg und auch nirgends hin, wir sind einfach nur hier und jetzt. Es könnte ewig so bleiben, wenn es nach uns ginge – wobei es an sich noch nicht einmal »nach uns« gehen kann, weil wir ja auch noch gar nicht ahnen, was das Leben ist und was es mit uns vorhaben könnte. Doch auch das Paradies scheint nur eine Durchgangsstation zu sein. Wir sind noch nicht mal auf der Welt und schon permanentem Wandel unterworfen – und was dann kommt, ist erst einmal ein Schock.

Auf einen Schlag ist es vorbei mit dem reinen Nicht-Wollen. Mit der Geburt werden wir aus dieser Einheit herausgerissen, abgetrennt vom Rest der Welt. Und an die Stelle des Paradieses rückt mit einem Mal Stress. War es vorher immer kuschelig warm und auch immer etwas zu »essen« da, müssen wir jetzt schreien, wenn wir Hunger haben, wenn uns etwas wehtut, wenn wir Hilfe brauchen. Und ohne zusätzlichen Schutz oder Kleidung ist es kalt. Wir brauchen für so ziemlich alles Hilfe, denn wir haben im Mutterleib zwar eine enorme Entwicklung genommen und auch schon vieles gelernt, aber für hier draußen sind wir längst noch nicht fertig. Im Vergleich zur Tierwelt sind wir trotz der relativ langen Dauer der Schwangerschaft sogar noch ziemlich unfertig. Und das ist auch gut so.

Um unser Potenzial zu entfalten, brauchen wir Hilfe von außen – und Stress

Wir sind zwar vergleichsweise hilf- und wehrlos, wenn wir das Licht der Welt erblicken, doch genau diese Unfertigkeit wird zu unserem großen Vorteil. Denn in uns verbirgt sich bereits zu diesem Zeitpunkt eine unglaubliche Anpassungsfähigkeit. Um die anzuwenden, mit ihr das in uns angelegte Potenzial zu entfalten und der einzigartige Mensch zu werden, der in uns steckt, brauchen wir Hilfe von außen – und wir brauchen Stress. Beides ist gut und sinnvoll und so in uns angelegt, wir können nicht ohne das eine oder das andere. Nur zusammen decken sie die wesentlichen Grundbedürfnisse für unsere weitere Entwicklung ab. Und somit auch für unsere Gesundheit.

Allein gelassen würden wir ebenso verkümmern, wie wenn wir keinerlei Herausforderung begegnen würden. Es gäbe nichts zu lernen, keinen Anreiz zu wachsen, keinen Grund für unser Gehirn, seine Möglichkeiten zu nutzen. Ohne Stress und Zuwendung würde es eingehen, und wir mit ihm. Doch zum Glück ist das normalerweise nicht der Fall.

Was die Hilfe von außen angeht, dreht sich zunächst natürlich alles um die Mutter. Auch nach dem Kappen der Nabelschnur versorgt sie uns mit Nahrung, Zuwendung und Geborgenheit. Aus neurobiologischer Perspektive wirkt dabei vor allem Oxytocin wie ein hormonelles Rettungsseil aus glückseligen Zeiten. Wir wurden zwar rausgeschmissen aus unserem All-inclusive-Dasein, aber beim Stillen wird nicht nur unser Körper mit Nahrung, sondern auch unser Verbundenheitsbedürfnis mit wohltuendem Oxytocin genährt, denn jetzt fördern Hautkontakt, Berührung, Streicheln und Kuscheln, sprich: körperliche Nähe die Ausschüttung des Glückshormons. Übrigens auch bei der Mutter – Beziehung braucht schließlich immer ein Gegenüber.

Oxytocin ist eines der wichtigsten Bindungshormone und spielt durch seine angstlösende und stressreduzierende Wirkung schon bei unserer Geburt eine wichtige Rolle. Was ihm übrigens auch seinen Namen einbrachte, der übersetzt *leichte* oder *schnelle Geburt* bedeutet. Oxytocin sorgt beim Übertritt aus der völligen physischen Abhängigkeit im Mutterleib in eine psychosoziale Beziehung zwischen Mutter und Kind für das nötige Vertrauen oder gar Urvertrauen, indem es dazu beiträgt, dass nach der Geburt die starke emotionale Beziehung entstehen kann, die unser Überleben erleichtert beziehungsweise erst ermöglicht. Wie passend, dass dieses Hormon, das auch über den Hypothalamus-Hypophysenpfad freigesetzt beziehungsweise reguliert wird (es ist etwas komplizierter, aber das tut hier nichts zur Sache), nicht nur die genannten emotionalen Wirkungen hat, sondern auch genau jener »Stoff« ist, der die Gebärmutter unter der Geburt zur Kontraktion bringt (auch im sogenannten »Wehentropf« enthalten ist, wenn man von außen die Wehen und damit den Geburtsprozess steuern und unterstützen will). Zusätzlich bedingt Oxytocin beim Stillen die Entleerung der Milchdrüsenbläschen durch Stimulation der sogenannten myoepithelialen Zellen (der »Milcheinschuss« kann schon beim bloßen Hören des Schreis des eigenen Kindes bei vielen stillenden Müttern ausgelöst werden) und schließlich ist es für das Aufrichten der kleinen Hauthärchen verantwortlich, wenn wir einen »Gänsehautmoment« erleben.

Kurzum: Oxytocin hat eine Vielzahl von emotionalen und körperlichen Funktionen und Bedeutungen, die allesamt irgendwie mit dem Prototyp der Mutter-Kind-Beziehung in Verbindung stehen. Übrigens kennen auch Männer Oxytocin-Momente! Und noch etwas ist faszinierend: Wenn uns »warm ums Herz wird«, scheint nicht nur die Ausschüttung von Stickstoffmonoxid (wie oben schon geschildert) eine Rolle zu spielen, sondern vor einigen Jahren entdeckten Wissenschaftler-Kollegen ein »eigenes« Oxytocin-System im menschlichen Herzen. Spannend, wie ich finde. Aber auch erst der Anfang zusätzlicher Forschungsbemühungen.

Darüber hinaus verbessert Oxytocin die Funktion und die Anpassungsfähigkeit des kindlichen Organismus, insbesondere seines zentralen Nervensystems, das in der neuen, so viel stressigeren Umgebung nach der Geburt gleich ganz anders gefordert ist. Doch nicht nur vor und kurz nach der Geburt ist Oxytocin von Bedeutung, es bleibt unser ganzes Leben lang wichtig für den Aufbau und die Pflege sozialer Beziehungen, es aktiviert unser Belohnungssystem und macht unser Leben oft erst lebenswert.

Ebenfalls wichtig – in den ersten Lebenswochen, aber auch danach – ist ein weiteres Peptidhormon: *Prolaktin*. Es sorgt nicht nur für das Brustdrüsenwachstum während der Schwangerschaft, es stimuliert auch das Immunsystem und wirkt angstlösend. Unter anderem deshalb kann Sex auch so gesund sein, denn nach Liebesakt und Orgasmus steigt der Prolaktinspiegel stark an (was auch für Oxytocin gilt – in einer Paarbeziehung erscheint uns der Partner unmittelbar nach dem Sex noch perfekter, passender, wie für uns gemacht – und inniglich verbunden). Das allgemeine Wohlbefinden steigt, wir fühlen uns gut, doch gleichzeitig übernimmt Prolaktin auch eine wichtige Steuerungsfunktion bei der Stressregulation, ist also auch ein Indikator für Stress. Mit der Geburt haben die Motivationstypen A und B, Wollen und Vermeiden, Einzug in unser Leben gehalten, und mit ihnen auch die entsprechenden Neurotransmitter. Und die arbeiten, wie wir bereits gesehen haben, mitunter auch Hand in Hand. Dopamin, der führende Botenstoff des Wollens, sorgt zum Beispiel auch für eine Erhöhung der Prolaktinkonzentration. Das kann gesund sein (siehe Sex), aber auch mit Stress einhergehen, was Prolaktin potenziell also auch gefährlich macht – nämlich dann, wenn der Stress chronisch wird (ja, theoretisch auch beim Sex).

Prolaktin hat aber noch eine weitere Eigenschaft, die es gerade für die Neurobiologie so interessant und wichtig macht. Es verstärkt die Myelinisierung von Neuronen, unterstützt also das Ummanteln der aktivierten Nervenbahnen mit Myelin (der Isolierschicht). Prolaktin erhöht auf diese Weise die Leitfähigkeit der jeweils beteiligten Neuronen, indem die genutzten Bahnen von ihrer Umgebung immer besser isoliert werden. Bestimmte Erregungsmuster in unserem zentralen Nervensystem werden dadurch gefestigt, Prolaktin sichert über diesen Mechanismus quasi die Neuroplastizität unseres Gehirns ab. Es hilft uns damit auch beim Einprägen komplexer Wahrnehmungen. Anders betrachtet bedeutet das: Von der ersten Sekunde geht das Leben nicht spurlos an uns und unserem Gehirn vorbei, unser Gehirn wird ab sofort und in zunehmenden Maße auch über unsere Erfahrungen mit der Außenwelt geprägt und geformt.

Beim Start ins Leben unterstützen und befriedigen Oxytocin und Prolaktin also die beiden angeborenen Grundbedürfnisse nach Nähe und Geborgenheit einerseits sowie nach Neuem, Weiterkommen und Entwicklung andererseits. Beide, sowohl das Bindungs- als auch das Neugiersystem, sind angeboren und bleiben ein Leben lang unsere treuen Wegweiser, zwischen denen wir uns einpendeln. Wir suchen immer nach beidem beziehungsweise nach der für uns richtigen Mischung aus Freiheit und Sicherheit. Dieser Mix ist nicht fix, er ist in seiner Entwicklung genauso wenig rein genetisch festgelegt wie unser Gehirn oder unsere Krankenakte in spe. Und er entwickelt sich äußerst individuell, wovon wir uns überzeugen können, wenn wir kurz vor die Haustür treten: Da gibt es die Wilden, Ungestümen, die einfach nur raus wollen ins Abenteuer, die Freiheit, Autonomie und Wachstum über alles stellen und sich furchtlos, mit Neugier, Freude und Schmackes dem Unbekannten entgegenwerfen, manche von ihnen fühlen sich dabei mit ihrer Sippe im Hintergrund am wohlsten und werden vielleicht zum Anführer einer Gruppe, andere werden eher zum Einzelkämpfer und suchen das große Glück auf eigene Faust. Wieder andere brauchen Harmonie und Geborgenheit mehr als alles Neue, das die Welt da draußen womöglich für sie zu bieten hat, sie gehen viel stärker darin auf, sich um ein gutes Miteinander unter Vertrauten zu kümmern, sie kommunizieren gerne und lieben gemeinschaftliche Rituale, weshalb man sie auch eher in ihren heimischen Gefilden als auf einer gefahrvollen Expedition durch fremde Gewässer antrifft. Sicherheit, Eingebundensein und Schutz sowie die soziale Matrix sind hier die primären Themen. Und es gibt noch rund sieben Milliarden andere dazwischen – Tendenz steigend.

> Wir suchen nach der für uns richtigen Mischung aus Freiheit und Sicherheit

Die Palette der Möglichkeiten ist groß, theoretisch sogar unendlich groß, und wie bunt sie bei jedem Einzelnen wird, ist vor allem deshalb so individuell verschieden, weil jeder Mensch andere Erfahrungen macht, sich andere Verhaltensweisen aneignet, von den eigenen Eltern lernt, abguckt oder aufgedrückt bekommt, von Geschwistern, Freunden, Lehrern, in Bezug auf Gesundheit nicht zuletzt auch von uns Ärzten – selbst eineiige Zwillinge können dabei komplett unterschiedliche Wege einschlagen. Und dann kommt noch verkomplizierend die zeitliche Komponente hinzu, etwa der individuelle Reifungsprozess über die Lebensspanne – alles wandelt sich, alles kommt zu seiner Zeit.

Trotz dieses enormen individuellen Faktors lassen sich dennoch einige grundsätzliche Gemeinsamkeiten finden – sonst wäre das Buch an dieser Stelle vielleicht schon zu Ende. Bei uns allen sind in der vorgeburtlichen beziehungsweise sehr frühen Entwicklung vor allem das limbische System, insbesondere der Hypothalamus, und das Stammhirn aktiv – Hirnregionen, die fast ausschließlich und sehr eng mit dem eigenen Körper und seinen Primärfunktionen verbunden sind. Kein Wunder, eine Außenwelt gibt es für uns dann ja auch noch kaum. Wir erfahren durch die körperliche Verbundenheit zu unserer Mutter zwar eine vielfältige Vorprägung: Wir machen uns zum Beispiel durch ihre Ernährungsgewohnheiten schon mit den unterschiedlichsten Geschmacksrichtungen vertraut und erkennen markante Aromen später in der Muttermilch wieder. Wir erkennen auch ihren Geruch, ihre Stimme, ja, manchmal sogar ihren Musikgeschmack, zumindest in Ansätzen, wenn sie einige Melodien während der Schwangerschaft besonders oft gehört oder gesungen hat. Später, beim Wiedererkennen und Abspeichern dieser und noch vieler anderer komplexer Wahrnehmungen, sind dann wieder Prolaktin und Oxytocin mit im Spiel. Und auch das Stressempfinden unserer Mutter hat vorgeburtlich Einfluss auf uns. Über die Plazenta kann Kortisol aus dem Körper der Mutter in den Fötus gelangen und dort das Immunsystem verändern. Das kann später dann womöglich zu einem erhöhten Risiko für Asthma oder Allergien führen.

Nichtsdestotrotz ist unser Gehirn in dieser Phase überwiegend auf innere Vorgänge ausgerichtet – da tut sich schließlich auch mehr als genug, wenn man bedenkt, dass alles mit einer befruchteten Eizelle begann. Und mit dieser primär körperlichen Ausrichtung unserer Wahrnehmung kommen wir dann logischerweise auch auf die Welt.

In Wahrheit ist also schon eine ganze Menge passiert, bevor unser Geburtstag endgültig feststeht und unser Leben auch offiziell für die Statistiker und das Einwohnermeldeamt losgeht. Was passiert nun nach der Geburt? Neurobiologisch betritt nun immer mehr auch die Großhirnrinde die Bühne (beziehungsweise sie wird zur Bühne), vor allem durch unsere Beziehungserfahrungen, zu Mama, zu Papa und in immer weiter reichenden Kreisen bis zum Rest der Welt, unserer Welt. Jetzt zeigt sich mehr oder weniger schnell, aber unaufhaltsam, dass wir soziale Wesen sind und dass unser Gehirn ein soziales Organ ist. Alles hat nun einen äußeren Bezug, einen Kontext, nichts findet mehr im luftleeren Raum statt, nicht nur für unsere Lunge.

Das zeigt sich auch und gerade dadurch, dass wir uns in unserer Selbstwahrnehmung immer deutlicher von allen anderen und allem anderen abgrenzen. Wir beginnen langsam damit, ein Ich herauszubilden. Das funktioniert weiterhin stark körperbezogen, aber zunehmend auch über die Ausbildung eines Bewusstseins, das im Laufe dieses Prozesses irgendwann zu einem im wahrsten Wortsinn *Selbst-Bewusstsein* führt. Doch biologisch ist das noch ein weiter Weg. Zunächst muss Hänschen raus in die Welt (Typ A) und Hans werden, will sagen: sich einpassen. Der junge Mensch, der irgendwann den gewohnten elterlichen beziehungsweise häuslichen Rahmen verlässt, meint zwar vielleicht, dass er sich die Welt untertan macht, biologisch ist es aber genau andersherum: Durch wiederkehrende Phasen von Vorfreude, Wachstum und innerer Belohnung (Typ A) beziehungsweise von Stress (Typ B) macht er oder sie sich – durch die geschilderten plastischen Anpassungsvorgänge, Dopamin sei's gedankt – der Welt untertan, passt sich immer genauer ein in seine zukünftige eigene Welt.

> Reifung – wo ist unser Platz in der Welt?

Was sich hier so knapp in ein paar Zeilen festhalten lässt, ist in Wahrheit ein sehr langer Pfad, ein wundervoller, ein steiniger, auf jeden Fall einer, der im Grunde nie gleichförmig verläuft. Die sogenannte Sozialisation, die Ich-Werdung, fordert uns (wenn man so möchte: mit Leib und Seele) und nimmt viel Zeit und Energie in Anspruch, denn es tauchen permanent neue Anforderungen und damit auch Widersprüche auf, die es aufzulösen gilt. Wir suchen unseren Platz in dieser Welt, mal mit Sturm und Drang, mal mit Kampf oder Flucht, wir versuchen, uns durch Leistung, durch Lernen abzugrenzen oder dazuzugehören, durch das Übernehmen von oder das Abarbeiten an Traditionen, Ritualen, Stammtischen und WhatsApp-Gruppen. Unser Bewusstsein sucht auf allen sich bietenden Wegen Ausdruck, nicht zuletzt auch über Sprache, was Kommunikation und Austausch erleichtert und zum Beispiel auch das Lesen dieses Buchs ermöglicht, aber auch zu Missverständnissen und Konflikten führen kann. Denn Sprache kann unglaublich mächtig sein, in jede Richtung.

Es geht auf und ab, mal mehr, mal weniger steil, mal fällt es uns leicht, mal fallen wir hin, mal wird uns alles fast zu viel. Nicht nur in der Pubertät. Vor allem die (gefühlt manchmal echt sehr lange) mittlere Lebensphase von Ende zwanzig bis Ende fünfzig ist von Stress geprägt: Häusle bauen, Kinder großziehen, Karriere machen – es wird uns ganz schön viel abverlangt, und das spüren wir manchmal auch deutlich. Wir haben bis hierher viel investiert in unser Leben, wir haben nun auch etwas zu verlieren. Wir müssen das Erreichte absichern, dafür kämpfen, es verteidigen. Die Wahrscheinlichkeit, unter der Dauerbelastung in irgendeiner Form gesundheitlich zu leiden, ist vor allem gegen Ende dieser Lebensphase am wahrscheinlichsten. Typ B regiert: Wir hangeln uns von Überlebensinsel und Feierabenderleichterung zu Wellness-Wochenende und Kurzurlaub. Diese Phase kann sehr mühsam sein – und sie ist es nicht nur biologisch. Schaut man auf die gesamte Lebensspanne, dann wird dieser Abschnitt auch gerne als das »Tal der Tränen« bezeichnet. Doch die gute Nachricht ist: Danach geht es wieder bergauf, die Lebenszufriedenheit erreicht statistisch betrachtet mit etwa 65 und mit 75 Jahren neue Höhen.

Haben wir nämlich die von Stress geprägte Lebensphase der Ich-Werdung durchschritten und gemeistert, dann winkt im Alter tatsächlich wieder Motivationstyp C: Wir können (endlich, endlich) bei uns selbst ankommen, müssen nichts mehr werden, sondern können einfach sein und erreichen so das erwähnte Selbst-Bewusstsein par excellence. Wir beginnen zu ernten, was wir über die Lebenszeit bis dahin gesät haben. Unser Ich tritt wieder mehr in den Hintergrund, verliert an Bedeutung, wie auch die hochgefahrenen Schutzschilder und das aufgerüstete Waffenarsenal zur Ich-Verteidigung – beim einen mehr, beim anderen weniger –, stattdessen empfinden wir häufiger Akzeptanz, können loslassen und damit auch Zufriedenheit erlangen, selbst wenn die körperliche Gesundheit zum Lebensende hin immer weniger auf unserer Seite stehen sollte. Was sie objektiv oft tut, aber subjektiv nicht muss.

Auch wenn das Ganze nur ein Modell ist, könnte es doch ganz anschaulich erklären, wieso sich mit dem Nicht-Wollen, mit dem Gefühl der Verbundenheit, im Alter ein Kreis schließt, der sich bereits vor unserer Geburt geöffnet hat. Bei den Navajo, einem indigenen Stamm Nordamerikas, gilt die Großmutter als der Kleber, der die Familie, die Sippe, ja, die ganze Nation zusammenhält. Die Alten gehören nicht aufs Abstellgleis, weil sie über die Jahre körperlich weniger produktiv und leistungsstark geworden sind, sondern ins Zentrum der Gemeinschaft, weil sie es sind, die Traditionen auch für die Kleinsten bewahren und den Zusammenhalt gewährleisten, während sich die mittlere Generation in der stressigsten Lebensphase abrackert, um die laufenden Kosten abzustottern. Die Großelterngeneration ist hier auch der Kulturträger, der Bewahrer des Wissens (der »Weisheit«?), hier tickt der Geist der Familie, des Dorfes oder der zugehörigen Gruppe. Wer wäre bei Ihnen vergleichbar der/die »Dorfälteste«? Vielleicht ist gerade deshalb das Verhältnis zwischen Großeltern und Enkelkindern ein so wichtiges und oft ja auch tatsächlich ein besonderes.

In unserem Gehirn – dort, wo von Anfang an alles zusammenläuft – könnte damit auch die Neuroplastizität bis zum Schluss erklärt werden. Denn mit dem Rentenalter hören unsere Aufgaben ja nicht von heute auf morgen auf. Von daher könnte Reifung selbst als eine langfristige Form der Anpassung aufgefasst werden. Vorgeburtlich sind wir abgeschirmt, alles bleibt gewissermaßen intern, weshalb limbisches System und Stammhirn auch so stark körperverbunden sind. Danach wird unsere Individualität zunehmend auch über äußere Einflüsse auf die Großhirnrinde geformt. Unser einzigartiger Charakter zeigt sich eben auch in den Signalen, die in sämtlichen Hirnarealen ankommen und von dort geschickt werden.

Was gerade am Gehirn besonders spannend zu beobachten ist, ist die Tatsache, dass wir es dabei immer mit dem gleichen Menschen zu tun haben, auch wenn er sich im Laufe seines Lebens auf vielfältige Weise entwickelt und ändert – was sich eben auch neuroplastisch ausdrückt, weil dort die wesentlichen Erfahrungen des Lebens als Erregungsmuster aufflackern. Spielen in Kindheit und Jugend womöglich noch Entdeckerdrang und Risikofreudigkeit eine prägende Rolle, nehmen später Stress und Fehlervermeidung überhand, bevor im Alter mehr und mehr Zufriedenheit und Gelassenheit in den Fokus rücken – wie auch immer dieser Reifungsprozess abläuft, er spiegelt sich zwischen unseren Ohren wider.

> Der Reifungsprozess spiegelt sich zwischen unseren Ohren wider

Natürlich sind die geschilderten Abläufe quasi idealtypische Beschreibungen eines »gelingenden Lebens«, selbstverständlich kann es im Einzelfall ganz, ganz anders aussehen. Das ist völlig klar – leider. Bitte verstehen Sie mich daher nicht falsch: Es geht hier nicht um eine lebensfremde oder romantisierende Vorstellung des Lebensverlaufes und gegebenenfalls gar zynische Annahme, dass dieses auch genauso abzulaufen habe. Sehr viele Menschen haben von Geburt an (und sogar schon davor) eben keine idealen Startbedingungen! Aber als Wissenschaftler, der es mitunter mit großen Datensätzen zu vielen Personen über lange Zeiträume zu tun hat und als Grundlagenforscher im Bereich der Neurowissenschaften, kommt man um das Erkennen gewisser Strukturen und Vorgaben beziehungsweise statistischer Wahrscheinlichkeiten und Muster nicht herum.

Das Modell der Reifung wird auch durch die Ergebnisse der erwähnten Stressstudie der Techniker Krankenkasse von 2016 gestützt, die deutlich macht, dass jede Generation ihren eigenen (Haupt-)Stress hat: Ist es bei der Gruppe der 18- bis 29-Jährigen mit überwältigender Mehrheit der Beruf beziehungsweise die Ausbildung, sind es bei den 30- bis 39-Jährigen hauptsächlich die eigenen hohen Ansprüche, insbesondere auch hinsichtlich der Erziehung der Kinder. Die 40- bis 49-Jährigen geben private Konflikte als primäre Stressquelle an, bei den 50- bis 59-Jährigen werden am häufigsten schwere Erkrankungen von Nahestehenden genannt und bei den 60- bis 69-Jährigen dann die Betreuung pflegebedürftiger Angehöriger. Einen bemerkenswerten Spitzenwert verzeichnen die über 70-Jährigen, denn etwa 40 Prozent von ihnen haben überhaupt keinen Stress – zumindest keinen, den sie als belastend wahrnehmen würden. Ich könnte Ihnen jetzt unzählige weitere Studien und Untersuchungen, gerade auch im internationalen Kontext und mit komplexen wissenschaftlichen Methoden erhoben und durchgeführt, als weitere Belege anführen. Ich will es aber bei diesem Schlaglicht belassen – schließlich wollen Sie hier keine wissenschaftliche Exegese lesen oder ein trockenes Fachbuch abarbeiten.

Wenn uns also nun die geschilderte Anpassungsfähigkeit treu bleibt und Einflüsse von außen zeitlebens möglich (und nachweisbar) sind, stellt sich natürlich wieder eine Anschlussfrage. Ähnlich wie bei der Neuroplastizität werden die Fragen im Alter vielleicht auch etwas weniger beziehungsweise weniger bedeutsam, aber sie hören nie auf. Wie dem auch sei, an diesem Punkt stellt sich jedenfalls die Frage nach der Steuerung all dieser komplexen Prozesse. Und nach deren Kontrolle. Ist sie möglich? In welchem Ausmaß? Und was können wir selbst dazu beitragen und für unsere Gesundheit nutzen?

Selbstregulation und Kontrolle – eine kurze Begriffsklärung

Um den Überblick oder gar die Kontrolle nicht zu verlieren, sollten wir an dieser Stelle kurz ein paar Begriffe auseinanderhalten, die in einigen wissenschaftlichen Disziplinen zum Teil uneinheitlich verwendet werden. So etwas kann für Verwirrung sorgen, nicht nur bei Laien.

Für unser Anliegen, das Phänomen Selbstheilung, ist das Abgrenzen der Begriffe Autoregulation, Selbstregulation und Selbststeuerung relevant. Ein zentrales Thema dieses Buches ist Stress, und die Stressreaktion ist eines von zahllosen Beispielen für Autoregulation. In unserem Körper laufen permanent autoregulative Prozesse auf den unterschiedlichsten Ebenen ab – wie bei einer russischen Matrjoschka-Puppe lässt sich immer wieder dasselbe biologische Prinzip erkennen: Von der Wundheilung über die Regulation der Durchblutung einzelner Organe bis hin zur enzymatischen Umwandlung von Botenstoffen in unserem Gehirn, überall lassen sich Regelsysteme beobachten, die sich selbst steuern. Sie nutzen elektrische Impulse, Neurotransmitter, chemische und physikalische Reaktionen, bis hinein in unsere Gene – wie wir am Beispiel der konstitutiven Ausschüttung von Stickstoffmonoxid gesehen haben. Wie komplex auch immer, es geht um permanent fortlaufende Anpassungsreaktionen aufgrund veränderter Rahmenbedingungen, grob vereinfacht: Es geht um alles, was sich in unserem Körper selbst wieder in ein neues Gleichgewicht bringt. Wenn Sie sich an das Modell der Allostase erinnern, dann sind autoregulative Prozesse ein ganz wesentlicher Teil der biologischen Reaktion. Selbstheilungsprozesse nutzen stets autoregulative Mechanismen, wie sie jeder von uns zum Beispiel bei der Wundheilung (bei kleinen Verletzungen spurlos, bei schwereren kann es zu Vernarbungen kommen) oder dem Überwinden von Infekten wie der klassischen Herbsterkältung wahrscheinlich schon

> Selbstregulation – alles, was sich in Körper und Geist wieder ins Gleichgewicht bringen möchte

einmal am eigenen Leib erfahren hat. Autoregulation ist nicht mehr und nicht weniger als eine biologische Grundausstattung alles Lebendigen.

Die Selbstregulation wiederum ist weiter gefasst und sollte deshalb als Überbegriff verstanden werden. Hier geht es zusätzlich um mentale Prozesse, wenn man es wieder grob vereinfachen möchte: um alles, was sich in Körper *und* Geist wieder in ein Gleichgewicht bringen möchte. Neben der biologischen Stressreaktion umfasst Selbstregulation also zum Beispiel auch Aspekte der aktiven Stressbewältigung, sowohl unbewusste als auch bewusste Elemente.

Im Gegensatz dazu beschreibt die Selbststeuerung lediglich das, was wir bewusst und willentlich steuern können. Das ist natürlich ein sehr wichtiger Teil bei der Frage nach den Möglichkeiten der Kontrollausübung, greift für unser Anliegen aber quasi von der anderen Seite her zu kurz. Der freie Wille allein – so nützlich er sein kann und im Folgenden auch noch eine wichtige Rolle übernehmen wird – macht uns weder gesund noch zufrieden.

Spätestens mit den Begriffen Selbststeuerung und Kontrolle betreten wir auch das Feld der Psychologie. Hier wird der Begriff der Selbstregulation allerdings in verschiedenen Ausrichtungen oder Schulen uneinheitlich verwendet, teilweise die körperbezogenen Aspekte ausklammernd oder gänzlich ignorierend. Im Sinne des Selbstheilungscodes ist aber gerade beides gemeint, weshalb Selbstregulation nie ohne den Körper gedacht werden kann. Wir bleiben deshalb lieber bei der neurobiologischen Definition.

Selbstheilung braucht also beide Aspekte, um vollständig beschrieben und verstanden werden zu können. Funktionierende autoregulative Prozesse sind eine biologische Grundvoraussetzung für unsere Gesundheit und können gewissermaßen als die Basis der Selbstheilung verstanden werden. Doch wir sind eben nicht nur Körper oder Körperfunktion. Anders als bei Neugeborenen oder Tieren, wo die Körperkomponenten inklusive der Emotionen noch stark überwiegen, entwickeln wir im Laufe unseres Lebens wachsende kognitive Fähigkeiten (auch der Kontrolle) und ein immer dominanter werdendes Bewusstsein. Was uns von allen anderen Hirnbesitzern auf diesem Planeten unterscheidet, ist nicht zuletzt das Ausmaß, in dem unser Neokortex ausgebildet und in unser Leben eingebaut wird. Wir werden zu einem Lebewesen mit Körper und Geist und bleiben immer beides.

Wir kommen also mit einer tief in uns angelegten Fähigkeit zur Selbstregulation auf die Welt, doch es passiert immer häufiger, dass uns diese Fähigkeit abhandenkommt. Das äußert sich zum Beispiel dann, wenn wir verlernt haben, das Feedback unseres Körpers wahrzunehmen, zu verstehen und aktiv für unsere Gesundheit zu nutzen. Wenn wir Warnsignale ignorieren oder falsch deuten und an ungesunden Lebensgewohnheiten festhalten. Das zeigt sich etwa darin, wie wir auf Stress bei der Arbeit reagieren, ob wir den Versuch, endlich mit dem Rauchen aufzuhören, wieder aufschieben, obwohl wir im Treppenhaus immer früher außer Atem geraten, oder ob wir den aufkommenden Rückenschmerzen mit Schonung oder Bewegung begegnen.

> Wir kommen mit der Fähigkeit zur Selbstregulation auf die Welt

Das kann allein schon deshalb passieren, weil uns die wachsenden Möglichkeiten, Kontrolle zu erkennen und auszuüben, nicht einfach so in den Schoß fallen. Die potenziellen Vorteile eines Bewusstseins können auch zur Falle werden. Denn auch die Fähigkeit zur Selbstregulation – und damit unsere Selbstheilungskompetenz – ist vielen äußeren Einflüssen ausgesetzt, gerade in einer immer hektischer und lauter werdenden Umwelt. Sie muss heute in zunehmendem Maße gelernt und wieder verinnerlicht werden – das heißt aber: Sie kann gelernt und trainiert, aktiv mitgestaltet und (jederzeit wieder) ein Teil von uns werden.

Selbstregulation umfasst daher auch die Lernfähigkeit, die autoregulativen Prozesse unseres Körpers (zum Beispiel Stress- und Entspannungsreaktionen) bewusst zu nutzen – für mehr Gesundheit und mehr Zufriedenheit. Nichts anderes bedeutet und bezweckt Selbsthilfe beziehungsweise Selbstfürsorge. Und ohne die ist Selbstheilung nur schwer möglich.

Lernfähigkeit – was der Neurobiologe in uns (im genannten Kontext) mittlerweile sofort als Neuroplastizität versteht – bringt uns auf direktem Weg wieder zu unserem Gehirn, insbesondere dem kognitiven Gehirn, also zu den Regionen, auf die wir willentlich und bewusst Einfluss nehmen können. Genau hier öffnet sich unser Thema auch in Richtung Kontrolle und Eigenverantwortung. Denn so ein Gehirn wie das unsere kommt nicht nur mit Rechten und Möglichkeiten, es nimmt uns auch in die Pflicht.

Open your mind – die aktive Verknüpfung von Körper und Geist

Kommen wir noch einmal auf den Satz »mind matters most« zurück. Sie werden natürlich bemerkt haben, dass es dort nicht »brain matters most« hieß und auch dieses Kapitel nicht mit »open your brain« überschrieben ist. Das englische Wort »mind« ist weiter gefasst und beschreibt mehr als die reine Hirntätigkeit. Die Übersetzung als »Geist« oder »geistige Tätigkeit« trifft es zwar noch am besten, weshalb wir sie auch in diesem Buch der Einfachheit halber an den meisten Stellen so verwenden – aber es geht leicht ein wichtiger Aspekt verloren, den man dabei auf keinen Fall außer Acht lassen sollte.

In der alt- beziehungsweise mittelindischen Pali-Sprache, die dem Sanskrit ähnlich und vor allem in der buddhistischen Lehre als Literatur- und Sakralsprache von großer Bedeutung ist, gibt es das Wort *chitta*, das neben Geist und Gedanke gleichzeitig auch für Emotion und Herz steht. Herz und Hirn sind hier demnach sprachlich untrennbar miteinander vereint, man kann das eine nicht sagen, ohne das andere mit auszusprechen und mitzudenken. Genau das entspricht auch dem Bedeutungsumfang von »mind«, wie er hier im *Selbstheilungscode* gemeint ist. Und deshalb sollten wir auch im Deutschen das Wort »Geist« nicht nur als kognitive Fähigkeiten wie Lernen, Erinnern oder Planen verstehen, sondern im gleichen Zuge auch Herz und Seele mit einbeziehen. So wie es am ehesten vielleicht auch noch in Begriffen wie »mental« oder »Mentalität« mitschwingt.

Beim Prozess der Reifung ist genau dieses Zusammenspiel bereits angeklungen. Zwar reift unser Gehirn und mit ihm unser Bewusstsein heran, das macht uns aber nicht automatisch zu rationalen Menschen. Wir bleiben – trotz aller kognitiven Möglichkeiten, die unser Gehirn uns bietet – immer auch emotionale Wesen. Wir sind Gemütsbewegungen unterworfen, schnellen Affekten und länger anhaltenden Stimmungen. Liebe, Trauer, Wut, Empathie, Ekel, Angst, Schreck – Emotionen oder Gefühle, positive wie negative, sind im Grunde allesamt mit Organfunktionen verbunden, die der Steuerung durch das vegetative Nervensystem unterliegen. Auch sie entstehen im Zusammenspiel mit den Botenstoffen, die wir zum Teil bereits kennengelernt haben.

Und auch hier gibt es zwischen Neurowissenschaften und Psychologie wieder unterschiedliche Definitionen, was eine Emotion beziehungsweise ein Gefühl sei. Die Philosophie nutzt den Begriff der Emotion, verstanden etwa als seelische Erregung, ebenfalls und schlägt sich seit Urzeiten mit dem Leib-Seele-Problem herum. Sind wir Materie und/oder Geist und wieso? Das wollen und werden wir an dieser Stelle nicht weiter philosophisch ausbreiten und schon gar nicht abschließend klären können – und verwenden die Begriffe Emotion und Gefühl deshalb einfach so, wie es im allgemeinen Sprachgebrauch üblich ist: nämlich synonym.

Das heißt aber nicht, dass wir Emotionen und/oder Gefühle außer Acht lassen. Ganz im Gegenteil.

Emotionen, das »Gedächtnis der Gefühle« und die »Macht des Unbewussten«

Emotionen gibt es noch nicht so lange wie Stress – bereits bei Einzellern kennen wir, wie gehört, stressanaloge Mechanismen, nicht jedoch Emotionen. Auf jeden Fall aber sind sie älter als der Mensch. Wer schon einmal die Neugierde von suchenden Eichhörnchen, die Zuneigung von verschmusten Katzen oder die Verwirrung im Blick von Hunden über nur angetäuschte Stöckchenwürfe mit eigenen Augen gesehen hat, wird das nachvollziehen können. Wobei, streng akademisch, die genannten Beschreibungen zunächst einmal nur Zuschreibungen und noch nicht der Beweis einer Emotion sind. Doch wir müssen uns nicht erst lange im Tierreich aufhalten, um uns diesem Aspekt unseres Themas zu nähern.

Der Adrenalinschock, der unseren Körper durchflutet, wenn wir im Straßenverkehr einem Crash nur um wenige Zentimeter entgehen, das frisch verliebte Schweben auf Wolke sieben, wenn uns allein der Geruch oder die Stimme des Partners umhaut und im wahrsten Sinne des Wortes um den Verstand bringt, oder aber auch der Anblick von Schimmel, der augenblicklich Übelkeit und Ekel hervorruft, sofern wir nicht gerade den Blauschimmelkäse, den wir so gerne essen, auf dem Wochenmarkt probieren dürfen: Emotionale Reaktionen wie diese laufen über den vegetativen Teil unseres zentralen Nervensystems ab. Unser Gehirn, insbesondere das limbische System, ist also auch bei der Steuerung von Gefühlen involviert, in diesem Fall wieder über autoregulative Prozesse auf den unterschiedlichsten Ebenen unseres Körpers. Emotionen, die immer auch mit Körperreaktionen verbunden sind, wären ohne Gehirn nicht möglich. Dahinter steht wieder dasselbe biologische Prinzip, das wir bereits von der Stressreaktion kennen. Auch hier geht es um Schnelligkeit, weshalb eine kognitive Steuerung in vielen Fällen zu langsam abliefe – wir würden einen Unfall bauen, bevor wir die drohende Gefahr überhaupt erst bewusst wahrgenommen hätten, wir würden an unserem (möglichen) Partner vorbeigehen, ohne das Geringste zu spüren, wir würden verdorbenes Essen zu uns nehmen, ohne die schädlichen Folgen der Schimmelsporen für unsere Gesundheit zu registrieren. Ohne die schnelle körperliche Reaktion der Emotionen – wir reißen die Augen auf, das Herz schlägt kräftig in unserer Brust, der Hals schnürt sich zu – kämen wir in wichtigen und womöglich lebenswichtigen Situationen ganz einfach zu spät.

Dabei sind Warnsignale und die schnelle Verarbeitung derselben über unsere Sinnesorgane (zum Beispiel der Geruch von Feuer, wo er nicht hingehört oder normalerweise nicht zu erwarten wäre) sowie eine möglichst umgehende Verschaltung im Gehirn, damit eine schnelle und effektive Reaktion erfolgen kann, noch keine Emotionen. Auch laufen diese Prozesse in der Regel unterbewusst ab. Aber sie gehen regelhaft mit starken Emotionen einher: um uns selbst und andere auf die Gefahr einzustimmen.

Emotionen spielen also eine entscheidende Rolle für unser Überleben. So hat sich das zumindest evolutionär bewährt. Doch ungezügelte Emotionen können uns auch im Weg stehen, vor allem in Situationen, die zu neuartig sind, als dass sich unser Körper bereits optimal daran hätte anpassen können. Da wäre es manchmal viel sinnvoller – auch im Sinne des Überlebens –, wenn wir nicht sofort und rein gefühlsgesteuert reagierten, sondern kontrolliert abwägen könnten. Bei den sogenannten Affekten, das heißt sehr »tiefen« und mit den zentralen Grundbedürfnissen im Zusammenhang stehenden Gefühlen, gelingt uns das generell schlecht (auch ein Ergebnis der Evolution), aber grundsätzlich gilt, dass eine Emotionskontrolle biologisch möglich und in Teilen auch lernbar ist. Ganz außen vor sind wir dabei also nicht. Sie ahnen sicher längst, dass auch beim Thema Emotionskontrolle wieder unser Gehirn in den Fokus rückt. Da viele starke Emotionsregungen im Positiven wie im Negativen mit Herzklopfen einhergehen, vermuteten die Menschen lange Zeit den Sitz der Emotionen in unserem Herzen – knapp daneben beziehungsweise ein bisschen zu spät. Der pochende Herzmuskel ist Teil der physischen Reaktion, Steuerzentrale ist auch hier wieder unser Gehirn. Es steht eindeutig im Zentrum, wenn Körper, Geist und Emotionen zusammenspielen, ist aktives und aktivierbares Bindeglied.

Unser Gehirn strukturiert sich in seiner Entwicklung über die

> Emotionen spielen eine entscheidende Rolle für unser Überleben

Erfahrungen, die aus dem Körper kommen – siehe Reifungsprozess. Gerade zu Beginn unseres Lebens sind wir daher auch stark beziehungsweise ausschließlich emotional geprägt. Unser Gehirn empfängt Informationen aus dem Körper, verarbeitet sie und speichert sie ab. Dieses »Gedächtnis« funktioniert besonders gut, wenn wir Erfahrungen zum ersten Mal machen. Weil Erfahrungen aus früher und frühster Kindheit oftmals mit starken Emotionen verbunden und/oder auf körperliche Erlebnisse zurückzuführen sind, sind sie es, die sich oft besonders tief einprägen. Das glucksende Glück der Geborgenheit, die schreiende Angst vor dem Verlassenwerden, die quietschende Freude über neu erlernte Fähigkeiten wie Krabbeln als Fortbewegungsmöglichkeit (auf zu neuen Ufern) oder das Sprechen erster Worte (und die Reaktion der anderen).

Dieses »Gedächtnis der Gefühle« steht hier bewusst in Anführungszeichen, weil es sich um keinen kognitiven Prozess handelt wie beim Auswendiglernen eines Gedichts, beim Lösen eines Rätsels oder beim gezielten Kramen in Erinnerungen. Dafür ist unser Bewusstsein in den ersten Lebensjahren noch gar nicht weit genug ausgebildet. Und daher können wir uns oft auch gar nicht bewusst und konkret an viele frühe Ereignisse unseres Lebens erinnern und so nicht wissen, woher unsere emotionalen Reaktionen stammen. Es bleibt ein Gefühl, das wir uns rational nicht (zumindest nicht alleine) erklären können, es bleibt aber oft ein so starkes Gefühl, dass wir es auch nicht ignorieren können. Weil es immer noch Macht über uns ausübt.

Der Österreicher Sigmund Freud (1856–1939), der die Psychoanalyse begründete und von Hause aus Neurologe war, sprach seinerzeit von der »Macht des Unbewussten« – ohne die bis heute anhaltenden Diskussionen um diesen Begriff im Einzelnen aufgreifen zu wollen, passt diese Formulierung in Bezug auf Emotionen, die sich früh in unserem Gehirn eingebrannt haben und der bewussten Emotionskontrolle oftmals hartnäckig verschließen, recht gut. Denn auch über unsere Kindheitstage hinaus fällen wir viele Entscheidungen nicht rational, sondern aus dem Bauch heraus beziehungsweise aus dem emotionalen Gehirn heraus, wie es richtiger heißen müsste – denn dort sind unsere Emotionen verankert.

Auf die Frage, wo unser Gehirn Emotionen abspeichert, gibt es allerdings noch keine eindeutige Antwort, die die Frage nach dem Unbewussten vielleicht gleich mit beantworten könnte. Zum einen, weil die Neurowissenschaften diesbezüglich noch immer in ihren Anfängen stecken, zum anderen, weil man dank bildgebender Verfahren inzwischen weiß, dass unterschiedliche Gefühle auch mit unterschiedlichen Hirnregionen verbunden sind. Es gibt nicht das eine Zentrum für sämtliche Emotionen, das wäre bei der enormen Bandbreite von Erleichterung bis Neid, von Dankbarkeit bis Leid und Schmerz, von Freude über Bewunderung bis Hoffnung wohl auch kaum vorstellbar. Was wir jedoch sicher sagen können, ist, dass das limbische System mit seinen verschiedenen Anteilen und funktionell unterscheidbaren Ebenen nicht nur an der Verarbeitung und gegebenenfalls der Steuerung von Emotionen beteiligt ist, auch an deren theoretischer Kontrolle, sondern auch darüber mitentscheidet, was an einem Gefühl und der Situation, in der es auftrat, (am sogenannten emotionalen Kontext) merkwürdig war und im Gedächtnis bleiben soll. Noch einmal daher die rhetorische Frage: Wer will hier entscheiden, was kognitiv-rational, was körperlich und was psychomental oder eben emotional ist? Glauben Sie mir, das Gehirn kennt diese Dichotomie nicht. Es unterscheidet beziehungsweise organisiert sich über die Funktion und das biologisch wünschenswerte Ergebnis.

So gibt es durchaus Regionen, die regelmäßig mit Emotionen »im Kontakt« sind. Eine wichtige Funktion bei der Steuerung unseres »Gefühlsgedächtnisses« spielt zum Beispiel eine alte Bekannte: die Amygdala. Wir haben sie im Zusammenhang mit Motivationstyp B, dem Vermeiden, bereits kennengelernt, sie ist unser sogenanntes

Angstzentrum und als Teil des limbischen Systems eng mit unserem Körper verbunden. Erkennt die Amygdala einen Reiz, den sie als Angst interpretiert, folgt umgehend die körperliche Reaktion: Unser Herz pumpt heftig, womöglich verströmen wir Angstschweiß, wir sind alarmiert.

Besonders spannend aus neurobiologischer Perspektive ist zum Beispiel auch der insuläre Kortex, auch Insula, Insel oder Inselrinde genannt. Er wird mit dem Gefühl von Ekel (aber auch von Einklang, Einstimmung und Wohlgefühl) sowie mit der emotionalen Bewertung von Schmerzen in Verbindung gebracht. Er bildet darüber hinaus eine wichtige Schaltstelle zwischen Körperinformationen unter anderem aus Hirnstamm und limbischem System einerseits sowie Neokortex andererseits, wo die Informationen über unseren körperlichen und emotionalen Zustand zu konkreten Handlungen werden. Das macht ihn zu einem wichtigen Vermittler zwischen stammesgeschichtlich alten und neuen Regionen, zwischen vegetativem und somatischem Nervensystem – und könnte somit möglicherweise auch einen Zugang zur »Macht des Unbewussten« darstellen. Die Insel speichert auch ein »Abbild« unseres inneren Körpers – der Eingeweide und ihres momentanen Zustands – und wäre damit wohl auch der Sitz dessen, was mancherorts das »Bauchhirn« genannt wird (wir sprechen auch vom »Bauchgefühl«, wenn wir eine innere Intuition oder körperlich spürbare Eingebung haben oder uns etwas »emotional auf den Magen schlägt«).

Was ebenfalls keine Spekulation mehr, sondern gesichertes Wissen darstellt, ist die enge Verbindung zwischen Amygdala und Hippocampus – dem Hirnbereich, der zentral für unsere Gedächtnisleistung ohne Anführungszeichen ist, weil er entscheidend beim Transfer vom Kurz- beziehungsweise Arbeits- ins Langzeitgedächtnis mitwirkt. Je stärker die Amygdala aktiviert wird, desto einprägsamer sind die Erinnerungen an die jeweilige Situation.

> Emotionen sind maßgeblich, damit Ereignisse in unserem Gehirn verankert werden

Aus der anderen Blickrichtung heißt das: Emotionen sind ein maßgeblicher Indikator dafür, ob Ereignisse langfristig in unserem Gehirn verankert werden oder nicht. Auch dienen sie später als »Eselsbrücke« oder »Lesezeichen«, um einmal im Gedächtnis verankerte Situationen (Kontexte) und Verhaltensprogramme, bei entsprechender Notwendigkeit, schnell wieder auffinden und aktivieren zu können. Während chronischer Stress und chronische Angstzustände unserem Gedächtnis schaden können, arbeiten Emotionen und Gedächtnis also normalerweise Hand in Hand, um unser Überleben zu sichern.

Was die Wissenschaft außerdem belegen kann, ist die Beteiligung von Botenstoffen. Gerade bei emotional aufwühlenden Ereignissen ist unter anderem Noradrenalin dafür verantwortlich, dass aktivierte Nervenbahnen »gestärkt« und auch neue Verbindungen zwischen Nervenzellen geknüpft werden. Ähnliches gilt für Dopamin, gerade in Verbindung mit Vorfreude und positiven Lernerwartungen. Aber es darf weder das eine noch das andere an Dosis und Dauer überhandnehmen: »Allein die Dosis macht, dass ein Ding kein Gift ist«, wie Paracelsus es formuliert hatte. Und es braucht auch einen Schalter, einen Botenstoff, der einen Lernzyklus, eine Lernerfahrung funktionell und emotional beendet und uns gegebenenfalls mit Zufriedenheit belohnt – denken wir wieder unter anderem an Acetylcholin oder die endogenen Opiate. All das beschreibt genau das, was auch bei der Gedächtnisbildung abläuft. An dieser Stelle scheint unser Bild also schon stimmig und durchaus aussagekräftig zu sein.

Was der Wissenschaft aber vor allem Schwierigkeiten bereitet, allgemeingültige Aussagen zu treffen, ist der individuelle Faktor, der auch im Reich der Emotionen zuschlägt. Unser Gehirn strukturiert sich, wie gesehen, über die Erfahrungen, die wir im Laufe unseres Lebens machen. Welche Ereignisse nun in Zukunft einen Auslöser für unser »Gefühlsgedächtnis« darstellen, hängt daher vom ganz persönlichen Lebenslauf ab. Und hier beschränken sich die emotional prägenden Ereignisse natürlich nicht nur auf die frühe Kindheit. Die erste Liebe, das Ende der Schulzeit, Trennung(en), Hochzeitstag(e), Geburtstagsfeste, berufliche Höhepunkte oder auch Katastrophen wie Fukushima oder der 11. September 2001 – alles, was mit Emotionen verbunden ist, prägt sich tief in unserem Gehirn ein. Und kann uns jederzeit in unserem Leben eine andere Richtung geben, das Tempo erhöhen oder abbremsen, neue Wege eröffnen oder alte Bahnen einschlagen lassen.

Unsere Gefühle helfen uns, uns im Leben zurechtzufinden und all die Informationen, die pausenlos auf uns einprasseln, nach ihrer Bedeutung und Wichtigkeit zu sortieren. Wobei wir biologisch nicht gut darin sind, nicht dafür gemacht sind, beim Erinnern eine exakte, auch emotionale Kopie von etwas einst Erlerntem wieder in Erinnerung zu rufen (und das ist auch gut so – ermöglicht es doch das Lernen und »Updaten«): Jedes Erinnern überschreibt und aktualisiert (zumindest ein bisschen) den ursprünglichen Gedächtnisinhalt, generell zumindest. Ähnliches gilt für die Zukunft: Wir sind ebenfalls nicht gut darin, eine Vorhersage über zukünftige Emotionen zu machen. Unsere Annahmen darüber, wie es uns in Zukunft (in bestimmten Situationen) gehen wird, gehen immer vom Jetzt- oder Ist-Zustand aus und sind mindestens unpräzise und können sich sogar als grundfalsch herausstellen, wenn wir sie für bare Münze (aus Sicht der Zukunft – jetzt im Moment sind sie natürlich wahr!) nehmen.

Dennoch beeinflussen unsere Emotionen auch die Erfahrungen, die wir in Zukunft machen. Denn das alles – die Schmetterlinge im Bauch, das gebrochene Herz oder die Begeisterung beim Hören unserer Lieblingsmusik – bleibt nicht ohne Konsequenzen für unser ganz konkretes Verhalten, unseren Lebensstil, unsere Gesundheit.

Unser Verhalten zwischen Emotionen und Erwartungen – die wachsende Macht der Gedanken

Wir bleiben natürlich nicht die rein körperbezogenen oder überwiegend emotionsgesteuerten Wesen, als die wir zur Welt kommen. Sonst könnten Sie in diesem Moment auch kaum ein Buch in den Händen halten und die Folge von Buchstaben und Wörtern in einen sinnhaften Zusammenhang setzen, interpretieren und gedanklich verarbeiten.

Im Zuge der Sozialisation lernen wir alles, was wir später unsere Kompetenzen, Fähigkeiten und Fertigkeiten, aber auch unsere Überzeugungen, Gewohnheiten oder Erwartungen nennen. Wir bilden einen Charakter und eine Lebenshaltung heraus. Damit ergänzen wir die angeborenen beziehungsweise »angelegten« Anteile unserer Persönlichkeit (Sie erinnern sich: »Werkseinstellung« und »Grundausstattung«) um die erlernten und biografischen Teile. Es geht nicht lange nur um wenige zentrale Grundbedürfnisse wie bei Tieren, Pflanzen oder noch einfacheren Lebensformen, das menschliche Leben wird zunehmend komplexer, je mehr Einfluss sich unser Neokortex verschafft. Zum bloßen Überlebens- und Existenzbedürfnis gesellen sich zum Beispiel das Bedürfnis nach Verbundenheit und Beziehung – und nach Wachstum, körperlich wie geistig.

Ich habe weiter oben geschrieben, dass Erfahrungen unser Gehirn von der ersten Sekunde an prägen und formen. Genau genommen prägen und formen sie unsere Wahrnehmung, denn in unserem Gehirn landen schließlich nur die Reize und Signale, die unseren Körper und unsere Erfahrungen mit der Umwelt abbilden. In den jeweils zuständigen Hirnregionen werden diese Wahrnehmungen verarbeitet und interpretiert, dann erst kommt es gegebenenfalls zu einer Anpassungsreaktion – zum Beispiel durch das Ausschütten von Oxytocin und das Wohlbehagen, das es uns vermittelt, oder durch das Ausschütten von Dopamin und den damit verbundenen Drang, uns zu bewegen, kreativ zu sein oder etwas erreichen zu wollen. Man kann also sagen, dass es letztendlich unsere Wahrnehmungen sind, die sich neuroplastisch niederschlagen.

So betrachtet wird auch nicht das Leben komplexer, sondern unsere Wahrnehmung des Lebens beziehungsweise die Größe des »Wahrnehmungsfensters«, das wir öffnen – und was wir dort hineinlassen und zulassen können. Das, was wir begreifen können – und müssen. Und das ist eine sehr persönliche Angelegenheit. Wir richten unsere Handlungen in zunehmendem Maße an dem aus, was wir in unserer Umwelt als normales oder angemessenes Verhalten wahrnehmen. Spiegelneurone in verschiedenen Hirnbereichen ermöglichen uns das Imitieren des Gegenübers oder des »Anderen« und stellen gerade zu Beginn eine enorme Lernhilfe dar. Vom Zungerausstrecken bis zum Laufenlernen unterstützt uns das (erst vor 25 Jahren bei Makaken entdeckte und längst noch nicht vollkommen entschlüsselte) Spiegelneuronensystem. Und mehr noch: Es scheint uns dabei zu helfen, Emotionen unseres Gegenübers zu interpretieren, im wahrsten Sinne des Wortes mitzufühlen. So können wir Beziehungen zu anderen Individuen auf einer rein emotionalen Ebene herstellen – in Echtzeit. Auch das kann lebensrettend sein, wenn wir im selben Augenblick intuitiv wahrnehmen, wer uns wohlgesonnen ist und wen wir besser meiden sollten.

> **Nicht das Leben wird komplexer, sondern unsere Wahrnehmung des Lebens**

In unserem Gehirn werden dazu Wahrnehmungsareale mit motorischen Arealen verbunden – die Spiegelneurone schlüpfen quasi in die Rolle eines Überbrückungskabels zwischen Wahrnehmung und Handlung. Sie sorgen mit dafür, dass zwischen zwei Menschen emotionale Resonanz entstehen kann. Wenn sich die beiden sprichwörtlich auf derselben Wellenlänge befinden, wenn sie gleich ticken, wenn sie sich eingestimmt haben, dann kann man sich aktivierte Spiegelneurone bildhaft bei der Arbeit vorstellen. (Nicht zuletzt deshalb steht diesem Buch auch keine Ein*leitung* oder Ein*führung*, sondern eine Ein*stimmung* voran.) Nur wenn uns der andere etwas bedeutet, scheint auch das mit dem Imitieren zu funktionieren. Womöglich spielen Spiegelneurone also auch eine Rolle beim Entstehen von Vorbildern. Demgegenüber gibt es – gewissermaßen im Kontrast – die Fähigkeit, das Befinden unseres Gegenübers rational-kognitiv zu ergründen, die Perspektive des anderen eben nicht zu spiegeln, sondern eher zu »verstehen« und das korrespondierende Gefühl bei sich zu kennen, es abzugleichen – ohne dabei eingestimmt zu sein. Wir nennen das dann »Theory of Mind«, und hier sind andere Hirnregionen und Strukturen als die Spiegelneurone beteiligt: Wenn ich dich anschaue, sehe ich in dir einen Zustand beziehungsweise ein Gefühl, das ich von mir kenne – insofern weiß ich, wie es dir geht, aber ich fühle es nicht (als von dir kommend), das heißt, wir treffen uns nicht in der gemeinsamen Mitte; ich imitiere dich nicht, sondern bin nur bei mir selbst.

Spiegelneurone scheinen jedenfalls das Entstehen von affektiven Beziehungen zu ermöglichen, und die stellen ein Grundbedürfnis des Menschen nach Verbundenheit dar. Sie lassen uns allerdings auch im Kino mitweinen, selbst wenn wir rational wissen, dass es sich um einen Spielfilm handelt und das arme Bauernmädchen jetzt nicht traurig sein muss, weil es den Prinzen am Ende doch noch kriegen wird. Wo wir dann vor lauter Rührung die nächsten Tränen verdrücken.

Absurderweise ist es genau dieses Bedürfnis nach Verbundenheit, der Drang, irgendwie irgendwo dazugehören zu wollen, der den schwierigen Prozess der Sozialisation vorantreibt und der uns im Laufe der Ich-Werdung dazu bringt, unsere Beziehungen immer weniger den reinen Emotionen zu überlassen, sondern diese stattdessen mehr und mehr kontrollieren zu wollen. Wir begegnen einem immer größer werdenden Geflecht aus Erwartungen, Beurteilungen, Bewertungen, Überzeugungen, Gewohnheiten, Ritualen, Traditionen, auch Vorstellungen von Vernunft, Ethik und Moral, bis hin zu Glaubensfragen und Spiritualität – und müssen irgendwie damit umgehen, uns einordnen, unseren Platz finden. Das kann sich einfach so ergeben (auch weil wir in einer Gemeinschaft oder Familie leben, wo gemeinsame Traditionen beziehungsweise der »kulturelle Staffelstab« wie selbstverständlich von der älteren Generation an die jüngere – Schritt für Schritt – übergeben wird) oder ein echter Kampf sein. Manchmal muss (und soll) das wohl auch so sein, ein Ringen und ein kämpferischer Aufbruch, gerade wenn die Traditionen überdacht, erweitert oder von Zeit zu Zeit angepasst werden müssen – zum Wohle aller. In jedem Fall aber werden wir im Laufe unseres Lebens immer stärker von außen konditioniert: Familie, Freunde, Nachbarn, Gemeinde, Schule, Arbeit, Vereine, Parteien und, und, und – alle sozialen Systeme, in denen wir uns bewegen (müssen), prägen uns mit. Wie gesagt, das Leben beziehungsweise unsere Wahrnehmung davon wird zunehmend komplexer.

Zwangsläufig kommt dann nicht jede Entscheidung, die wir treffen, nicht jede Verhaltensweise, die wir an den Tag legen, vollkommen rational und ausschließlich unter Gesichtspunkten der Gesundheitserhaltung und -förderung zustande. Erstens müssten wir auch diese Gesichtspunkte erst einmal kennen und zweitens stehen wir in dem beschriebenen Spannungsfeld, werden erzogen, überredet, beurteilt, gedrängt, gelockt – doch die Entscheidung liegt mehr und mehr bei uns. Denn auf der anderen Seite wächst mit den Lebensjahren auch das Ausmaß, mit dem wir unser Bewusstsein auch (wieder mehr) für unsere Gesundheit nutzen könnten. Hier kann man durchaus zwischen Gedanken, Entscheidungen und Verhaltensweisen unterscheiden, die im Moment gut und richtig für uns sind, und solchen, die sich erst mittel- oder langfristig als günstig und in dem Sinne als gesund für uns herausstellen. Und auch solchen, die mir allein oder aber eben meiner Gruppe, Familie, der Gemeinschaft oder dem »großen Ganzen« nutzen. Biologisch können sie alle lohnenswert erscheinen und neurobiologisch belohnt werden, sich gut anfühlen. Hier hilft die Aufmerksamkeit, Achtsamkeit und der eigene Reifungs- und Erfahrungsschatz bei der Differenzierung. Unsere Gedanken sind also nicht immer frei, aber vielleicht immer öfter. Und sie sind unglaublich mächtig. Leider auch die negativen.

Im Durchschnitt haben wir täglich etwa 50 000 Gedanken, die in unser Bewusstsein treten. 98 Prozent davon sind Wiederholungen von Gedanken, die wir in der Vergangenheit schon einmal hatten, und 80 Prozent sind negative Gedanken über Ereignisse, die wir nicht mehr ändern können – Versäumnisse aus der Vergangenheit, böse Worte, dumme Taten –, oder Ereignisse, die noch nicht eingetreten sind und womöglich auch nie eintreten werden, also Ängste und Sorgen unsere Zukunft betreffend. Wir erinnern uns an Hindernisse und Widrigkeiten auf unserem Weg öfter als an positive Umstände. Die grüne Welle und den Rückenwind – die scheinen wir schnell für selbstverständlich zu nehmen. Wohlgemerkt: bei uns selbst. Bei anderen sehen wir die positiven und glücklichen Aspekte des Lebens sehr wohl. In der Wissenschaft ist in diesem Zusammenhang auch vom *Negativity Bias* die Rede, der besagt, dass neutrale oder positive Ereignisse unser Verhalten und unsere Gedanken weit weniger stark beeinflussen als negative. Demnach brauchen wir beispielsweise in sozialen Beziehungen für jede schlechte Erfahrung etwa fünf gleichermaßen gute, um einen vergleichbaren positiven Effekt zu erzielen – und die Beziehung zumindest wieder in ein Gleichgewicht zu bringen.

Diese einfache Gleichung (1:5) ist natürlich auch nur wieder eine starke Vereinfachung und in der Realität kaum zu überprüfen. Inzwischen haben Sie gemerkt, dass ich solche Prozent- und Verhältnisangaben oft als Bilder – eher zur Veranschaulichung – und relativ nutze, nicht jedoch absolut oder gar als Grundlage einer konkreten und im Einzelfall überprüfbaren mathematischen Berechnung: So weit sind wir in der Wissenschaft noch nicht! Selbst wenn solche Verhältnisangaben aus wissenschaftlichen – zum Beispiel epidemiologischen – Untersuchungen hervorgehen (man darf eben Henne und Ei nicht verwechseln). So ist der Negativitätsbias natürlich auch wieder ein Überlebensprinzip, das in einer normal-»stressigen«, das heißt potenziell bedrohlichen, Welt wichtig ist. In einer (möglicherweise aktiv erzeugten oder bewusst erlernten) geschützten Umgebung ist demgegenüber theoretisch sogar ein *Positivity Bias* vorstellbar.

Es scheint darüber hinaus zu gelten, dass Vor- und Ersterfahrungen in der Regel deutlich einprägsamer sind als nachfolgende verwandte, vergleichbare Ereignisse. Die zeitliche Komponente beziehungsweise die Abfolge von Erfahrungen spielt demnach ebenso eine bedeutsame Rolle und kann maßgeblich für unsere Erwartungen sein: nicht jedes Ereignis wirkt gleichwertig oder wird von uns gleich stark bewertet – wir neigen zur Bestätigung einer Vorerfahrung oder unserer einmal etablierten vorgefassten Erwartung. Beides kann wiederum negativ oder positiv sein (oder neutral – aber dann wird es kaum einprägsam und damit bedeutsam sein). Dieses nennen wir dann allgemein Bestätigungsbias oder selektive Wahrnehmung oder eben »selbsterfüllende Prophezeiung«: Wir sehen, was wir sehen wollen (weil es einer Erwartung entspricht, die auf einer eingeprägten beziehungsweise entsprechend gelernten Vorerfahrung beruht). Ist diese positiv, könnte man zum Beispiel im medizinischen Kontext auch vom Placeboeffekt sprechen oder diesen als ein medizinisches Exempel für den geschilderten Sachverhalt anführen – wir werden später darauf noch genauer eingehen.

Wir wollen an dieser Stelle aber zunächst einmal festhalten, dass auch negative Gedanken – aufgrund eigener Erfahrung oder von Mitmenschen übernommen – eine wichtige Rolle in unserem Leben spielen, ein gesundes Misstrauen stellt evolutionär nun einmal einen Überlebensvorteil dar. War der Schatten dort hinten nicht vielleicht ein Säbelzahntiger? Liegt dort drüben ein Ast am Boden oder eine Giftschlange? Solange wir nicht jeden Schatten und jeden Ast pausenlos verdächtigen, ist so eine Einstellung wahrscheinlich sinnvoller als jede andere Lebensversicherung. Ist das Leben nicht wirklich potenziell lebensbedrohlich? Ständig! Was ist wichtiger (biologisch) – das Überleben oder das »Gut-Fühlen«? Aber halt: Welchen Preis zahlen wir für diesen ständigen Alarmzustand? Und: Wann ist uns das letzte Mal in der U-Bahn oder in der Schlange an der Supermarktkasse tatsächlich ein Säbelzahntiger begegnet?

Zusätzlich stellen wir auch fest, dass wir bereits von klein auf nicht nur ein angeborenes Neugierbedürfnis haben, sondern auch Schwierigkeiten mit Veränderungen – viele von uns zumindest. Ist ein Verhalten erst einmal erlernt oder eine Erwartungshaltung neuronal verankert, dann halten wir zunächst auch daran fest. Gewohnheiten entlasten unser Gehirn, sie fühlen sich gut an, denn sie vermitteln Sicherheit. Was unser Leben vereinfacht, kann uns erst zum Gewohnheitstier machen – und sich später, vor allem in Bezug auf ungesunde Verhaltensweisen, als innerer Schweinehund entpuppen. Und wenn der erst einmal ausgewachsen ist, muss man ihn mit umso mehr Aufwand überwinden. Neu lernen ist zwar theoretisch immer möglich, wie auch die Neurobiologie anschaulich belegen kann, aber praktisch nicht immer leicht. Schon gar nicht, wenn wir (zusätzlich) gestresst sind. Manchmal braucht es dann erst einen Schuss vor den Bug oder sogar eine ausgewachsene Krise, bevor wir bereit, willens und fähig sind, einzulenken und das Steuer neu auszurichten.

Schlechte Erfahrungen, negative Gedanken und erlernte Gewohnheiten sind also starke Kräfte, die uns in unserer Entwicklung helfen, aber auch im Weg stehen können. Sie sind keinesfalls sinnlos, doch genauso sicher ist auch: Sie können Stress auslösen. Und je mehr wir uns ärgern und sorgen, desto besser werden wir darin, uns zu ärgern und zu sorgen. Wir stärken und trainieren die entsprechenden Verknüpfungen in den zuständigen Hirnarealen und erhöhen damit die Wahrscheinlichkeit, die Stressreaktion nur noch öfter und stärker zu aktivieren. Das ist das Dumme am Lernen: Man kann sich auch das Falsche einprägen und somit einen Teufelskreis aus negativen Gedanken, Sorgen, chronischem Stress und negativem, Stress verstärkendem Verhalten selbst lostreten – eine Kombination, die in Angstzuständen und Depressionen, in neurologischen und Immunkrankheiten und vor allem in Herz-Kreislauf-Erkrankungen münden kann. Zumindest können diese deutlich begünstigt werden.

Um die Wirkmacht unserer Emotionen stattdessen für unsere Gesundheit einzusetzen, gibt es eine ganz einfache Schlussfolgerung: mehr positive Emotionen! Das sagt und schreibt sich so leicht, aber Optimismus lässt sich nicht diktieren. Ratschläge wie »Sei doch einfach mal ein bisschen fröhlicher!« helfen nicht weiter. Danke für den Tipp, aber das funktioniert so nicht. Was dagegen funktioniert, haben wir bereits an mehreren Beispielen und auf den unterschiedlichsten körperlichen Ebenen gesehen: Wir können die Voraussetzungen für auto- bzw. selbstregulative Prozesse in uns verbessern, um unserem Körper die bestmöglichen Chancen auf Selbstheilung zu verschaffen. Und wir müssen Ermöglichungsräume für positive Erfahrungen zulassen. In diesen Räumen müssen wir dann auch die Exposition mit positiven Erfahrungen tatsächlich durchleben. Das kann uns leider keiner abnehmen, will sagen: Wir müssen diese Erfahrungen real machen. Es gibt eben doch nichts Gutes, außer man tut es.

Hier kommt auch eine weitere wichtige Erkenntnis zum Tragen, die ich als Wissenschaftler und Praktiker im Bereich von Gesundheitsförderung und Prävention immer wieder gemacht habe (und die vielleicht einen zentralen Vorwurf entkräften kann, der diesem Fachgebiet häufig gemacht wird, wenn es zum Beispiel heißt, dass nur *Verbote* zu gesundheitsbewussten Verhaltensänderungen und medizinisch vorteilhaften Lebensstil-Entscheidungen führen):

> Wir brauchen mehr positive Emotionen

Jede anvisierte oder konkret geplante Lebensstiländerung, die zum Beispiel darauf beruht, eine medizinisch beziehungsweise gesundheitlich vermeintlich nachteilige Verhaltensweise durch eine andere (bessere!) zu ersetzen, wird letztlich nur dann erfolgreich und nachhaltig sein (und lohnenswert erscheinen beziehungsweise mit dem Gefühl »Ich hab's gemacht, ich kann das!«, also mit Zutrauen, verbunden sein), wenn sie wirklich gewollt ist (vgl. Typ-A-Motivation). Insbesondere: Die neue Verhaltensweise muss *Freude* machen, der veränderte Lebensstil muss wirklich besser als der vorherige sein (oder mindestens genauso gut). Sonst werden wir ihn nicht beibehalten – spätestens wenn der Druck zur Erzeugung oder Beibehaltung nachlässt. Die Nachhaltigkeit ist dann gefährdet! Das war es (und ist es leider noch immer), was Präventionsprogramme und medizinische Ratgeber oder ärztliche Empfehlungen für einen »gesunden Lebensstil« so oft unterschätzen (und was die Wirksamkeit solcher Maßnahmen oder Empfehlungen dann wissenschaftlich mitunter tatsächlich zweifelhaft erscheinen lässt): Wirksame Verhaltens- und Lebensstilmodifikationen und entsprechende Maßnahmen benötigen eine positive, »appetitive« Motivation. Wir müssen Lust dazu haben, uns darauf zuzubewegen – und es muss sich im Prozess als lohnenswert und richtig bewahrheiten und sich gut anfühlen. Das, was beispielsweise als Verhalten an die Stelle des Rauchens treten soll, muss letztlich eben genauso »gut« sein wie das Rauchen. Sonst funktioniert es nicht.

Und: Neben der Motivation und dem Wollen (beziehungsweise »Willen«) sowie einer positiven Affektivität braucht es auch den geschützten Rahmen und einen Raum, in dem die neue Verhaltensweise »bedenkenlos« ausprobiert, eingeübt, erlernt und abgespeichert werden kann. Wir sprechen in diesem Zusammenhang neurobiologisch auch vom Verhaltens- oder operanten Lernen – für das es (im betrachteten Fall) auch einen positiven emotionalen Kontext braucht. Neue Verhaltensweise, positive Emotion und emotionaler

Kontext wirken dann zusammen und werden – idealerweise – gemeinsam erlernt und verankert. Gerade dieser notwendige Rahmen beziehungsweise dessen aktive Erzeugung wurden und werden aber häufig unterschätzt in Medizin, Psychologie und Gesundheitspädagogik – ich würde sogar sagen, geradezu sträflich vernachlässigt! Dabei ist genau dieser Punkt möglicherweise viel wichtiger als die Empfehlung, sich mehr zu bewegen, oder die Mahnung »Hör doch auf zu rauchen!«. Genau hier brauchen wir oft die Unterstützung von außen, mitunter auch professionelle Hilfe: Dieser Raum muss erst erzeugt und gehalten werden! Dass es (grundsätzlich) geht, kennt wohl ein jeder von uns etwa aus dem Urlaub, wo es uns mitunter spielerisch und ohne nachzudenken gelingt, einen anderen Lebensstil zu praktizieren und andere, neue Verhaltensweisen scheinbar wie selbstverständlich zu übernehmen – etwas, das uns eben (zu Hause, im Alltag; übrigens auch nach gängiger medizinischer Einschätzung und vermeintlicher »Beweislage«) noch unmöglich erschien.

Zurück zum Gehirn. Wir haben – zum Glück – die Fähigkeit der Kontrolle. Grundsätzlich. Überlagert jedoch unser kortikales Gehirn das limbische System zu stark, kann es passieren, dass wir Warnsignale und Hilferufe unseres Körpers nicht mehr oder nicht rechtzeitig erkennen können. Das Unterdrücken von Emotionen durch rein kognitiv gesteuertes Verhalten kann, vor allem auf Dauer, schädlich sein und krank machen. Die Folge können typische Stresssymptome sein: Bluthochdruck, Herzprobleme, Magen-/Darmbeschwerden, Hautprobleme, übermäßige Müdigkeit, häufige Erkältungen und so weiter. Die Balance von limbischem und kortikalem System, oder besser gesagt: die normalerweise gut funktionierende Zusammenarbeit der beiden, das Ineinandergreifen von selbstregulativen Anpassungsreaktionen spiegelt in unserem Gehirn den Einklang von Körper und Geist wider – und das ist nicht mehr und nicht weniger als eine andere Definition von Gesundheit.

Es gilt also, unser Bewusstsein, unsere Gedanken weder dazu zu benutzen, diese gesunde Balance zu übersteuern, noch sie zu vernachlässigen. Die goldene Mitte ist aber nicht als Fixpunkt oder als ein Grenzwert zu verstehen, sondern als Spielraum, den es zu entdecken und zu gestalten gilt. Und so sollten wir diesen Spielraum auch nicht als Vorschrift oder gar Strafmaß, sondern in erster Linie als Chance und Möglichkeit auffassen. Denn es macht einen gewaltigen Unterschied, wie wir uns selbst sehen und unsere Fähigkeit zu Veränderung einschätzen. Sicher nicht alles, aber doch sehr vieles scheint tatsächlich eine Frage der inneren Einstellung zu sein.

Der Einklang von Körper und Geist ist eine andere Definition von Gesundheit

»Energy flows, where attention goes«, haben wir gesehen. Die Macht mentaler Prozesse ist bereits seit langem bekannt und zeigt sich in den unterschiedlichsten Lebenssituationen. Allein aufgrund unserer Vorstellungskräfte können wir in unserem Körper radikale Reaktionen auslösen. Ein bereits Hippokrates um 400 v. Chr. bekanntes Beispiel hierfür sind Scheinschwangerschaften, bei denen Frauen nur durch die Einbildung, sie wären schwanger, für typische körperliche Symptome sorgten: das Ausbleiben der Menstruation, das Wachsen des Bauchumfangs und der Brüste bis hin zum Absondern von Milch und der Einbildung, Bewegungen des heranwachsenden Kindes im Bauch spüren zu können. Selbst Ärzte ließen sich dadurch täuschen. Manche dieser Scheinschwangerschaften dauerten volle neun Monate, einige Frauen spürten sogar schon einsetzende Wehen, bevor sich der Schein wieder auflöste.

Unser Gehirn kann auch weniger radikale, aber nicht minder erstaunliche Körperreaktionen hervorrufen. Da ist das Beispiel der Zimmermädchen (keine wirklich zeitgemäße Berufsbezeichnung – aber »Housekeeping-MitarbeiterIn« ist auch nicht gerade glücklich), denen man sagte, sie sollten ihre Arbeit wie ein außergewöhnliches Fitnesstraining aus Saugen, Schrubben und Kissenschütteln betrachten – und die im Gegensatz zu einer Kontrollgruppe von Kolleginnen, die nichts an ihrer Einstellung zu ihrer Tätigkeit änderten, innerhalb von vier Wochen durchschnittlich ein Kilo abnahmen und sich tatsächlich fitter fühlten. Nicht nur Zimmermädchen, auch viele Sportler nutzen unterschiedlichste Methoden der Suggestion, um Bewegungsabläufe zu verbessern, Wettkampfsituationen zu simulieren und ihre Leistung zu steigern.

Oder nehmen wir ein unbewusstes Phänomen, das Sie vielleicht schon selbst einmal nach dem Aufwachen an sich feststellen konnten. Für unseren Körper sind Träume nämlich normalerweise nicht von der Realität zu unterscheiden: Wir können schwitzen, Muskelkater bekommen und Schmerzen empfinden, obwohl wir objektiv betrachtet doch nur im Bett lagen und schliefen – sofern wir dabei nicht aus dem Bett gefallen sind oder sonst besonders viel »gerudert« haben. Was auch sein kann.

Was eine grundsätzlich positive Lebenseinstellung mit der Lebenserwartung zu tun hat, lässt sich beispielsweise an einer groß angelegten Krankenschwester-Studie in den USA ablesen. Die belegt, dass sich Optimismus, Glück und Zufriedenheit unter anderem positiv auf das Immunsystem auswirken. Die Krankenschwestern mit einer optimistischeren Lebenshaltung waren seltener chronischen Stressreaktionen ausgesetzt und lebten auch deutlich länger. Ihre pessimistischeren Kolleginnen dämpften dagegen ihr Immunsystem stärker und dauerhafter, was ihre Anfälligkeit zum Beispiel für immunvermittelte Krankheiten steigen ließ. Genau genommen sprechen wir hier von Korrelationen, nicht von unmittelbaren Zusammenhängen, aber zahlreiche vergleichbare Studien – auch an großen Bevölkerungsteilen und Populationen über lange Zeiträume – und weitere Belege für relevante Effekte einer positiven Lebenseinstellung, also von Optimismus & Co, auf die Gesundheit existieren. Und es gibt auch einige Studien, die direkte Effekte, bei-

> Optimismus, Glück und Zufriedenheit wirken positiv auf das Immunsystem

spielsweise auf Immun- und Herz-Kreislauf-Parameter, experimentell nachweisen konnten.

Ein anderes, weitverbreitetes Phänomen – hier als Beispiel – ist die Pille für den Notfall. Ganz gleich, ob Kopfschmerztablette, Pulver gegen Sodbrennen oder Herztropfen – sie beruhigen uns und wirken, auch wenn sie gar nicht eingenommen werden. Selbst der feste Glaube an einen »Glücksbringer« kann ähnliche Effekte zur Folge haben. All diese Beispiele deuten das enorme mentale Potenzial an, das in uns allen steckt; und den Placeboeffekt werden wir genau deswegen noch unter die Lupe nehmen (siehe Seite 194 ff.).

Diese Macht der Gedanken mag im Einzelfall wie eine Laune der Natur erscheinen. Doch das ist sie nicht. Die Möglichkeit zur bewussten Einflussnahme ist genauso ein Produkt der Evolution wie Stress- und Entspannungsreaktion, wie Emotionen und kognitive Leistungen – sie ist in uns von Anfang an angelegt. Wir können sie nicht nur nutzen, wir sollen es auch, dafür ist sie da. Doch ob wir es auch tatsächlich tun, hat wieder viel mit unseren Erfahrungen, unserer Erziehung und Entwicklung zu tun. Und vor allem mit dem Selbstbild, das daraus entwachsen ist. In unserem Selbstbild spiegelt sich auch, ob wir über das nötige Zutrauen in unseren »inneren Arzt« verfügen. Doch auch wenn viele immer noch davon überzeugt sind, dass sich unser Selbstbild nicht entwickelt, sondern weitestgehend unveränderlich ist: Auch ein Selbstbild ist uns nicht für alle Ewigkeit als etwas Statisches gegeben. Wir können es ändern.

Das bitte ich zu *beachten*.

Wie der Kopf den Körper heilen kann – etwas mehr Achtsamkeit, bitte!

Und, wo erwische ich Sie gerade? Im Hier und Jetzt? Oder geht es Ihnen so ähnlich wie in der ganz »normalen« Alltagssituation im ersten Kapitel? Falls Sie morgens quasi mit den Kollegen duschen, weil Sie beim Shampoonieren schon die Arbeit im Kopf haben, anschließend die Zähne gemeinsam mit der Klassenlehrerin Ihrer Kinder beim nächsten oder noch einmal beim letzten Elternabend putzen und Ihr Frühstück mit den Kriegs- und Panoramanachrichten aus Radio, Smartphone oder Zeitung vermischen – dann sind Sie eigentlich schon mittendrin im Thema Achtsamkeit.

Wir haben gesehen, wie entlastend Gewohnheiten und Routinen für unser Gehirn sind, etwa wenn wir beim Rad- oder Autofahren die nötigen Bewegungen automatisch machen, und wie gefährlich es gleichzeitig sein kann, wenn wir im Autopilot-Modus gar nicht merken, wie schnell wir uns chronischem Stress aussetzen. Wir tun, was wir eben tun, und hinterfragen gar nicht mehr, warum wir es tun. Und wir tun es, wie wir es eben immer tun, und hinterfragen gar nicht mehr, ob es so wirklich noch richtig für uns ist. Das Hier und Jetzt ist zwar da – nur wir nicht. Vielleicht ist es Ihnen auch schon einmal passiert, dass Sie in irgendein Zimmer gehen und plötzlich stutzen, weil Sie nicht mehr wissen, was Sie dorthin geführt hat, oder weil Sie feststellen, dass Sie eigentlich nicht ins Badezimmer, sondern in den Keller gehen wollten. Das ist nicht schlimm, es passiert jedem mal. Ich erinnere mich an eine Autobahnfahrt, bei der ich plötzlich nicht mehr genau wusste, welche Ausfahrt ich nehmen musste, weil mir im Moment nicht einfiel, wohin ich eigentlich gerade unterwegs war. Doch manch einer führt sein ganzes Leben so.

Jetzt komme ich schon wieder mit einem englischen Wortspiel, aber die Angelsachsen treffen es oft einfach wesentlich prägnanter:

> Das Hier und Jetzt ist da – nur wir nicht

Das ist der Unterschied zwischen »mindful« und »mind full« – zwischen bewusst wahrnehmen und nebenbei mitschneiden, zwischen bei der Sache sein statt immer wieder vor sich hin grübeln, zwischen »Da-Sein« mit allen Sinnen und Feststecken in einem rotierenden Gedankenkarussell, zwischen Achtsamkeit und Autopilot.

Achtsamkeit ist ein Begriff, der in den letzten Jahren ziemlich rasant Karriere gemacht hat. Er begegnet uns mittlerweile an jeder zweiten Ecke. Das ist einerseits sehr zu begrüßen, denn dahinter steckt tatsächlich eine äußerst wirksame und sinnvolle Idee, die uns allen jederzeit offensteht. Andererseits wird damit auch viel Schindluder beziehungsweise einfach Unsinn betrieben, Achtsamkeit wird für Marketingzwecke missbraucht und als Trendbegriff zum schnöden Geschäft gemacht. Dagegen ist oft nur schwer anzukommen – doch lustigerweise ist das beste Mittel, um sich davor zu schützen, die Achtsamkeit selbst.

Darunter ist eine bestimmte Form der Aufmerksamkeit zu verstehen, und zwar eben nicht im Sinne von starrem Konzentrieren oder hartnäckigem Fokussieren, gewissermaßen mit dem Kopf durch die Wand, sondern eine Aufmerksamkeit, die auch von Offenheit und Wachheit geprägt ist, von bewusstem Wahrnehmen und von Beobachten, jedoch ohne zu bewerten. Weniger ein Tun, sondern wirklich mehr ein Sein – quasi »bei Sinnen« sein und »zur Besinnung« kommen. Wir werden schon von klein auf dazu angehalten, alles zu beurteilen, Stellung zu beziehen, eine Meinung zu haben und zu äußern, und am besten schnell, denn wir sollen möglichst effizient sein. Das führt allzu oft zu einem Leben im Autopilot-Modus, in dem man mehr funktioniert als agiert. Dinge und Erlebnisse nicht zu bewerten läuft für viele Menschen daher zunächst einmal gegen diese Gewohnheiten und Routinen. Doch allein schon diesen Automatismus des permanenten Bewertens zu erkennen macht einen Unterschied und erweitert unseren Blickwinkel.

Dieses wertfreie Beobachten bedeutet nämlich keinesfalls Gleichgültigkeit oder führt gar zu Abgestumpftheit. Ziel der Achtsamkeit ist nicht, Emotionen zu unterdrücken, Empfindungen zu verdrängen oder Gedanken zu verscheuchen. Auch wenn sie unangenehm sein sollten, werden sie als solche wahrgenommen, nur belässt es Achtsamkeit beim Registrieren und akzeptiert einfach, dass es sie gibt. Sie erkennt unseren körperlichen und geistigen Zustand so an, wie er in diesem Augenblick ist. Dabei macht sie uns nicht geistig langsamer, aber unaufgeregter und meistens auch leiser. Achtsamkeit macht uns offener und empfänglicher, aber eben nicht für all die Nebengeräusche und Ablenkungen, sondern nur für das, worum es in diesem Moment geht. Eine in sich ruhende Wachheit. Vom Zähneputzen über das Schreiben von Nachrichten bis zum Abendessen, vom Erledigen der täglichen Arbeit über das Zuhören in Gesprächen bis zum Schließen der Haustür – selbst die kleinsten Griffe des Alltags können achtsam oder achtlos getan werden.

> Achtsamkeit ist in sich ruhende Wachheit

Ob Sie sich am Morgen nun ihre Socken gedankenverloren oder voller Achtsamkeit anziehen, mag jetzt nicht als wahnsinnig relevant für Ihre Gesundheit erscheinen, sofern Sie nicht bei minus zwanzig Grad dünne Sommersöckchen überstreifen. Doch ich würde die enorme Bedeutung von Achtsamkeit für den *Selbstheilungscode* nicht ausdrücklich betonen, wenn sich dahinter lediglich eine esoterische oder banal-belanglose Idee verbergen würde. Achtsamkeit hat handfeste Konsequenzen, und zwar auf sämtlichen Ebenen unserer geistigen *und* körperlichen Gesundheit, die wir bisher betrachtet haben.

Es geht in diesem Zusammenhang ganz allgemein darum, körperliche Empfindungen (wieder) besser wahrzunehmen. Neben kalten Füßen kann das ein Zwicken in der Wade sein, ein verspannter Nacken, ein Drücken im Magen, ein komisches Gefühl im Brustraum. Beobachten, spüren, bemerken – nicht bewerten, nicht mit einem Etikett versehen, nicht sofort abstempeln. Stattdessen sich selbst wieder besser spüren.

Das gleiche Prinzip lässt sich auf unsere Emotionen übertragen. Wir registrieren die Angst, wenn wir an dem großen Hund in der Nachbarschaft vorbeimüssen, wir spüren die Aufregung vor dem Konzert oder dem Mitarbeitergespräch, wir platzen fast vor Neugier, wenn wir das Geschenk unseres Liebsten aus dem Papier wickeln. Beobachten, spüren, bemerken – nicht bewerten, nicht katastrophisieren, nicht hineinsteigern. Stattdessen die eigenen Emotionen wieder besser spüren.

Und auch mit den pausenlos durch unser Hirn wandernden Gedanken können wir so verfahren. Beobachten, spüren, bemerken – nicht bewerten, nicht anhaften und weitergrübeln, einfach wieder ziehen lassen.

Das klingt simpel, erfordert allerdings Übung. Das kann man sich nicht mal eben einreden, das muss man trainieren. Nicht einmal beim Sockenanziehen ist Achtsamkeit eine Selbstverständlichkeit. Doch der Aufwand lohnt sich. Was Achtsamkeit ermöglicht, kann nämlich etwas gleichermaßen Verblüffendes wie Weitreichendes sein: Achtsamkeit durchbricht unser reines Reagieren, sie schaltet den Autopiloten ab und gibt uns ein Höchstmaß an Kontrolle zurück. Wir merken das unter anderem daran, dass sich zwischen Reiz und Reaktion nun ein Moment der Wahlmöglichkeit auftut: Wir sind wieder (mehr) in der Lage, selbst und vor allem bewusst zu entscheiden, wie wir reagieren wollen.

> Achtsamkeit ermöglicht uns ein Höchstmaß an Kontrolle

Achtsamkeit darf also nicht als Sensibilisierung verstanden werden, die automatisch zu übervorsichtigem Verhalten oder gar Ängstlichkeit führt. Sie ist ein Instrument, das unsere Handlungsoptionen erweitert, indem sie Spielräume nutzt und uns zurück ans Steuer setzt. Das lässt sich für alles Mögliche nutzen – zum Erkennen von Hilferufen unseres Körpers, zum besseren Umgang mit dem Nachbarshund und/oder unserem Liebsten oder für den möglicherweise wegweisenden Moment, bevor wir eine Nachricht an unseren Chef, das Finanzamt, den Bundespräsidenten abschicken. Das Potenzial ist so riesig und vielfältig wie das Leben selbst.

Achtsamkeit kann, wenn wir es wirklich wollen, zu einer Lebenshaltung werden. Was wir sehen und wahrnehmen, hängt von unseren Erfahrungen ab, und die wiederum von dem, worauf wir zu achten gelernt haben. Energy flows, where attention goes. Dabei sind wir nicht einfach nur Opfer der äußeren Umstände, wir können den Fokus immer wieder bewusst neu ausrichten. Und somit die Welt um uns und auch unser Selbstbild aus einem anderen Blickwinkel betrachten. An Pippi Langstrumpfs Motto »Ich mach mir die Welt, wie sie mir gefällt« ist auch aus neurobiologischer Sicht also durchaus mehr dran, als man im ersten Moment vermuten könnte. Denn Achtsamkeit hat auch eine befreiende und erleichternde Komponente: Wer der Gegenwart wertfrei begegnen kann, der trägt (zumindest für einen Moment) keinen Gedankenballast auf seinen Schultern, der kann eingefahrene Gedankenmuster durchbrechen, der ist offener für Neues – wenn er das denn möchte.

Achtsamkeit lässt uns auch erkennen, welche Gedanken unsere Wahrnehmung prägen. Beschäftigen wir uns überwiegend sorgenvoll mit Gesundheitsaspekten, nehmen wir auch mehr wahr, was Sorgen bereiten könnte. Dabei ist nicht jede Magenverstimmung als Krebssymptom zu deuten, und nicht jeder Schmerz im Knie macht künstliche Gelenke notwendig. Drehen sich die Gedanken mehr um die Möglichkeiten, die uns unser aktueller Gesundheitszustand beschert, dann sehen wir diese deutlicher: etwa unserem Magen durch eine bewusste Ernährung mehr Aufmerksamkeit zu schenken oder bei einem ausgiebigen Spaziergang besonders auf unser Knie zu achten. Die Wissenschaft spricht von Priming-Effekten, wenn bestimmte Bilder oder Wörter Assoziationen in uns wecken, die unser Verhalten beeinflussen. Für Assoziationen braucht es vorher aber auch Erfahrungen, sonst ist da nichts, was in uns geweckt werden könnte. Auch deshalb sind positive Erlebnisse – wie das erfolgreiche Abwenden der letzten Magenverstimmung oder die heilsame Wirkung maßvoller Bewegung für unsere Gelenke – und eine optimistische Lebenseinstellung so gesund. Sie sorgen dafür, dass es unserem Belohnungssystem nicht langweilig wird – darauf »steht« unser Gehirn. Und wenn damit eine Entspannungsantwort verbunden ist, dann profitieren auch unser Immunsystem, unsere Systeme der Regeneration und Wundheilung, dann profitieren wir und unsere Gesundheit insgesamt davon.

Die Veränderungen und positiven Auswirkungen kommen, auch wenn man kaum vorhersagen kann, wann es so weit ist. Etwas Disziplin und Geduld helfen auch deshalb, weil Achtsamkeit gerade zu Beginn kein Schalter ist, den man einfach anknipsen kann. Später, mit genug Übung, lässt sich aber auch das besser steuern. Man muss ja nicht gleich auf Knopfdruck nasskalte Tücher auf dem nackten Oberkörper dampftrocknen können.

Eine der wichtigsten positiven Auswirkungen, die sich fast von alleine einstellen, sind also die optimalen Voraussetzungen für die körpereigenen, autoregulativen Anpassungsprozesse, die wir bereits kennengelernt haben. In den Momenten, in denen wir ganz präsent sind, signalisieren wir unserem Körper Sicherheit. Er kann entspannen beziehungsweise in den Regenerationsmodus schalten. Man könnte daher durchaus sagen: Achtsamkeit ist eine Grundvoraussetzung zur Selbstregulation – zumindest wenn man kein Glückskind ist, das intuitiv immer richtig handelt. Aber wer ist das schon?

> Achtsamkeit gehört zur *Grundausstattung* der Selbstregulation

Im Wirrwarr der äußeren Einflüsse erscheint das so unmöglich, wie uns und unsere Gesundheit komplett isoliert zu betrachten. Wir leben ja nicht in einem Goldfischglas. In Bezug auf Achtsamkeit bedeutet das: Achtsamkeit ist nicht nur für den von Bedeutung, der sie für seine bewusste Wahrnehmung aufbringt – ebenso wichtig ist sie für den, auf den sie gerichtet wird.

Wir haben es sicher alle schon selbst gespürt und spüren es hoffentlich recht häufig: Von anderen, besonders natürlich von Menschen, die uns am Herzen liegen, mit Achtsamkeit bedacht zu werden, *beachtet* zu werden, ist eine besondere Form der Verbundenheit, es stillt damit eines unserer beiden Grundbedürfnisse nach Sicherheit und Freiheit. Es tut gut, ist wie Balsam für die Seele, und aus neurobiologischer Perspektive mal wieder ein Fall für Oxytocin.

Und zwar auf beiden Seiten – was Mitgefühl und Altruismus nicht nur zu möglichen, sondern zu glücklich machenden Verhaltensweisen macht. Unser Belohnungssystem springt nicht nur an, wenn uns jemand hilft oder rettet, wir werden auch belohnt, wenn wir selbst es sind, die sich um andere kümmern. In jeder Form von sozialer Interaktion haben Aspekte wie Unterstützung, Teilnahme, Fairness oder Anerkennung daher eine große Bedeutung. Ob wir nun die erwartete Wertschätzung erfahren oder sie vermissen, macht nicht nur für unsere Psyche einen gewaltigen Unterschied – es kann sich auch auf unser körperliches Wohlbefinden auswirken. Achtsamkeit wiederum hilft uns, sie wahrzunehmen, auch unsere Erwartungen besser einzuschätzen und mögliche negative Folgen nicht zu katastrophisieren, sondern möglichst konstruktiv zu bewältigen. Achtsamkeit hilft uns also auch dabei, in Kontakt mit der Außenwelt und unseren Mitmenschen zu treten. Das ist nicht nur, aber oft gerade dann ausschlaggebend, wenn wir krank sind.

Gerade in der Beziehung zwischen Arzt und Patient ist die Frage der Zuwendung wichtiger, als es in vielen Praxen und Kliniken den Anschein hat. Hier kann im Alltag viel Heilungspotenzial auf der Strecke liegen bleiben, nur weil auch dort Zeit Geld ist und die viele Arbeit nicht immer ohne Autopilot zu bewältigen ist. Früher war es für Ärzte selbstverständlich, nicht nur Medikamente zu verschreiben oder zu operieren, sondern den Patienten mit konkreten Anleitungen zusätzlich mit einzubinden. Das ist bei uns leider ein Stück weit verloren gegangen, auch weil Patienten oft das Rezept gegenüber dem Ratschlag zur Selbsthilfe bevorzugen. Mit dem Griff zu Pillen lässt sich auch Verantwortung abgeben. Doch Gesundheit ist keine Garantieleistung, die sich im Nachhinein einklagen lässt. Wie wir gesehen haben, sind die Zusammenhänge vielschichtig, und ein oft leichtfertig vernachlässigter Zusammenhang zeigt sich in zwischenmenschlicher Achtsamkeit, in der Zuwendung zueinander.

Ohne Zuwendung kein Vertrauen, keine positiven Erwartungen, keine Verbundenheit – wahrscheinlich ist genau das mit »Karma zwischen Arzt und Patient«, der dritten Säule in der traditionellen tibetischen Medizin gemeint. Fehlen Zuwendung und Wertschätzung, dann fühlen wir uns nicht richtig aufgehoben, und das interpretiert unser emotionales Gehirn als unsichere Situation. Das Gefühl der Sicherheit, das für die Entspannungsreaktion so wichtig ist, erleben viele Menschen heute aber nicht nur beim Arzt immer seltener. Auch in anderen zwischenmenschlichen Beziehungen lässt sich Unsicherheit feststellen: familiäre Strukturen sind oft instabiler als früher, die Zahl der Alleinerziehenden, Singles oder Patchwork-Familien steigt, Vereinsamung ist nicht erst im Alter ein wachsendes Problem. Hinzu kommen Arbeitsplatzunsicherheit, befristete Verträge, Fluktuation, steigende Mieten, drohende Altersarmut und vieles mehr.

All das lässt sich nicht einfach mit ein bisschen mehr Achtsamkeit lösen, das will ich auch gar nicht behaupten. Aber ich behaupte: Ohne Achtsamkeit lässt sich garantiert nicht viel davon gut in den Griff bekommen. Und zumindest auf unsere Gesundheit haben wir noch die größten Einflussmöglichkeiten.

Was also kann die Achtsamkeit, welche Effekte hat sie, neurobiologisch gesehen, und was macht sie so gesund, wie oft – zu Recht – behauptet wird? Nun, zunächst einmal haben wir gehört, dass wir uns mit einem Großteil unserer Aufmerksamkeit, unserem Alltagsbewusstsein, gedanklich vorausahnend oder sondierend in der Zukunft befinden oder grübelnd in der Vergangenheit. Nur eben nicht im Jetzt. Hinzu kommt, dass wir – meist unterbewusst – mit genau jener Gedankentätigkeit nach dem »Haar in der Suppe« suchen, nach Problemen, Lösungen, Fehlern und Schwachstellen. Wie gehört: ein Überlebensprinzip! Was daraus aber auch folgt, ist, dass wir uns meist ungewollt und unbemerkt in einen andauernden (sublimen) Alarm-, Anspannungs- oder Stresszustand hineindenken und unsere Umwelt und unser Leben zusehends argwöhnisch und feindselig betrachten. Gut, das ist sicher nicht immer der Fall, aber viele von uns befinden sich im Alltag häufig auf dem Weg zu diesem Zustand, auf der Flucht oder im Kampf (zumindest gedanklich, im Kopf). Schließlich geht es um nicht weniger als unser Leben, das uns lieb und teuer ist (zum Glück!).

Wenn wir mit unserer Aufmerksamkeit jedoch bewusst und aktiv ins Hier und Jetzt kommen, werden wir in der Regel feststellen, dass kein Säbelzahntiger nach unserem Leben trachtet, dass unser Leib und Leben in *diesem* Moment nicht gefährdet ist. Wir lernen so, die Schutzschilder wieder herunterzufahren, die Systeme aus dem Alarmmodus herauszuholen und uns körperlich wie mental wieder zu entspannen (es sei denn, unsere achtsame Betrachtung der augenblicklichen Realität offenbart eine tatsächliche Lebensbedrohung – dann heißt es natürlich: handeln!).

> Ohne Achtsamkeit kein Selbstheilungscode

Darüber hinaus zeigt die aktuelle Forschung, dass Achtsamkeit unsere Fähigkeit verbessern helfen kann, die Aufmerksamkeit zu steuern und zu halten, sie also besser zu kontrollieren (eine grundlegende Fähigkeit, die William James schon als die eigentliche Manifestation des »freien Willens« beim Menschen ansah). Ähnliches gilt für die Regulation beziehungsweise die Kontrolle unserer Emotionen. Und schließlich kann Achtsamkeit, neben einer Beeinflussung von Gedächtnisfunktionen, auch unser »Eingestimmtsein«, das heißt das Körper- und Selbstgewahrsein beziehungsweise das Gefühl des »Bei-sich-Seins«, verbessern helfen. All dies kann Auswirkungen auf unsere mentalen und körperlichen Prozesse sowie die Gesundheit haben.

Betrachten wir noch ein weiteres Phänomen, das ohne Achtsamkeit unvorstellbar wäre: das Gefühl der Kohärenz. Kohärenz beschreibt in erster Linie ein Gefühl des Zusammenhangs, aber auch der Verstehbarkeit, und noch weiter gefasst von Sinnhaftigkeit. Nur worauf wir achten, kann sich uns erschließen, kann uns Ursachen und Wirkungen offenbaren, kann uns auch einen Sinn vermitteln. Ohne Achtsamkeit also auch kein *Selbstheilungscode*.

Darüber hinaus geht es bei Kohärenz um Gestaltbarkeit, das Gefühl, mit einer konkreten Situation, beispielsweise mit einer Erkältung oder mit Rückenschmerzen, oder mit dem Leben an sich umgehen zu können. Das Gefühl von Kohärenz vermittelt uns also auch Kontrollierbarkeit – die wir ja bereits als wichtiges Puzzlestück für unser großes Bild ausgemacht haben. Fühlen wir Kohärenz, dann fühlen wir uns nicht alleingelassen und hilflos in einer großen weiten Welt. Mein Kollege Prof. Dr. Gerald Hüther hält in diesem Kontext fest, dass für ein gelingendes Leben neben den beiden Grundbedürfnissen nach Wachstum und Verbundenheit (wir würden, wie gesagt, hier als drittes noch das Bedürfnis nach Leben an sich ergänzen wollen, das heißt der Existenz und des Überlebens) auch noch die drei Arten des »Urvertrauens« hilfreich und bedeutsam sind: einmal das Gefühl »Ich kann was«, »Ich schaffe das«, daneben die Sicherheit oder das Zutrauen, dass, wenn ich überfordert bin oder es einmal nicht schaffe, mir geholfen wird – und schließlich das Gefühl oder die Überzeugung, dass alles, selbst wenn wir es (auch gemeinsam) einmal nicht schaffen sollten, »irgendeinen Sinn« hat oder doch etwas »Gutes« am Ende zeitigen wird. Manche nennen diese Eigenschaft auch Spiritualität. Oder eben Kohärenzgefühl beziehungsweise Kohärenzsinn.

Wir alle brauchen dieses Gefühl. Es fühlt sich nicht nur gut

> Wir alle brauchen das Gefühl der Kohärenz

an, es ist auch gesund, denn es ermöglicht eben auch die heilsame Wirkung der Entspannungsreaktion mit all ihren positiven Folgen für unser Immun-, Belohnungs-, Motivationssystem etc. Dank umfangreicher Datensammlungen herrscht heute kein Zweifel mehr an der grundsätzlichen Bedeutung des Kohärenzsinns für unsere individuelle und auch gesellschaftliche Gesundheit. Zahlen belegen dies eindrucksvoll: Ein starker Kohärenzsinn kann die Gesamtsterblichkeit um etwa 30 Prozent reduzieren (gegenüber einem schwachen), auch die Krebs- und Herz-Kreislauf-Mortalität lässt sich in vergleichbaren Größenordnungen reduzieren, und zwar unabhängig von Alter, Geschlecht oder vorbestehenden chronischen Erkrankungen. Außerdem erhöht ein starker Kohärenzsinn die Resilienz, also unsere individuelle Widerstandskraft gegenüber den Risiken chronischer Erkrankungen.

Viktor E. Frankl (1905–1997), wie Freud Österreicher und Neurologe, obendrein Psychiater und Begründer der Logotherapie und Existenzanalyse, bezeichnete Sinnhaftigkeit als den Dreh- und Angelpunkt für das Überleben, aber auch für Lebenszufriedenheit und Gesundheit. Er selbst hatte Auschwitz überlebt und darüber ein Buch mit dem sprechenden Titel ... *trotzdem Ja zum Leben sagen* geschrieben. In den USA, wo er nach seiner Auswanderung lebte und arbeitete, war (und ist) Frankl ein Star, und die englischsprachige Version *Man's Search for Meaning* ist noch immer ein Bestseller und »Must-Read-Buch« in vielen Kreisen. Frankl hatte in den USA unter anderem Forschungen zu Menschen unternommen, die sich das Leben nehmen wollten (oder es getan hatten). Und er fand, dass eine zentrale Gemeinsamkeit all dieser Menschen war, dass sie offenbar keinen Sinn mehr für sich und für ihr Leben sahen. Nicht jeder »Normalgesunde« muss demnach einen Sinn für sich im Leben definieren, man kann auch ohne eine explizite Antwort auf diese Frage durchs Leben kommen, aber wehe, so Frankl, es kommen krisenhafte Zeiten oder besonders stressige Ereignisse auf uns zu – dann haben wir besser eine Antwort auf die Frage nach dem Sinn parat. Das bringt viel von dem bisher Betrachteten schon treffend auf den Punkt – und darin spiegelt sich auch ein Bild wider, das Frankl von seinem Selbst hatte. Ein entscheidender Punkt.

Bei Stress, und insbesondere beim Umgang mit chronischem Stress, ist das individuelle Selbstverständnis von besonderer Bedeutung. Es zeigt sich im Grunde in jeder Lebenssituation aufs Neue, und somit auch in unserer Bewertung von Stress und in unserer Erwartungshaltung, also beispielsweise darin, ob und wie wir uns selbst unter Druck setzen beziehungsweise setzen lassen. Wie der ganz »normale« Alltag für uns aussieht, ob wir uns als Spielball oder Dirigent fühlen, ist ebenfalls Ausdruck unseres Selbstbilds. Nach allem, was wir über die Funktionsweise unseres Gehirns wissen, über seine fortlaufende Entwicklung aufgrund unserer Erfahrungen, Wahrnehmungen, Emotionen und Gedanken, ist es naheliegend, dass auch unser Selbstbild nichts Statisches sein kann. Der lebenslange Prozess der Reifung schließt auch diesen Teil von uns mit ein, mehr noch: Wir können unser Selbstbild jederzeit bewusst ändern und zum Beispiel trotzdem Ja zum Leben, zu Gesundheit, Wohlbefinden und Zufriedenheit sagen.

Wir können unser Selbstbild bewusst ändern

Umso erstaunlicher ist es im ersten Moment, dass viele Menschen dazu neigen, an einem irgendwann entwickelten Selbstbild festzuhalten. So war es, so ist es, und so bleibt es – das soll das eigene Leben vereinfachen, gerade wenn um einen herum vieles immer unbeständiger und unsicherer erscheint. Doch ein Abkapseln kann schnell in eine Sackgasse führen. Ohne Austausch mit unserer Umwelt verlieren wir auch den Kontakt zu uns selbst. Vor allem aber erschwert es die nötigen Anpassungsreaktionen, um ein gesundes Gleichgewicht zu finden, denn unser Gehirn braucht beides: Freiheit, Abenteuer, Neues und Sicherheit, Verbundenheit, Geborgenheit. Nur mit der individuell richtigen Mischung für uns sind auch

Reifung, Gesundheit und Selbstheilung möglich – und die sind per se dynamisch.

Nichtsdestotrotz bleibt es Ihre Entscheidung, ob Sie ein dynamisches oder ein unveränderliches Selbstbild haben möchten. Viele Menschen haben Angst vor Veränderung und halten lieber an Gewohnheiten fest. Dabei heißt ein dynamisches Selbstbild nicht, dass Sie gezwungen sind, es permanent zu ändern. Doch es schließt die Möglichkeit zu Veränderung und Weiterentwicklung mit ein, es steht also auch für Offenheit, Gestaltbarkeit und Kreativität, für die Überzeugung, dass Selbstregulation möglich ist. Und für das Zutrauen in die eigenen Fähigkeiten sowie das Zutrauen von anderen, von Angehörigen, Ärzten oder Therapeuten.

Achtsamkeit im Alltag – eine große Bühne und zwei alte Denkfehler

Achtsamkeit ist Weg und Ziel zugleich. Hier stellt sich keine Henne-oder-Ei-Frage, was zuerst da war und deshalb vielleicht wichtiger sein könnte als das andere. Ob nun als Werkzeug oder Zustand verstanden, kann uns Achtsamkeit mehr Wohlbefinden bescheren, tiefere Freude, vielleicht zuweilen auch größeren Spaß. Und nicht zuletzt kann sie uns helfen, unsere Selbstheilungskräfte zu entfalten. Sie lässt sich auf alles anwenden, was wir machen und tun – vom morgendlichen Recken und Strecken unter der Bettdecke bis zum abendlichen Löschen des Lichts unserer Nachttischlampe. Und bei all den Tausenden von Gedanken und Handlungen dazwischen. Dabei ist Achtsamkeit weder Allheilmittel noch Wunderwaffe oder Dogma. Weder *muss* man alles achtsam machen, noch ist es grundverkehrt, auch in der Vergangenheit oder der Zukunft – gedanklich – sein zu *können*. Aber es hilft ungemein, diese Fähigkeit oder Haltung in unserem Verhaltensrepertoire zu haben, sie wiederzuentdecken und generell zur Verfügung – quasi disponibel – zu haben. Ganz praktisch. Dazu müssen wir sie wieder zulassen können, sie trainieren und dann auch tatsächlich nutzen. Achtsam ist das Leben, per definitionem, sinnlich und damit gegebenenfalls auch »voller«. Lassen Sie sich dabei bitte nicht von der deutschen Übersetzung der an sich im Englischen viel schöneren Bezeichnung »Mindfulness« stören oder gar abhalten. Bei uns hat sich Achtsamkeit (anstelle von »Gewahrsein« oder Ähnlichem) als Entsprechung eingebürgert. So ganz glücklich bin auch ich darüber nicht – der deutsche Begriff weckt bei vielen zusätzlich »schwierige« Assoziationen. Mein Tipp: Einfach ausprobieren. Tun wir es, vielleicht nicht immer, aber *immer öfter*!

Ein gesunder Lebensstil, ausreichend Bewegung, genügend Entspannung, eine gesunde Ernährung – all das ist ebenfalls Weg und Ziel zugleich. Ziel darf dabei aber nicht als etwas verstanden werden, was man irgendwann und am besten möglichst zackig erreicht und dann abhaken kann. Geschafft, erledigt, was kommt jetzt? Diese Mentalität ist hier nicht gefragt, sie hat mit Achtsamkeit nur wenig zu tun. Unsere Gesundheit ist keine abgeschlossene To-do-Liste, sondern ein permanenter, wandelbarer Prozess. Und sie findet nicht nur am Wochenende oder nach Feierabend statt. Wer das verinnerlicht, zum Teil seines Selbstbilds, seiner inneren Haltung macht, der ist den ersten Schritt schon gegangen.

> Achtsamkeit ist eine Ressource, die begrenzt ist

Doch Vorsicht: Achtsamkeit ist eine Ressource, die begrenzt ist. Wir sollten also gut abwägen, wie wir sie einsetzen – ob wir zum Beispiel nur noch schnell die Mails checken (zum zehnten Mal in der letzten Stunde) oder vielleicht doch lieber etwas Gesünderes (oder »Sinnvolleres«) in den Fokus nehmen. Von besonderer Bedeutung für unsere geistige und körperliche Gesundheit ist daher auch – soweit möglich – die Wahl unserer Umgebung und unserer Mitmenschen. Die Möglichkeiten sind groß – auch wenn die Ablenkungen an jeder Ecke lauern.

Was wir auch tun, unser Gehirn ist zweifelsohne die Schaltzentrale zwischen Körper, Geist und Emotionen (und, wenn Sie mögen: Seele). Hier treffen sich auch Neurowissenschaften, Psychologie, Biochemie und Medizin. Und wie wir unter anderem am Motivations- und Belohnungssystem gesehen haben, laufen im Gehirn auch Stressbewältigung, Ich-Werdung und Selbstbewusstsein zusammen. Unser Gehirn bildet die Schnittstelle zwischen innerer und äußerer Welt, es ist die große Bühne, auf der alles zusammenfindet, was unser Leben ausmacht. Es ist auch der Ort, an dem sich Glaube, Philosophie und Biologie treffen, überschneiden, eine Einheit bilden, sich nicht mehr trennen lassen.

Wir haben längst nicht alle Aspekte beleuchtet, aber dennoch sollte deutlich geworden sein, wie vernetzt alle Ebenen miteinander sind: Körper und Emotionen, Emotionen und Gedächtnis, Gedächtnis, Erfahrungen und Erwartungen, dazu Bewertungen und Überzeugungen, Konditionierung und Verhalten. Allein unser Motivations- und Belohnungssystem hängt von so vielen Faktoren ab, von sozialen Beziehungen, Stress und Entspannung, auch von Bewegung, Ernährung, Liebe, Lust, Spiritualität. Neben »weichen«, nur schwer messbaren Anteilen finden sich gerade in unserem Gehirn auch »harte«, wissenschaftlich messbare: Dopamin, der Neurotransmitter für Aufbruch, Vorfreude und Abenteuer, auch für Kreativität, Wachstum und Bewegung (diese Anteile können uns auch manchmal Stress bereiten, generell stehen sie aber eher für eine positive Aufregung: dass wir uns etwas zutrauen, dass wir wollen und tun). Oder Oxytocin, das Kuschelhormon, das unser Grundbedürfnis nach Verbundenheit stillt und dadurch wie ein Schutzengel wirkt. Dazu Serotonin, Acetylcholin, Endocannabinoide, endogene Opiate – und ihre Funktionen bei all den autoregulativen Prozessen. Harte und weiche Faktoren sind wie zwei Seiten derselben Medaille.

All die Aspekte sind nicht zuletzt so stark miteinander vernetzt, weil unser Gehirn wie ein gigantisches Netzwerk konstruiert ist.

Neurobiologie kann daher als Brücke verstanden werden für ein besseres Verständnis von Gesundheit und eben auch Selbstheilung, aber auch von Medizin an sich. Nicht nur Körper und Geist sind untrennbar miteinander verbunden, wir sollten auch bei unserem grundsätzlichen Gesundheitsverständnis eine individuelle, subjektive Perspektive mit einer objektiven »Drittpersonenperspektive« verbinden, gewissermaßen vergleichbar einer »östlichen« und einer »westlichen« Herangehensweise an Gesundheit. Interdisziplinär, offen und kommunikativ, integrierend statt abgrenzend oder sogar gegeneinander ausspielend.

Das erste Kapitel dieses Buches ist überschrieben mit »Selbstheilung und Stress – ein ungleiches Paar«, sie mögen ungleich sein, aber sie gehören zweifelsohne zusammen. Selbstheilung ist ohne Stress nicht vorstellbar. Wer zu der Schlussfolgerung käme, Stress zu verteufeln und rigoros aus seinem Leben verbannen zu wollen, der hätte seinen Fokus zu sehr auf die negativen Seiten von Stress gerichtet. Und seine Wahrnehmung von vornherein zu stark eingeschränkt. Das passiert nicht nur beim Thema Stress, sondern ganz grundsätzlich bei Fragen der Gesundheit.

Man könnte sicher noch viele weitere Denkfehler aufzählen, doch zwei grundlegende und leider immer noch weit verbreitete möchte ich an dieser Stelle festhalten. Zum einen die Idee, Gehirntätigkeit mit Denken gleichzusetzen. Wie wir gesehen haben, ist unser Gehirn in erster Linie nicht zum Denken da, obwohl wir es gemeinhin auch als »Denkorgan« bezeichnen, sondern um das Überleben des Gesamtorganismus zu sichern. Allein diese Hauptaufgabe der Überlebenssteuerung zeigt, dass wir stets Körper *und* Geist gemeinsam betrachten müssen. Denken (ja, das kann und macht das Gehirn gerne, es lernt, erkennt Muster und Zusammenhänge – natürlich!) ist eben kein Selbstzweck. Oder in einem andern Sinne verstanden, ist es genau das: Es sichert den Selbsterhalt. Dieser aber ist kein psychologisches oder philosophisches Konzept, sondern es meint hier – ganz konkret – den ganzen Organismus. Auch Emotionen und rationales Denken sind nur als gedankliche Konstrukte trennbar, nicht biologisch. Die Verbindung wird auch darin sichtbar, dass sich geistige Prozesse verkörperlichen, dass unsere Überzeugungen, Bewertungen und Erwartungen unser Verhalten bestimmen, dass unser Selbstbild beeinflusst, was wir wahrnehmen und wie wir darauf reagieren.

Der zweite Denkfehler betrifft unseren Körper. Fälschlicherweise losgelöst von unserem Geist wird er immer noch viel zu sehr wie eine Maschine betrachtet. Bei diesem Maschinendenken geht es einzig um messbare Leistungsfähigkeit, wobei der Medizin die Aufgabe zufällt, das zu beheben, was die Leistung mindert. Der Fokus liegt auf den (möglichen) Schwachstellen des Körpers. Man repariert, was kaputt ist, und im Zweifel tauscht man Ersatzteile aus.

> Wir betrachten unseren Körper zu sehr wie eine Maschine

Das ist nicht grundsätzlich falsch und in vielen akuten Situationen unbestritten äußerst hilfreich – nur greift es viel zu kurz beziehungsweise lässt andere wichtige Aspekte außer Acht. Einige dieser Aspekte erscheinen vielen Menschen nur schwer greifbar, und deshalb greifen sie lieber zu Tabletten und denken, damit wäre alles Machbare erledigt. Maschinendenken macht uns zu passiven Patienten, die nichts mit ihrer Gesundheit am Hut haben.

Wie eine Medizin beziehungsweise ein Medizinverständnis aussehen könnte, das versucht, diese beiden Denkfehler zu vermeiden und stattdessen den Menschen mit all seinen Facetten in den Fokus zu rücken, wird Inhalt des nächsten Teils sein. Dort möchte ich Ihnen beispielhaft die Grundsätze und Methoden der Mind-Body-Medizin vorstellen. Doch bevor wir uns diesen widmen, schlage ich vor, noch einmal tief durchzuatmen. Denn unser Atem lässt sich auf ganz einfache Weise nutzen, um Achtsamkeit zu trainieren, die auch in der Mind-Body-Medizin eine wesentliche Voraussetzung für Heilung und Genesung ist.

Zurück zum Atem kommen – immer wieder

Das mit dem Durchatmen war durchaus wörtlich gemeint. Aus gutem Grund: Den Atem als Instrument oder Hilfsmittel zu mehr Achtsamkeit zu benutzen ist deshalb so unschlagbar geeignet, weil er grundsätzlich autonom, aber eben doch auch steuerbar ist und somit eine Schnittmenge aus unbewussten und bewussten, aus körperlichen und geistigen Anteilen in uns bildet. Außerdem ist er normalerweise immer und überall verfügbar. Wir brauchen keine äußeren Hilfsmittel, keine Medikamente, keine Arztpraxis, kein Labor, keine Messgeräte, kein Operationsbesteck, wir müssen nichts weiter tun, als beim nächsten Einatmen unsere Aufmerksamkeit auf eben dieses Einatmen zu lenken – schon sind wir dabei, unseren Geist zurück zu unserem Körper zu holen, wo er eine Entspannungsantwort auslösen kann.

Das hat nichts mit Esoterik zu tun, sondern basiert auf all den wissenschaftlichen Grundlagen, denen wir bereits begegnet sind. Wir spüren, wie der Atem in uns ein- und ausströmt, wie sich unsere Bauchdecke hebt und senkt, und beobachten dies alles, ohne es zu bewerten, ohne etwas zu erwarten. Mit Achtsamkeit. Herrschte eben noch Chaos in unserem Kopf – aufgewühlt durch starke Emotionen, durch eine Stresssituation oder vielleicht betrübt durch einen negativen Gedankenstrudel und Sorgen um unsere Zukunft –, können schon ein paar Atemzüge in den Bauch für eine kurze selbstregulative Unterbrechung sorgen.

Der Atem ist eine Brücke zur Achtsamkeit, er weist uns den einfachsten Weg, einen Moment bewusst innezuhalten, anstatt einfach nur zu reagieren. Selbst wenn wir ihn nur mal zwischendurch nutzen, also eher als Abkürzung denn als Brücke, ist er zwar kein Allheilmittel, doch ein wirksamer Wegweiser Richtung Gesundheit.

Und nebenbei können wir uns bewusst machen, dass es uns in diesem Augenblick ganz gut gehen muss, denn solange wir atmen, ist an uns mehr gesund als krank, wie es Jon Kabat-Zinn ausdrückt.

Ihm und unserem Atem werden wir im Kapitel über Meditation wiederbegegnen (siehe Seite 244 ff.). Bis dahin, und natürlich weit darüber hinaus, möchte ich den Teil über die neurobiologischen Hintergründe sowie die mannigfaltige Verbindung von Geist und Körper mit folgendem Appell und Zwischenfazit abschließen:

Open your mind – and mind your body!

Den ganzen Menschen ins Zentrum stellen – nicht nur seinen Körper

Es steht völlig außer Frage, dass wir der modernen Schulmedizin, wie sie heute bei uns Standard ist, enorm viel zu verdanken haben. Bei akuten Erkrankungen wie zum Beispiel Lungenentzündungen, Herzinfarkten, Knochenbrüchen und vielem mehr ist sie unschlagbar gut – zumindest kennen wir nichts, was uns dann besser helfen könnte. Es sind die Unglücksfälle oder eskalierten Krankheitsverläufe, in denen unsere selbstregulativen Möglichkeiten an ihre Grenzen geraten, die Momente, in denen sich unser Körper nicht mehr selbst heilen kann, wo sie ihre Stärken besonders eindrucksvoll zeigt.

In diesen kritischen Situationen ist es ein großes Glück, wenn man auf moderne Technik und Pharmazie zurückgreifen kann, schließlich kann unser Leben davon abhängen. Mir liegt es sehr am Herzen, den Segen der modernen Medizin ausdrücklich zu betonen, und es ist wichtig, ihn auch im weiteren Verlauf dieses Buches nicht aus dem Blick zu verlieren, auch wenn es im Folgenden eben gerade nicht um die klassische Schulmedizin gehen wird. Nur wenn wir sie mitdenken, lässt sich die Bedeutung eines erweiterten Medizinverständnisses erfassen und der *Selbstheilungscode* verstehen.

Aus ebendiesem Verständnis heraus wird abermals deutlich, warum ich für Selbstheilung, Selbstregulation & Co. – und auch grundsätzlich – nicht den Begriff »Alternativmedizin« verwende. Was für eine Alternative soll das sein – und wer möchte die? Es kann doch nur um eine angemessene, integrative und im besten Wortsinn ganzheitliche Medizin gehen. Um das Beste aus allen verfügbaren Welten – sofern es sich wissenschaftlich als hilfreich und wirksam erwiesen hat. Selbst der Begriff »Komplementärmedizin«, zur Verdeutlichung einer Erweiterung der herkömmlichen, klassischen oder eben etablierten Medizin (allesamt treffendere Bezeichnungen als der bei uns stattdessen gebräuchliche Begriff »Schulmedizin«, den die Amerikaner beispielsweise so gar nicht kennen), beinhaltet letztlich wieder das Bild einer irgendwie geteilten oder anderen Medizin.

Warum sagen wir nicht einfach »gute Medizin«? Keine Medizin ist unfehlbar und wir alle sollten den Wunsch teilen, von und miteinander zu lernen und die Medizin insgesamt weiterzuentwickeln. Auch unter Einbeziehung komplementärer oder kulturgeschichtlich »alter« und vermeintlich unmoderner Methoden – warum nicht, wenn diese sich als noch immer effektiv bewiesen haben? Denn so, wie unsere Selbstheilungskräfte an Grenzen stoßen, stehen auch der etablierten Medizin keine unendlichen Möglichkeiten offen. Anstatt uns auf die Grenzen und Schwachpunkte der einen oder anderen Herangehensweise zu versteifen, sollten wir die Stärken beider miteinander verbinden. Es geht um ein Mehr an Möglichkeiten, nicht um ein Ausschließen, Beschränken oder Besserwissen. Kein Entweder-oder, sondern ein Sowohl-als-auch.

> Gute Medizin – das Beste aus allen verfügbaren Welten

Bei chronischen Erkrankungen wie diversen Formen der Depression, Angststörungen, verschiedenen Schmerzsyndromen, Entzündungen, Rheuma, Haut-, Stoffwechsel- und funktionellen Magen-Darm-Erkrankungen, vielen Arten von Herz-Kreislauf-Erkrankungen, Atemwegs- und Schlaferkrankungen oder anderen stressassoziierten Syndromen usw. zeigt sich die östliche, etwa die traditionelle tibetische oder chinesische Medizin, ähnlich erfolgreich wie die westliche – mit einem bemerkenswerten Unterschied: Es treten meist deutlich weniger Nebenwirkungen auf, unter anderem weil keine oder kaum »Medikamente« (im bei uns gebräuchlichen Sinne) zum Einsatz kommen; nicht nur deshalb ist sie unter dem Strich auch häufig kostengünstiger. Nun darf man nicht Äpfel mit

Birnen vergleichen und manches daran, ich gebe es zu, ist auch klischeehaft. So habe ich fast ein Jahr in Asien verbracht und unter anderem bei einem Arzt für chinesische Medizin, einem Chinesen, der sowohl traditionell als auch westlich medizinisch ausgebildet war, nahezu täglich hospitiert. Das war hochinteressant und lehrreich, aber am Ende doch auch ernüchternd – nicht zuletzt, weil er das Akupunktieren wegen des Zeitaufwands eher lästig fand und meinte, mit Kräuterzubereitungen in kürzerer Zeit mehr Patienten »abfertigen« zu können.

Mit manchen romantischen Vorstellungen von TCM (traditionelle chinesische Medizin), Ayurveda & Co. müssen wir heute vorsichtiger umgehen, spätestens wenn wir mit einer nüchternen Forscherattitüde darangehen und zum Beispiel auch hören, welche Medizin man in den jeweiligen Ursprungsländern selbst bevorzugt – wenn man denn die Wahl hat! Keinesfalls aber sollten wir uns allzu einfachen Schwarz-Weiß-Malereien hingeben, hüben wie drüben – denn vieles aus ebenjenen asiatischen oder traditionellen Medizinsystemen hat nicht ohne Grund Tausende von Jahren erfolgreich überdauert und lässt sich heute mit modernen Methoden untersuchen und oftmals in seiner Wirksamkeit bestätigen. Und vergessen wir nicht, dass eine Medizin, die künstlich ihres kulturellen Kleides entledigt und in eine unnatürliche experimentelle Versuchsanordnung gepresst wird (wo sie sich dann eventuell als nicht überlegen oder aber doch als wirksam zeigt), nicht wirklich »artgerecht« beurteilt wird – oft ein wissenschaftlich-medizinisches Dilemma.

Wobei eine Wirksamkeit, wenn gegeben (und unter realistischen Bedingungen erhoben), per se noch keinen Wirkmechanismus oder eine wissenschaftliche Erklärung des *Wie* beinhaltet. Ist es vielleicht im Einzelfall die Zeit, die dem Patienten geschenkt wird, das Setting und ganze »Drumherum«, das die Wirksamkeit hier im Wesentlichen ausmacht? Naturheilkunde, Komplementärmedizin und ihre Geschwister sind in der Regel zeitaufwendiger, auch weil die

Zuwendung des Arztes beziehungsweise Therapeuten nicht nach durchschnittlich sechs bis neun Minuten endet beziehungsweise enden kann.

Zeit ist Geld in unserem Gesundheitssystem und Geduld nicht selten ein Fremdwort, und damit sind natürlich nicht die Wartezeiten auf einen Facharzttermin für Patienten gemeint. Methoden, die mehr Zeit in Anspruch nehmen als das Verschreiben von Medikamenten, haben unter solchen Umständen oftmals einen schweren Stand – selbst wenn sie am Ende Kosten in Milliardenhöhe möglicherweise gar nicht erst verursachen würden. Das Geld ist am Ende zwar das schwächste Argument, aber allein schon deshalb dürfte man nicht müde werden, die Argumente für ein komplementäres oder integratives Medizinverständnis immer wieder aufzuführen und zur Debatte zu stellen.

Lange Zeit hielten selbst Mediziner die Zusammenhänge, die wir im ersten Teil dieses Buches nachvollzogen haben, für unvorstellbar und weltfremd, für gefährliche Esoterik und haltlosen Humbug. Inzwischen herrscht längst Konsens, dass es sich auch bei Herzinfarkten, Rückenschmerzen oder Infektionskrankheiten nicht allein um körperliche Faktoren dreht, die mit äußeren Eingriffen und/oder Medikamenten behoben werden können. Die Psyche, der Geist, er lässt sich nicht sauber abtrennen und an die Kollegen in der Psychologie, Psychotherapie und Psychiatrie überweisen – genau wie diese wiederum den Körper ihrer Patienten bei ihrer Arbeit nicht ignorieren können. Nicht nur bei Heilungsverläufen, also Selbstheilungsprozessen, sondern bereits bei den Erkrankungsrisiken ist der Einfluss dieser Geist-Körper-Verbindung immens. Wer Patienten als ganze Menschen und nicht nur in Einzelteilen erfassen möchte, darf und wird das nicht länger übersehen.

Die Praxis sieht vielerorts leider immer noch anders aus. Zwar entstehen immer mehr fächerübergreifende Disziplinen, die Geist und Körper berücksichtigen, etwa die Psychoneuroimmunologie, die Psychoendokrinologie oder die Neurogastroenterologie. Gerade das Verknüpfen verschiedener Disziplinen, die enger zusammenhängen, als es lange Zeit für möglich gehalten wurde, ist sehr zu begrüßen und liefert immer wieder neue, spannende Erkenntnisse. Auch, dass die Verbindung von Körper und Geist in Form der Psychosomatik in etlichen medizinischen Fachrichtungen Einzug gehalten hat, ist eine sinnvolle und überfällige Entwicklung (und fast schon »kalter Kaffee« – zum Glück!). Doch so positiv das erst einmal klingt: Nüchtern betrachtet finden all diese Entwicklungen immer noch in kleinen Nischen statt beziehungsweise richten sie den Fokus immer noch sehr stark auf Krankheitsbehandlung und weniger auf Gesundheitsförderung und Prävention – das zeigt zumindest der Alltag in unseren Kliniken und Arztpraxen.

Wie gehabt greifen viele, wenn nicht gar die meisten Ärzte am liebsten ausschließlich zum Rezeptblock, weil sie die Psyche als weniger oder überhaupt nicht wichtig erachten und Krankheit als ein rein körperliches Problem betrachten (oder aber zur »geistig-seelischen Welt« keinen rechten Zugang finden, vielleicht auch deswegen, weil sie es nicht gelernt haben oder weil sie einen vermeintlichen zeitlichen Mehraufwand scheuen). Eine befreundete Forscherkollegin hat einmal in einer repräsentativen Untersuchung bei deutschen Hausärzten herausgefunden, dass sie zum Beispiel die Bedeutung von Entspannungsverfahren – unter anderem bei der Behandlung von Herz-Kreislauf-Erkrankungen – als immens wichtig einschätzen, jedoch nur ein verschwindend geringer Anteil ebenjener Ärzte die Patienten aktiv dazu beriet beziehungsweise die Verfahren auch tatsächlich einsetzte. Nicht zuletzt aus diesem Grund besteht die Gefahr, dass sich Patienten enttäuscht und verunsichert abwenden und Zuflucht in dubiosen Angeboten suchen, Scharlatanen auf den Leim gehen und ihr Leben aufs Spiel setzen. Damit ist wirklich nicht zu spaßen.

Warum sich Ärzte immer noch viel zu oft ausschließlich auf den

Körper fixieren, hat sicher mit dem Gesundheitssystem zu tun, mit der Vergütung ihrer Arbeit, auch mit dem Einfluss der Pharmaindustrie. Doch es fängt schon in der Ausbildung an. Medizinstudierende erfahren angesichts der wissenschaftlichen Erkenntnisse erstaunlich wenig über das Zusammenspiel von Psyche und körperlicher Gesundheit. Es bewegt sich zwar einiges, zum Beispiel auf dem Gebiet der Arzt-Patienten-Kommunikation, die Veränderungen gehen insgesamt aber doch eher schleppend voran. Das Gewohnheitstier, das es uns manchmal so schwer macht, den Autopiloten auszuschalten und wieder etwas mehr Achtsamkeit walten zu lassen, ist kein Privileg des Individuums. Ganze Institutionen können darunter leiden.

Auch deshalb sollten wir uns – als mögliche Patienten – nicht blind darauf verlassen, dass uns schon irgendwie geholfen wird. Wir sollten konstruktiv *und* kritisch bleiben. Und uns immer wieder auch die ganz grundsätzlichen Fragen stellen, die wir im Alltagsstress viel zu leicht übergehen.

Gesundheit – was ist das überhaupt?

Als Antwort auf diese Frage schrieb die Weltgesundheitsorganisation (WHO) in ihrer Satzung folgenden bemerkenswerten Satz: »Gesundheit ist ein Zustand vollständigen körperlichen, seelischen und sozialen Wohlbefindens und nicht nur das Freisein von Krankheit oder Gebrechen.« Wenn man bedenkt, dass es sich dabei nicht um eine Zukunftsvision für das Jahr 2050, sondern um eine Definition aus dem Jahre 1946 handelt, verwundert die weiterhin praktizierte Konzentration vornehmlich auf körperliche Gebrechen umso mehr.

Wir haben uns nun schon so viel mit Gesundheit beschäftigt, als wäre der Begriff selbsterklärend. Doch offensichtlich ist er das nicht. Zumindest helfen offiziell anerkannte, allgemeingültige Definitionen im Einzelfall nur bedingt weiter. Die WHO-Definition beschreibt zudem einen Idealzustand, den zu erreichen und lebenslang beizubehalten keinem Menschen vergönnt sein dürfte. Wer kann von sich schon behaupten, im genannten Sinn je vollkommen gesund zu sein? Sind wir im Umkehrschluss nun alle krank? Bleibt Gesundheit nichts als Utopie?

Natürlich weder das eine noch das andere. Gesundheit ist ein permanenter Prozess, eine ständig ablaufende Annäherung an ein Ideal unseres Wohlbefindens, das durch ein Zusammenspiel aus Körper, Geist, Seele, Umwelt, Mitmenschen, Gemeinschaft und Kultur geprägt wird. Es wird höchste Zeit, sich von der Vorstellung zu verabschieden, Gesundheit sei ein fester Zustand. Sie ist maximal eine Momentaufnahme. Wir befinden uns stets auf einem Kontinuum zwischen der WHO-Definition am einen und Krankheit beziehungsweise Tod am anderen Ende. Gesundheit in diesem Kontext wäre ein Pol dieses Kontinuums, demnach ein theoretisches *End*ziel des Pendels, eine Vision, vielleicht auch ein Auftrag an uns, die Medizin und die Gesellschaft insgesamt. Manchmal bewegen wir uns eher gleichförmig, dann schlägt das Pendel wieder stärker aus, wenn wir uns beispielsweise eine Virusinfektion einfangen oder beim Tanzen den Fuß brechen. Gesundheit kann daher auch als die Reaktionsfähigkeit unseres Körpers und Geistes betrachtet werden, angemessen auf neue, sich verändernde Lebensumstände zu antworten. Mit diesen Worten könnte man auch Selbstheilungskompetenz umschreiben, denn auch die Heilungs- und Genesungsfähigkeit sind ein wichtiger Aspekt unserer Gesundheit.

> Gesundheit ist kein fester Zustand, sondern eine Momentaufnahme

Eine andere Definition der Gesundheit finden wir in der etablierten Medizin, explizit oder implizit. Dort ist Gesundheit weniger ein Ideal- als ein Normalzustand, genau genommen der »referenzierte Normal-« oder eben »Referenzzustand«: ein Zustand, bei dem alle *wesentlichen* Parameter im Referenzbereich sind. Das Problem: Schaut man auf den statistischen Normalzustand, also die »Gauß'-

sche Normalverteilung« für viele Generalparameter (zum Beispiel Körpergröße, -gewicht, Cholesterinwert etc.), dann würde auch eine möglicherweise »ungesunde« Mehrheit etwas als gesund definieren können, was unter rein medizinischen Gesichtspunkten zwar »normal« sein kann, aber nicht mehr zwingend gesund sein muss. Reichlich verwirrend. Und weil das so ist, bedient man sich heute in der Medizin, auch unter dem Einfluss von Fachgesellschaften (und möglicherweise auch von Lobbyisten), mehr und mehr der sogenannten Referenzwerte, die auch am grünen Tisch, im Labor oder auf Fachkongressen entschieden werden können. Anstelle der statistischen Normalwerte (Stichwort Mehrheit) bilden nun jene neu und rational definierten »Normbereiche« den schmalen Grat zwischen gesund oder krank. Das Problem dabei? Wir haben für viele Referenzwerte kein Sinnesorgan, kein Gefühl. Kamen wir eben noch »kerngesund« in die Arztpraxis, kommen wir möglicherweise gleich schwerkrank oder am Boden zerstört wieder heraus, weil man uns einen auffälligen Labor- oder Referenzwert mitgeteilt hat, einen »Befund«, der uns augenblicklich und per medizinischer Definition zum Kranken macht. Das Prozesshafte, das Kontinuum zwischen den Polen »gesund« und »krank«, bricht in dem Moment zusammen. Wer entscheidet darüber? Wer hat über uns eine solche Macht? Der Arzt, das Labor, Ultraschall- oder Röntgengerät?

Das mag beim Fußbruch banal sein. So eindeutig wie bei einem gebrochenen Fuß ist die Frage nach unserer Gesundheit aber nicht immer. Selbst bei einem identischen Knochenbruch leidet der eine mehr als der andere – das Maschinendenken wird dem subjektiven Faktor von Gesundheit nicht gerecht. Das macht es auch so knifflig, mit einer Definition konkrete Grenzen für Gesundheit und Krankheit festzulegen. Grenzwerte für Blutdruck oder Cholesterin festzulegen, kann eine wertvolle Orientierung darstellen – aber ohne die individuellen Lebensumstände zu kennen, verlieren sie einen wesentlichen Teil ihrer Aussagekraft. Natürlich darf man einen hohen

Blutdruck nicht auf die leichte Schulter nehmen – aber entscheidend ist nicht der Zahlenwert an sich, sondern wie man damit umgeht, umgehen kann, umzugehen gelernt hat. Hat dauerhaft erhöhter Blutdruck zu einem Herzinfarkt geführt, dann helfen uns im akuten Notfall die lebensrettenden Eingriffe und Maßnahmen – doch ändern wir unseren Umgang mit dem Problem nicht, halten wir an dem Lebensstil fest, der zu jenem dauerhaft erhöhten Blutdruck geführt hat, dann werden wir früher oder später wieder vor demselben Problem stehen. Oft liegt eben genau in dem, was uns krank gemacht hat, der Schlüssel, auch zu unserer Gesundheit.

Gesundheit und Gesundung sind eben auch immer eine Frage der individuellen Auffassung und Perspektive. Eine dritte Definition der Gesundheit beschreibt daher die Gesundheit nun als eine subjektive Interpretation der eigenen Realität, einen Zustand, bei dem man sich subjektiv gesund *fühlt*. Im Gegensatz zum Idealzustand der WHO oder dem Normal- beziehungsweise Referenzzustand der Medizin handelt es sich hier also um eine subjektive Zuweisung, einen Individualzustand.

Der subjektive und auch geistige Anteil bei Fragen unserer Gesundheit ist also nicht nur vorhanden, er ist viel weitreichender, als es vielen Menschen bewusst ist. Die haben es sich im Maschinendenken bequem gemacht und einen Großteil ihrer Verantwortung an die Götter in Weiß abgetreten. Wenn Herz, Rücken oder gar Gehirn streiken, dann sollen die das reparieren. Und solange ihnen dieser Service angeboten beziehungsweise versprochen wird, gibt es auch keinen naheliegenden Grund, an dieser Sicht- und Lebensweise etwas zu ändern. Mit etwas Glück bleibt man so gesund. Aber sehr wahrscheinlich ist das nicht.

Innere Überzeugungen sind das Ergebnis unserer lebenslang gemachten Erfahrungen. Sie zeigen sich in unserem Selbstbild. Wenn wir uns selbst als Maschinen wahrnehmen und dieses Bild verinnerlicht haben, dann ist dagegen nicht so einfach anzukommen. Da braucht es Einsicht, und die braucht bisweilen einschneidende Erlebnisse wie eine gesundheitliche Krise. Das ist kein unüblicher, aber ein oftmals schmerzhafter Weg hin zu einem dynamischeren Begriff von Gesundheit und uns selbst.

Unser Verhalten und unser Umgang mit Krisen steht in engem Zusammenhang mit ihrer Kontrollierbarkeit – ganz konkret, aber zunächst einmal grundsätzlich. Das Schlüsselwort heißt Vertrauen. Gesundheit im Sinne von Ganzheit ist ohne Vertrauen nicht vorstellbar. Das Vertrauen in andere Menschen, also dass da jemand ist, der mir hilft und sich um mich kümmert, teilen wir auch mit den Maschinendenkern. Vielleicht teilen wir mit diesen auch noch das Vertrauen in höhere Mächte, in Form von Spiritualität und Glauben – irgendjemand da oben hält seine schützende Hand über unser Wohl. Dieses Gefühl von Verbunden- und Gehalten-Sein darf gerade für Heilungsprozesse nicht unterschätzt werden, Stichwort Schmerzregulation und Stichwort Oxytocin. Hier wird augenfällig, dass bereits die Vorstellung von Kontrollierbarkeit einen Beitrag leisten kann, die Überzeugung, dass mir geholfen wird, dass ich Zuwendung erfahren werde.

Wo sich das Selbstbild bei ausgeprägtem Maschinendenken am deutlichsten unterscheidet, ist beim Vertrauen in sich selbst zu sehen, beim Selbst-Vertrauen. Mit der Vorstellung einer reinen Medikamenten- und Gerätemedizin werde ich zum bloß Behandelten. Das Vertrauen in die eigene Kompetenz und Kontrollmöglichkeit rückt in den Hintergrund oder existiert gar nicht mehr. Stattdessen bin ich ausgeliefert und komplett auf Hilfe von außen angewiesen. Überzeugungen wie »Ich kann was, ich finde mich zurecht, ich weiß, was ich in Krisen tun kann, um selbst zur Heilung beizutragen« findet man hier nicht.

> Selbstheilung und Gesundheit brauchen manchmal fremde Hilfe – aber *immer uns*

Selbstheilung und Gesundheit finden manchmal nicht ohne Hilfe statt – aber ohne unseren eigenen Beitrag wird es schwierig, denn dann bliebe ein großer Teil des in uns angelegten Potenzials nur schwer zugänglich und womöglich ungenutzt. All das Wissen über die einzelnen, auch neurobiologischen Aspekte soll ja dazu beitragen, dass wir Zutrauen in die eigene Selbstheilungskompetenz finden. Denn allein schon die Überzeugung, dass Selbstwirksamkeit möglich ist, macht einen Unterschied. Vertrauen in andere und in uns selbst wirkt gegen aufkommende Gefühle von Hilflosigkeit, die ihrerseits krankheitsverstärkend wirken können, und trägt zu einer besseren Stressbewältigung bei. Mit ihm öffnet sich ein Tor zu den vielen wichtigen Einflussmöglichkeiten, die wir uns in einem Vier-Säulen-Modell noch genauer ansehen werden (siehe Seite 213 ff.).

Vertrauen ist eine wichtige Zutat, genauso wie es Achtsamkeit ist. Beide bilden einen wichtigen Zugang zu unserem individuellen Selbstheilungspotenzial. Und das brauchen wir, denn wir alle sind Patienten, ständig. Wir pendeln unaufhörlich zwischen den Extremen vollständiger Gesundheit und Krankheit, so wie auch jederzeit Selbstheilungsprozesse in uns ablaufen – von der Wundheilung nach dem kleinen Schnitt in den Finger bis zur Immunabwehr gegen Krebszellen. Wo unsere Selbstheilungskräfte als Nächstes gebraucht werden, lässt sich nur schwer prognostizieren. Aber dass sie gebraucht werden, ist gewiss – denn jeder von uns hat mindestens eine Schwachstelle.

Jeder hat Schwachstellen – und jede Schwachstelle hat auch Gutes

Die eine bekommt Rückenschmerzen, der andere Krebs, wieder ein anderer leidet unter einem schwachen Immunsystem und liegt ständig flach, während eine Vierte noch gar nicht gemerkt hat, dass sie geradewegs auf ein Burn-out zusteuert oder einen hohen Blutdruck hat. Und oft haben wir gar mehrere Dinge gleichzeitig. Was es im Einzelfall ist, lässt sich meist nur schwer vorhersagen.

Manchmal gibt es Vorerkrankungen, manchmal treten vollkommen unerwartete Schwachstellen zutage, gerade dann, wenn alle Warnzeichen ignoriert oder fehlinterpretiert wurden, wenn die Kompetenz und das Wissen um die Selbstheilungstendenz unseres Körpers verschüttet oder abhandengekommen ist, wenn wir im Stress unterzugehen drohen.

Und dann gibt es Ereignisse, die einem »unfair« vorkommen könnten, als ob es bei Gesundheit um ein einklagbares Recht ginge: Nichtraucher bekommen Lungenkrebs, Bewegungsmuffel erfreuen sich bester Herzwerte, Ernährungsbewusste werden von Allergien geplagt. Doch Fairness als Maßstab zu nehmen wäre genauso falsch wie Krankheitsursachen komplett auf das Verhalten des Patienten abzuwälzen und die Schuldfrage zu stellen. Gesundheit und vor allem Selbstheilung funktionieren nicht mit der Brechstange, auch Strafandrohungen, Zwang oder Schuldzuweisungen stehen dem entgegen. Wir sind keine von außen gesteuerten Maschinen. Die Motivation, Selbstheilungskräfte aktiv zu nutzen und das Mögliche dazu beizutragen, muss letztlich von innen kommen, nicht von außen. Von außen kann und sollte es Unterstützung geben, Anstöße, Zuspruch, Zutrauen. Vielleicht vermag auch dieses Buch ein Stück weit einzuladen, anzustupsen, zu ermuntern und zu ermutigen, zu überzeugen, vielleicht sogar hier und da zu inspirieren, wer weiß – aber es zu schreiben bewirkt so wenig wie es zu lesen, wenn die intrinsische Motivation nicht trägt. Unabhängig davon, wo unsere persönliche Schwachstelle liegen mag.

Die allermeisten von uns haben wahrscheinlich schon einmal unter Zahnschmerzen gelitten. Auch aus diesem Grund sind unsere Zähne ein gutes Beispiel, an dem sich die Bedeutung unseres aktiven Beitrags zur Gesunderhaltung nicht nur veranschaulichen, sondern geradezu nachempfinden lässt. Neben der genetischen Veranlagung kann hier jedermann den Einfluss unserer Ernährungsgewohnheiten oder auch des Tabakkonsums erkennen. Gleichzeitig aber auch, welchen Unterschied bewusste, nachlässige oder fehlende Mund- und Zahnhygiene macht. Wie die optimale Zahnpflege aussehen soll, darüber gehen die Expertenmeinungen im Detail auseinander. So sollen zum Beispiel elektrische Zahnbürsten durchschnittlich bessere Ergebnisse liefern als die klassische Zahnbürste, während Zahnseide wohl doch nicht vor Karies schützen kann. Oder doch? Wie auch immer die nächsten Studien dazu ausfallen: Den gesundheitsförderlichen Nutzen von täglichem Zähneputzen mit flouridhaltiger Zahnpasta (im Vergleich zum Nichtputzen) stellt heute kein aufrecht gehender Mensch mehr in Zweifel.

Das Zahnbeispiel hat zugegebenermaßen seine Grenzen, denn auch mit einem vollkommen künstlichen Gebiss können wir uns noch »bester Gesundheit« erfreuen. Gesundheit (je nachdem, welche der oben genannten Definitionen Sie sich zu eigen machen – zumal wenn die rein körperliche »Unversehrtheit« gemeint ist) ist eben *nicht* alles. Was bei unseren Zähnen im beschriebenen Beispiel jedoch grundsätzlich möglich ist, gilt für andere Krankheitsfelder offenbar nicht in gleichem Maße. Der Punkt ist: Während der eigene Beitrag zur Zahngesundheit längst als selbstverständlich erachtet wird, ist das bei anderen »Volkskrankheiten« nicht der Fall.

Nach Schmerzen aller Art ist der zweithäufigste Grund, warum wir zum Arzt gehen: Schwindel. Schwindel kann sehr unterschiedliche Ursachen haben, tritt aber häufig auch bei Kreislaufproblemen auf, die oft gepaart mit Kopfweh oder allgemeinem Unwohlsein erscheinen. Ein niedriger Blutdruck wurde lange nicht als Gesundheitsproblem ernst genommen, dabei betrifft er einen großen Teil der Bevölkerung. Gerade in einer (auch dank medizinischer Fortschritte) alternden Gesellschaft ist das von wachsender Bedeutung, weil es besonders bei älteren Menschen zu gravierenden Folgen kommen kann, da zum Beispiel die Gefahr für Stürze steigt. Das Gehirn wird dann unter Umständen unterversorgt und stattdessen sammelt sich das Blut etwa in den Beinen, was gerade auch durch langes Liegen verstärkt wird. Was dagegen hilft, ist so naheliegend wie einfach: regelmäßige Bewegung, am besten in Form von Ausdauersport. Auch ausreichend Wasser zu trinken ist normalerweise belebend für den Kreislauf (Vorsicht jedoch bei Herzschwäche). Und was den Körper für schnelle Wechsel des Blutdrucks zusätzlich trainieren kann, sind beispielsweise Saunabesuche. Bewegen, trinken und schwitzen helfen bei Kreislaufproblemen oft besser als Medikamente. Aber bitte, dieses sind sehr allgemeine Ratschläge und im Einzelfall gilt, gerade auch für meine älteren Leser sowie im Folgenden grundsätzlich: *Fragen Sie bitte Ihren Arzt oder Apotheker!*

Antriebsschwäche, Müdigkeit oder Konzentrationsprobleme können auch erste Anzeichen für ein Leiden sein, das ebenfalls Millionen von Menschen in Deutschland betrifft, Tendenz seit Jahrzehnten steigend: Diabetes mellitus. Man unterscheidet bei dieser Stoffwechselkrankheit je nach Krankheitsbild etliche Untergruppen, im Wesentlichen sind bei den meisten Betroffenen jedoch zwei Hauptgruppen von Relevanz: Typ 1, der »jugendliche Diabetes«, der einen absoluten Insulinmangel beschreibt, und Typ 2, der einen relativen Insulinmangel beziehungsweise eine Insulinresistenz beschreibt (früher auch »Altersdiabetes«). Gerade der besonders häufige Diabetes Typ 2, im Volksmund mit »Zucker« (als Krankheit) betitelt, ist primär lebensstilbedingt. Das körpereigene Hormon Insulin, das normalerweise den Blutzuckerwert steuert und für den Zuckerstoffwechsel insgesamt wichtig ist, wirkt hier immer weniger, unter anderem weil eine dauerhaft erhöhte Zufuhr von Zucker über die Nahrung das System über die Zeit gewissermaßen überfordert und es so abgenutzt bzw. abgestumpft hat. Medikamente können zunächst helfen. Eine in diesem Zusammenhang untersuchte Möglichkeit aber, unserem Körper wieder auf die Sprünge zu helfen, sind nicht etwa weitere Medikamente oder operative Eingriffe, sondern eine Umstellung des Speiseplans.

Je nachdem, wie die Essgewohnheiten vorher ausgesehen haben, kann das durchaus radikal sein, aber die Möglichkeit steht jedem offen und kann auch ein radikaler Zugewinn an Genuss sein. Mit einer Ernährungsumstellung lassen sich jedenfalls nicht nur Blutzuckerspiegel, Blutdruck und Gefäßstrukturen verbessern, auch die körpereigene Insulinproduktion kann wieder angeregt beziehungsweise die Wirksamkeit des Insulins gegebenenfalls verbessert werden. Dafür gibt es natürlich keine Garantie, aber es macht deutlich, dass die Entscheidung zu einer bewussten Ernährung – auch hier wieder in Kombination mit ausreichend Bewegung, die den Stoffwechsel aktiviert – mehr sein kann als das Behandeln von Symptomen. Anstatt dem Körper ausschließlich von außen Insulin zuzuführen, können wir selbst auch etwas zu einer besseren Lebensqualität beitragen.

Eine Ernährungsumstellung kann zur besseren Lebensqualität beitragen

Die richtige Kombination aus Ernährung und Bewegung ist sicherlich auch der einfachste und wirksamste Zugang bei einem dritten Gesundheitsproblem, mit dem sich knapp ein Fünftel der Erwachsenen in Deutschland herumschlägt: Adipositas (starke Fettleibigkeit beziehungsweise »Fettsucht«). Übergewicht, die mildere Variante, betrifft europaweit schon über die Hälfte der Bevölkerung (wobei die Fettleibigen hier in der Statistik eingeschlossen sind). Im schlimmsten Fall führen zu viele Kilos zu Diabetes, Organschäden, Herzinfarkten oder auch Arthritis. In den USA soll einer aktuellen Studie des Nationalen Zentrums für Gesundheitsstatistik zufolge Fettleibigkeit gerade durch seinen Bezug zu Herzerkrankungen einer der Hauptgründe dafür sein, dass 2015 zum ersten Mal seit zwanzig Jahren die durchschnittliche Lebenserwartung nicht weiter gestiegen, tendenziell sogar wieder gesunken ist.

Welche Diät die beste zum Abnehmen ist, darüber wird wohl noch lange gestritten werden, auch hier ist der individuelle Faktor entscheidend. Nur von Null- und anderen Extremdiäten ist sicher abzuraten, weil damit weitere gesundheitliche Risiken einhergehen können (es sei denn, Sie unternehmen eine zeitlich begrenzte, wohl begründete und professionell begleitete »Heilfastenkur« von maximal fünf bis zehn Tagen, nicht mehr als zweimal pro Jahr) – ansonsten heißt es: mit Freude ausprobieren! Beim Sport hilft Ausdauertraining, also Laufen, Radfahren, Schwimmen, Rudern, Skilanglauf und Ähnliches, sicher besser beim Abnehmen als Kraftsport. Aber auch hier gilt: Lieber mit Freude die Muskulatur stärken als gar keine Bewegung. Auch weil beim Abnehmen eine einfache Formel gilt: Entweder mehr Kalorien verbrennen, als wir zu uns nehmen, oder – und das scheint am erfolgversprechendsten – weniger Kalorien zu uns nehmen, als wir benötigen.

Was in der Theorie so einfach klingt, ist in der Praxis offensichtlich gar nicht so leicht, sonst wäre Adipositas nicht weltweit auf dem Vormarsch. Unser Lebensstil ist hinsichtlich Ernährungs- und Bewegungsgewohnheiten in besonderem Maße und von klein auf konditioniert. Hier sind unsere neuronalen Muster oft besonders tief verankert, und das kann Gewohnheiten zu einem Bumerang machen, der immer wieder zurückkommt. In einer Welt, in der jeder selbst entscheiden kann, ob er zu Fastfood, Softdrinks oder Alkohol greifen möchte, darf man sich nicht wundern oder ärgern, dass einen auch diese langfristig ungesunden Angebote locken können. Und unter Stress haben wir alle ein biologisch nachvollziehbares Interesse, ja, ein gieriges Verlangen nach ballaststoffarmen, kalorienreichen – »energieverdichteten« – Nahrungsmitteln, nach schnellem »Comfort Food« eben.

Bei all den potenziell negativen Folgen für unsere Gesundheit darf man nicht vergessen, dass wir es dabei nicht mit illegalen Drogen zu tun haben und dass mit unserer Entscheidungsfreiheit eben auch eine Entscheidungsverantwortung einhergeht. Diese Freiheit muss uns aber nur Angst machen, wenn wir sie nicht als ein Angebot an Wahlmöglichkeiten wahrnehmen, das in der Geschichte der Menschheit wohl noch nie so bunt und vielfältig war. Mit ein bisschen mehr Achtsamkeit – und der notwendigen Information – kann jeder seinen Geschmack treffen.

Was Adipositas auch zur Folge haben kann, ist ein weiteres Leiden, das im Alter ab siebzig fast schon jeden Zweiten trifft: Arthrose, »Gelenkverschleiß«, insbesondere in den Knien. Mehr als jeder fünfte Erwerbstätige in Deutschland litt 2012 unter Knieschmerzen, man muss dafür also nicht erst auf den Rentenbescheid warten. Der Zusammenhang mit Adipositas entsteht nicht nur über die reine Gewichtslast, sondern auch über Botenstoffe im Fett, die unsere Gelenke angreifen können. Und über vieles andere mehr. Und so steigt das Arthroserisiko schon mit fünf Kilo Übergewicht um satte 36 Prozent. Das macht Abnehmen zu einem konservativen und äußerst wirksamen Vorbeugeinstrument beziehungsweise »Heilmittel« bei Arthrose, vor allem wenn es wieder als »Kombipräparat« zusammen mit Bewegung verabreicht wird. Denn entgegen der lange vorherrschenden Meinung trägt nicht Schonung, sondern die Nutzung unserer Gelenke zu ihrer Gesunderhaltung bei, sofern wir es nicht übertreiben. Die meisten Medikamente, die bislang dafür eingesetzt wurden oder werden sollten, leisten ebenso wenig einen zufriedenstellenden Beitrag zu Heilung oder Linderung wie Akupunktur oder Einlagen.

Nicht dass Sie nun denken, mit ein bisschen Abnehmen und Spazierengehen ließen sich alle Krankheiten dieser Welt ausrotten – aber unser Körper braucht und nutzt seit jeher beides, auch um seine natürliche Balance zu stützen. Kein Wunder also, dass er so wunderbar darauf anspricht. Wir finden das heute immer und immer wieder bestätigt: Wussten Sie, dass eines der effektivsten »Basistherapeutika« bei Depressionen die Bewegung ist? Und dass die Ernährung – eine bestimmte, ungesunde Form der Ernährung mit hohem Anteil an prozessiertem (verarbeitetem) tierischem Fett und Protein – hier eine Rolle spielt? Oder dass einige Darmkrebsformen (und auch andere Krebsarten) in Bezug auf ihre Prävention, zum Teil aber auch bezüglich ihres Verlaufs, nicht nur eine Korrelation zur Ernährung besitzen, sondern ebenso zur täglichen körperlichen Aktivität und dem konkreten Bewegungsausmaß (weshalb die Bewegungstherapie heute oftmals ein essenzieller Bestandteil der Behandlung ist beziehungsweise sein sollte)? Ähnliches gilt für die koronare Herzkrankheit, ein sehr verbreitetes Problem (leider bis zur Manifestation seiner Folgen für viele kein »Leiden«, weil es weitgehend unbemerkt verläuft, doch fatale Folgen haben kann): die »KHK« weist nicht nur eine Ernährungs-, Bewegungs- und Stressassoziation auf, sondern kann auch mit »Charaktereigenschaften«, zum Beispiel einer prinzipiell veränderbaren »Feindseligkeit«, zusammenhängen. Wussten Sie, dass Entspannung, Meditation, Achtsamkeit, aber auch psychologische Techniken hier nachweislich helfen können? Wir werden auf das *Wie* noch detailliert zurückkommen. Und bitte verstehen Sie den Hinweis auf den Charakter nicht so, dass ich mit so etwas wie »Krebs-« oder »Herzpersönlichkeit« argumentieren will. Das können Sie vergessen. Denn dann könnte man ja gleich die Hände in den Schoß legen.

Auch bei »Rücken«. Etwa 70 Prozent aller Erwachsenen leiden in Deutschland mindestens einmal im Jahr unter Rückenschmerzen. Nicht nur das macht sie zum Sinnbild moderner Zivilisationskrankheiten, denn im Gegensatz zu Adipositas, Diabetes oder Arthrose sind schlichtweg kaum Zeugnisse bekannt, die ihre Existenz vor dem 20. Jahrhundert belegen. Ötzi, so hört man heute, könnte Rückenschmerzen gehabt haben. Aber wir glauben nicht, dass es sich jemals um eine vergleichbare »Epidemie« gehandelt haben könnte.

Rieten Ärzte früher, ähnlich wie bei den erwähnten Fällen von Arthrose, zu Ruhe und Schonung, um das komplexe Zusammenspiel aus Wirbelknochen, Bandscheiben, Bänderapparat und Muskeln zu entlasten, hat sich die heutige Sicht um 180 Grad gedreht: Bettruhe macht die Sache oft nur noch schlimmer, stattdessen sollten Patienten so früh wie möglich wieder Sport treiben und körperlich aktiv werden – und im Notfall dafür sogar auf Schmerzmittel zurückgreifen. Selbst bei Bandscheibenvorfällen wird inzwischen dazu geraten, nur im Ausnahmefall zu operieren, denn in den meisten Fällen verschwinden die Schmerzen innerhalb von sechs Wochen wieder. Mehr noch: Bandscheibenvorfälle scheinen bis zu einem gewissen Grad relativ »normal« zu sein, die bloße Existenz eines Vorfalls noch nicht krankhaft (je nach Gesundheitsdefinition). Wie entscheidend der richtige Umgang mit einem Leiden ist, kann man kaum besser veranschaulichen.

Vor allem auch deshalb, weil sich aus dem nebulösen Problem der Rückenschmerzen immer deutlicher herauskristallisiert, dass die psychologische Komponente hier besonders stark ausgeprägt ist. Vor allem psychosozialer Stress – etwa durch zu hohe Arbeitsbelastung im Büro, unabhängig davon, ob wir dabei sitzen oder nicht, oder aufgrund einer Beziehungskrise daheim – steht auf der Liste der Verdächtigen ganz oben. Wir wissen inzwischen, dass Rückenschmerzen in Verbindung mit Unzufriedenheit, Trauer, Wut oder Aggression entstehen können, auch ein Zusammenhang mit Depressionen scheint gegeben, zumindest indirekt. Auf der anderen Seite ist die Aussagekraft von Röntgenbildern nur mit größter Vorsicht zu genießen: Minimale Fehlstellungen können bereits quälende Rückenschmerzen verursachen, wohingegen eine in den Wirbelkanal und das Rückenmark vortretende Bandscheibe nicht zwangsläufig Schmerzen auslösen muss. Es gibt Studien, bei denen Ärzte aufgrund von Röntgenaufnahmen bei knapp einem Drittel aller untersuchten Menschen Maßnahmen bis hin zu einer Operation empfahlen, obwohl keiner der Menschen über Schmerzen klagte.

Oft entscheidet die Psyche, wie stark wir unter Schmerzen leiden

Oft entscheidet nicht allein unser Körper, sondern in erster Linie die Psyche, wie stark wir Schmerzen wahrnehmen und darunter leiden. Leid und Schmerz müssen nicht identisch sein. Ganz im Gegenteil. Das erstere entscheidet sich auch wesentlich »zwischen den

Ohren«, das heißt in unserem Gehirn oder Geist (»Mind«). Nicht wenige Betroffene klappern vom Orthopäden bis zum Osteopathen alles ab, was der Medizinbetrieb zu bieten hat, und dadurch verlängert sich ihr Leid womöglich um zusätzliche Jahre.

Rückenschmerzen im Besonderen, aber Schmerzen ganz allgemein sind ein sehr komplexes Feld. Medizin und Forschung arbeiten sich schon lange daran ab, und es wird ihnen auch noch eine ganze Weile die Arbeit nicht ausgehen. Zwar gibt es längst wirksame Schmerzmittel, die in akuten Fällen Linderung verschaffen können, doch gerade bei chronischen Schmerzen machen Nebenwirkungen dem kurzfristigen Erfolg oft einen dicken Strich durch die Rechnung. Ein verbesserter Umgang mit Schmerz, der in der ärztlichen Betreuung neben Sport- und Physiotherapie beispielsweise auch eine Psychotherapie und/oder Achtsamkeitstraining umfassen kann, ist nach derzeitigem Wissensstand ein Weg, den es auch einzuschlagen gilt. Das würde nach Schätzungen unser Gesundheitssystem um zweistellige Milliardenbeiträge jährlich entlasten.

Zuhören, auch wenn's wehtut – was der Schmerz uns sagen will

Um die Summen, die möglicherweise im Raum stehen, geht es mir an dieser Stelle nicht. Viel wichtiger und grundlegender ist die Botschaft, die wir selbst von einem bislang so wenig entschlüsselten Phänomen wie dem Schmerz empfangen. Es handelt sich dabei um weit mehr als ein Reiz-Reaktions-Warnsystem, als das man es nüchtern betrachten könnte. Schmerz ist vielmehr als Hinweis zu verstehen, als ein wichtiges Signal, das unser Körper uns gibt. Wie ein Lehrer, der uns ermahnt, besser aufzupassen – nicht auf den Unterricht, sondern auf uns und unsere Gesundheit.

Schmerz – wie auch Stress – ist per se also nicht ausschließlich negativ und deshalb zu verteufeln. Auch scharfes Essen löst Schmerzsignale in unserem Gehirn aus, dennoch finden das viele Menschen auf der ganzen Welt positiv. Und aktuelle Wissenschaft zeigt auch, dass unser Körper sich durchaus freut, wenn wir ihm hin und wieder ein scharfes Essen gönnen, das wirkt wie natürliche Antibiotika oder führt zu einer Herunterregulation im Herz-Kreislauf-System und Entlastung in den Gefäßen (eventuell auch im Immunsystem). Und auch beim Sport verspüren viele Menschen einen besonderen Kick, wenn sie hin und wieder an ihre Schmerzgrenze gehen (und ein bisschen darüber). Beim Essen wie beim Sport ist das erträgliche Maß an Schmerzen individuell ausgeprägt, aber das zugrundeliegende Phänomen dürfte jedem von uns vertraut sein. Und es ist auch nicht schwer, die Ursache der jeweiligen Schmerzen auf unserem Speiseplan oder beim Sport zu erkennen. Das kann bei Rückenschmerzen schon wesentlich schwerer fallen.

Dass uns der Körper möglicherweise auf seelische Belastungen hinweist, weil sie sich anders nicht ausdrücken können, ist für sich genommen oft schon nicht leicht zu erkennen. Oftmals bedarf es Hilfe von außen, um sich dessen bewusst zu werden, und das ist auch vollkommen in Ordnung. Doch leider nicht selbstverständlich. Denn die Schmerzwahrnehmung ist stark von unserer Sozialisation abhängig, sie trägt also auch familiäre und kulturelle Faktoren in sich, bis hin zu religiösen Vorstellungen (Schmerzen als Strafe für Sünden, Erlösung durch Leiden etc.). Unser Umgang mit Schmerz und auch das Annehmen von Hilfe ist von daher zwar stark von äußeren Einflüssen geprägt und erlernt. Schmerz kann negativ konnotiert sein, was er in der Regel auch ist, aber mitunter hat er auch positive Begleiterscheinungen – wie Zuwendung (schon als Kind kam jemand zu uns und pustete das »Aua« weg, hoffentlich), eine Arbeitsbefreiung oder auch die Eintrittskarte in das medizinische Versorgungssystem. Das sind im Einzelfall denkbare »gewünschte« Aspekte, doch der Schmerz selbst bleibt zumindest unangenehm und auf jeden Fall kaum objektivierbar.

In einer Leistungsgesellschaft wie der unsrigen können wir in solchen Fällen in besondere Widersprüche geraten. Wir werden zumeist darauf konditioniert, Schmerz zu verdrängen, weil er eine individuelle Schwäche darstellen könnte, einen Wettbewerbsnachteil, den man voll und ganz selbst verschuldet hat. Dieser Umstand wird am Arbeitsmarkt (aber auch in der Pharmaindustrie) genutzt, um im eigenen Interesse Angst zu schüren – mit »Erfolg«: Viele Menschen schlucken beim kleinsten Kratzen im Hals sofort Schmerzmittel, um ja nicht das Erreichen des Tagespensums zu gefährden, und immer mehr Menschen dopen und pushen sich, um vermeintlich besser durch den Tag zu kommen. Unsere Performance steht gerade in der Arbeitswelt über unserer Gesundheit, und diese fatale Überzeugung hat sich schon längst bis in unser Privatleben ausgebreitet. Indianerherz kennt keinen Schmerz.

Das Perfide ist, dass man durch so eine Sichtweise zusätzlich unter Stress gerät, also in eine Lage, in der unser Gehirn tief verankerte Verhaltensweisen und Routinen bevorzugt – was den bewussten Umgang nur noch weiter erschwert und den Autopiloten konsequent auf Vermeidungsverhalten stellt. Im Extremfall kann uns das in eine verzweifelte Lage versetzen, in der wir uns hilflos und fremdbestimmt fühlen. Das ist kein Horrorszenario, das ich ersinne, sondern traurige Realität. Allein in Deutschland kommt es jährlich zu 10 000 Suiziden aufgrund von »seelischem« Schmerz, weltweit sterben auf diese Weise mehr Menschen als durch Kriege. Das macht nur noch deutlicher, wie wichtig ein gesunder Umgang mit Krisen ist. Das kann in Form eines bewusst konservativen Verhaltens sein oder mit einem aktiven Umkrempeln von Gewohnheiten einhergehen. Auf jeden Fall gilt es, einem reinen Vermeidungsverhalten etwas Konstruktives entgegenzusetzen. Und das muss nichts Schwieriges oder Hochmodernes sein, um tief zu wirken.

Aus der Schmerz- und Regulationsforschung wissen wir zum Beispiel, dass schon zwanzig Minuten Entspannung ausreichen, um kleine Wunden schneller heilen zu lassen. Für eine neuseeländische Studie wurden erwachsene Teilnehmer in drei Gruppen aufgeteilt: Die erste Gruppe meditierte, bevor den Teilnehmern eine leichte oberflächliche Hautverletzung zugefügt wurde, die zweite meditierte nach der Verletzung, die dritte meditierte weder davor noch danach. Das Ergebnis zeigte, dass diejenigen Personen, die an den geleiteten, zwanzigminütigen Meditationen teilgenommen hatten, über weniger Beschwerden klagten. Sie empfanden weniger Schmerzen, waren deutlich weniger angespannt, und auch ihre Haut erholte sich schneller von der Verletzung als die der Nicht-Meditierenden – und zwar unabhängig davon, ob vor oder nach der Verletzung meditiert wurde. Ähnliche Studien existieren für andere Hautveränderungen und -erkrankungen, so zum Beispiel auch für die Schuppenflechte, die mitunter recht schmerzhaft sein kann.

Positive Erfahrungen haben eine große Bedeutung im Umgang mit Schmerz

Selbst wenn dieses Beispiel nur ein kleines Puzzleteil für unser großes Bild darstellt, liefert es doch einen weiteren Hinweis auf die untrennbare Verbindung von Geist und Körper. Es unterstreicht selbst im Kleinen die Bedeutung positiver Erfahrungen im Umgang mit Schmerz, dem Gefühl der Selbstwirksamkeit, und darf als Aufmunterung zu mehr und besserer Selbstfürsorge verstanden werden. Das sollte unser Ziel sein. Wenn schon minimale Maßnahmen einen spürbaren Unterschied machen können, deutet das nur das enorme Selbstheilungspotenzial an, das in uns allen schlummert.

Ruhe und Überblick bewahren – vor allem, wenn es stressig wird

Was Schmerzen betrifft, stehen wir noch vor etlichen Rätseln. Doch auffällig ist, dass ähnlich wie beim Stress alle Wege letztlich auch zum Gehirn zu führen scheinen. Hier laufen mal wieder entscheidende

Stränge zusammen. So ist es das Schmerzsignal im Gehirn – und nicht etwa am verletzten Fuß –, das unsere Wahrnehmung bestimmt, und in der Folge auch unser Verhalten. Wir wissen auch, dass intensiver Schmerz vom Gehirn wie Stress empfunden wird. Und weil dadurch unser Schmerzempfinden weiter verstärkt werden kann, droht ein Teufelskreis, den viele Schmerzpatienten nur allzu gut kennen.

Auch seelische Einflüsse auf unser Schmerzempfinden lassen sich neurobiologisch nachweisen. Traumata können genauso Auslöser von Schmerz sein wie physische Verletzungen, Schnitte, Knochenbrüche oder Verbrennungen. Und so wie belastende Lebensereignisse unsere Schmerzresistenz senken können, kann sie in Glücksmomenten ansteigen. Und auch die genau gegenteiligen Beobachtungen existieren, zum Beispiel wenn Menschen in extrem belastenden – akuten – Stresssituationen eine Verletzung erleiden, den dabei an sich auftretenden Schmerz aber nicht wahrnehmen (eine spannende Frage ist übrigens, ob ein Schmerz, den man nicht wahrnimmt, überhaupt ein Schmerz ist). Und manch ein achtsam Glückseliger wird sich seines Schmerzes erst richtig bewusst und sagt, ganz selbstfürsorglich, eher »Stopp!«. Interessant ist auch, dass die Gehirnareale für Schmerzverarbeitung und für Gefühle in direkter Beziehung zueinander stehen (denken wir zum Beispiel wieder an die Insel, den Mandelkern und das limbische System generell). Sie sind bestens vernetzt – was von Vorteil ist, weil wir so Schmerz vermeiden können, ohne lange nachdenken zu müssen – siehe: Kampf-oder-Flucht-Modus bei der Stressreaktion. Allerdings kann das auch dazu führen, dass bereits die Angst vor Schmerzen in unserem Gehirn Stress auslöst. Denn aus all unseren Erfahrungen, die wir im Laufe unseres Lebens sammeln, bildet sich auch ein Schmerzgedächtnis heraus, und das kann in beide Richtungen wirken: schmerzverstärkend und -verringernd.

Das Gute am Schmerzgedächtnis ist aber, dass der Lernprozess nie aufhört. Zwar lässt sich Gelerntes nicht oder nur schwer auslöschen, aber man kann jederzeit neu hinzulernen – und die Festplatte Schritt für Schritt überschreiben. Bei diesem Lernen ist unser Verhalten genauso beteiligt wie unsere Erwartungshaltung. Was einmal mehr die Bedeutung positiver Erfahrungen für unsere Gesundheit unterstreicht, aber auch psychologische Ansatzpunkte bietet. Die erstaunliche Wirkmacht der Suggestion sehen wir uns gleich noch beim wundervollen Placeboeffekt an (siehe Seite 194 ff.).

Schlagen wir noch einmal eine Brücke zurück zum Stress. Wie wir gesehen haben, können im Zusammenhang mit chronischem Stress neurologische beziehungsweise neurodegenerative, immunologische, psychologische und psychiatrische sowie zahlreiche weitere Erkrankungen festgestellt werden. Längst nicht alle Krankheiten lassen sich allein mit Stress erklären und mit dessen Bewältigung in den Griff bekommen, doch er kann bei vielen eine wesentliche Rolle spielen, von Rückenschmerzen über Adipositas bis zu Rheuma, Diabetes und Herz-Kreislauf-Erkrankungen usw. Wie bereits eingangs erwähnt, geht die WHO davon aus, dass bis zum Jahr 2020 die Hälfte aller Krankheitsfälle auf Stress zurückzuführen sein wird. Das ist nicht mehr lange hin. Und auch schwer zu messen. Vor allem aber der Umgang mit Stress wird mit darüber entscheiden, wie wir das dynamische Konstrukt unserer Gesundheit in Zukunft wahrnehmen werden.

Schnelle Reparaturmaßnahmen können dabei helfen, negative Entwicklungen zu durchbrechen – doch meist ermöglichen sie nur, dass es danach so weitergehen kann wie vorher. Die Verunsicherung scheint groß zu sein, denn der Durchschnittspatient geht immer häufiger zum Arzt: jedes Jahr im Schnitt 17 Mal beziehungsweise alle drei Wochen (in Deutschland). Das ist »*spitze!*« – und hat doch oftmals nichts mit Achtsamkeit und Prophylaxe zu tun, wie man zunächst meinen könnte, sondern vielmehr mit Angst und Besorgnis. Die Zahl der »Katastrophisierer« scheint zu wachsen, und das ist

Stresssymptome richtig zu deuten, kann man lernen

nicht als Vorwurf zu verstehen, sondern hat in den meisten Fällen damit zu tun, dass die Menschen verlernt beziehungsweise nie gelernt haben, die alltäglichen Stresssymptome richtig zu deuten. Statt auf Großmutters Rat aus der Hausapotheke hören sie lieber auf Dr. Google, der selten Klarheit und oft nur zusätzliche Verunsicherung bringen kann. Etwas ernst zu nehmen bedeutet aber nicht automatisch, Großalarm schlagen zu müssen.

Hausärzte schätzen, dass über 50 Prozent der Probleme, die uns zu ihnen führen, von alleine heilen. Wiederum ist die Zahl weniger entscheidend als die Feststellung, dass Heilung oder Wiederherstellung, zumindest bei alltäglichen Problemen, nicht die Ausnahme, sondern die Regel ist. In der Allgemeinmedizin gibt es dafür auch einen netten Fachbegriff: das »abwartende Offenlassen« – nix tun, Tee trinken, aber den Patienten nicht das Gefühl des Nichtbeachtens geben. Dann wird vieles besser, ganz von allein.

Nicht nur bei Rückenschmerzen, sondern ganz allgemein lassen sich bei vielen Beschwerden, die nicht so eindeutig sind wie eine Platzwunde, keine biomedizinischen Erklärungen feststellen. Erwarten Patient und Arzt aber, dass in jedem Fall etwas unternommen werden muss, dann werden zum Beispiel Schmerzmedikamente verschrieben oder die Dosis erhöht. In jedem Fall wird »etwas« verschrieben, damit sich der Patient beachtet fühlt. Leiden Patienten unter chronischen Kopf- oder Rückenschmerzen, unter Schwindel oder Magenproblemen, dauert es im Schnitt gut fünf Jahre und oft mehrere Arztwechsel, bis eine psychosomatische (Begleit-)Diagnose gestellt und eine entsprechende (Begleit-)Behandlung durchgeführt wird. Fünf Jahre, in denen die Lebensqualität schlechter ist, als sie sein müsste, weil sich Ärzte auf das beschränken, was sie messen, ablesen oder mit bildgebenden Verfahren sichtbar machen können.

Genau diese Vorgehensweise führte jahrzehntelang zu großen medizinischen Erfolgen: Das systematische Bewerten von Blutdruck-, Cholesterin- oder Blutzuckerwerten verbesserte die Behandlungsmöglichkeiten und sorgte mit dafür, dass die Menschen immer älter werden konnten. Inzwischen haben wir einen Punkt erreicht, an dem wir vor lauter Früherkennungsmaßnahmen, Hightech-Geräten, Laborwerten und Diagnosemöglichkeiten kaum noch einen Menschen finden, der als gesund gelten kann. Es werden riesige Datenmengen erhoben und immer mehr Auffälligkeiten in unserem Blut, unseren Stoffwechselprodukten und unseren Genen gefunden – alles wahrscheinlich mit besten Absichten, aber der zusätzliche Nutzen ist oft verschwindend klein. Manchmal wird sogar Schaden angerichtet oder die eh schon ansteigende Verunsicherung nur noch weiter erhöht. Der Mensch, der da vor seinem Arzt sitzt, scheint als Ganzes immer weniger wahrgenommen zu werden. Und dann wird den Ärzten (beziehungsweise den Pharmafirmen) auch noch vorgeworfen, »Krankheiten zu erfinden« ...

Ob Ärzte so handeln sollen oder gar müssen, sei einmal dahingestellt. Tatsache ist, dass sich viele immer noch ausschließlich auf harte Fakten fokussieren und Geist und Emotionen außen vor lassen. Und wie eng diese auch mit Stress und Stressbewältigung verknüpft sind, haben wir gesehen.

Zunehmender äußerer Stress – durch Arbeitswelt, Straßenverkehr etc. – ist oftmals nur vordergründig das große Problem. In vielen Fällen ist die Abnahme der Bewältigungsfähigkeit wesentlich problematischer. Und das Verlorengehen, das Sich-nicht-mehr-selbst-Wiederfinden, Nicht-mehr-in-sich-Wohnen und -Auskennen. Mangelnde Stressbewältigungskompetenz drückt sich vielfältig aus: mit abnehmender Fähigkeit zur Selbstreflexion, schwindender Kontrollüberzeugung, fehlender Selbstwirksamkeit, weichender Flexibilität, schrumpfender Frustrationstoleranz, sinkender Konfliktlösungskompetenz – summa summarum: Ein konstruktiver Umgang mit Stress wird immer weniger möglich, weil Sinn und Kohärenz verloren gehen. Und das alles bei wachsendem Erwartungsdruck, häufig am stärksten durch uns selbst. Das klingt erst einmal schlimm, und das kann es auch sein – es bietet aber auch zahlreiche Ansatzpunkte. Denn Stressbewältigung ist lernbar, gestaltbar und fast immer zu verbessern. Auch wenn es uns gerade gut geht.

Erinnern Sie sich an die tibetischen Mönche aus Herbert Bensons Himalaja-Expedition? Wagen wir noch einmal einen Blick über den Tellerrand, denn mit unserer herkömmlichen Herangehensweise scheinen wir dem Stress ja anscheinend eher den Weg zu bereiten, als einen gesunden Umgang mit ihm zu finden. Statt über die Sackgasse zu klagen, in die wir hineinzusteuern drohen, könnten wir uns die Frage stellen: Wie machen es andere Kulturkreise und Medizintraditionen? Vor allem asiatische Methoden sind in dieser Hinsicht sehr interessant, weil sie sich mit einem grundlegend anderen (Medizin-)Verständnis dem Thema Gesundheit nähern – und gerade hinsichtlich chronischer Erkrankungen großartige Erfolge aufweisen können.

> Stressbewältigung ist lernbar und gestaltbar

Schauen wir uns einmal an, worin diese Unterschiede zwischen östlicher und westlicher Perspektive bestehen – und ob es sich dabei wirklich um unvereinbare oder doch nur um scheinbare Widersprüche handelt.

Die Perspektive erweitern – um Perspektiven zu schaffen

Sie erinnern sich vielleicht noch an die Bedeutung des Wortes *chitta* aus dem mittelindischen Pali. Außer für Geist und Gedanke steht es gleichzeitig auch für Emotion und Herz. In vielen asiatischen Kulturkreisen sind Geist und Herz nicht nur sprachlich untrennbar miteinander verknüpft, allein die Idee, beides getrennt voneinander betrachten zu wollen, ist dort absolut unvorstellbar.

Wie viel an dieser Sichtweise dran ist und wie sehr nicht nur im deutschen Sprachgebrauch diese erweiterte Perspektive fehlt, hat jeder bestimmt schon selbst erlebt. Wenn Sie die Erfahrung von liebevollen Worten, ob selbst ausgesprochen oder empfangen, gemacht haben beziehungsweise deren Wirkung am eigenen Leib gespürt haben, wissen Sie, was damit gemeint ist. Und vielleicht erfahren Sie in diesem Augenblick ja eine Art erinnertes Wohlbefinden, bei einer starken Erinnerung vielleicht sogar mit denselben körperlichen Symptomen, wenn eine freudige Wärme durch den Körper fließt, wenn Gefühle der Zuneigung, Geborgenheit oder Lust Ihre Körpertemperatur kurzzeitig ansteigen lassen. Wenn Ihnen allein aufgrund einer Erinnerung warm ums Herz wird, tritt die Mind-Body-Verbindung auf schönste Weise zutage. Eine schöne Studie, die in einem hochrangigen Wissenschaftsjournal veröffentlicht wurde, konnte vor wenigen Jahren zeigen, dass wir uns bei Kälte beziehungsweise in der kalten Jahreszeit eher nostalgische Gedanken machen, begleitet von ebensolchen Gefühlen, die dann wiederum unsere Körpertemperatur leicht ansteigen lassen – es uns also innerlich wärmer wird.

Leider gilt das Zusammenspiel auch in die andere Richtung, etwa bei der Erinnerung an einen Wutanfall, einen eigenen oder einen, den wir über uns ergehen lassen mussten. Hier kann das geistige Nachempfinden ebenfalls dieselben körperlichen Signale senden und das Herz womöglich schnell und aufgeregt schlagen lassen.

Allein in diesen kleinen Beispielen spiegeln sich bereits kulturelle Unterschiede, spirituelle Traditionen und das medizinische Grundverständnis, die sich allesamt bis in unser tägliches Denken, Fühlen und Handeln auswirken. Dabei gab und gibt es auch bei uns ganz ähnliche Herangehensweisen, die in den letzten 200 Jahren allerdings stark an den Rand gedrängt wurden, etwa in der Naturheilkunde. Wir wagen gleich noch einen kurzen Rückblick in unsere eigene interessante Historie, bleiben aber zunächst bei den unterschiedlichen Perspektiven in Ost und West.

Die westliche Perspektive ist uns vertraut. Unsere Medizin ist stark naturwissenschaftlich geprägt, es geht um Mess- und Grenzwerte, Daten und Fakten, der Fokus liegt auf den untersuchbaren Vorgängen in unserem Körper. Als Patient sind wir das Objekt der Medizin, wir werden von außen betrachtet und behandelt. Aus einer östlichen Perspektive ist der Patient dagegen Subjekt und Objekt zugleich. Hier wird keine Trennlinie eingezogen, genauso wenig wie zwischen Geist und Herz. Der Fokus ist primär auf mentale Vorgänge gerichtet, weshalb die Innenschau des Patienten, Introspektion und auch Kontemplation, wesentliche Merkmale des traditionellen Medizinverständnisses darstellen.

Das verschiebt den Schwerpunkt in der Arzt-Patienten-Beziehung beträchtlich, weil der Patient nicht nur gefördert wird, sondern auch mehr gefordert ist, an Heilungsprozess und Gesunderhalt mitzuwirken. Unter anderem dieser Aspekt, das Eingebundensein des Patienten und die damit einhergehende Subjektivität, stellt die westliche Wissenschaft vor unlösbare Probleme: Allgemeingültige Aussagen sind quasi unmöglich, Diagnosen von Patienten sind kaum miteinander vergleichbar, im Grunde kann nicht einmal eine zweite Meinung eingeholt werden, weil der Patient selbst seine Diagnose so stark mitprägt.

> Als Patient ist man Subjekt und Objekt zugleich

Östliche Medizin ist daher oftmals weniger starr, sondern flexibler und offener. Sie geht mehr auf den einzelnen Patienten in seiner aktuellen Lebenssituation ein, auf seine »Erstpersonenperspektive« (im Gegensatz zur »Drittpersonenperspektive« in einem westlichen Medizinlabor), als ihn in vorgefertigte Schubladen zu stecken. Für diese Offenheit müssen Ärzte vor allem zuhören können, und in der Regel nehmen sie sich auch deutlich mehr Zeit für die Anamnese als ihre westlichen Kollegen – und womöglich besteht ein Großteil ihrer Wirkung gerade in dieser Zuwendung, die sie ihren Patienten zuteilwerden lässt. Häufig ist der Erfolg bei chronischen Erkrankungen nicht geringer als im Westen. Werden chronische Erkrankungen ausschließlich pharmakologisch behandelt, kommt es mitunter nach dem Absetzen der Medikamente zu Rückfällen, etwa bei Herz-Kreislauf-Medikamenten, Entzündungshemmern, Schmerztherapeutika und Psychopharmaka. In der Konsequenz bedeutet das oft, dass Patienten dauerhaft auf Medikamente angewiesen sind, nicht selten mit langsam steigender Dosis. Auch wenn Medikamente oft den Vorteil bieten, dass sie relativ schnell Wirkung zeigen, kommen früher oder später regelmäßig unerwünschte »Nebenwirkungen« hinzu. Nun hat man nicht immer die Wahl, zugegeben, und ich möchte dieses Schwarz-Weiß- beziehungsweise Ost-West-Bild auch nicht überstrapazieren. Es ist nur allzu leicht, »Pharma-Bashing« zu betreiben. Das will ich gar nicht. Raten Sie mal, was ich selbst einnehme, wenn ich zum Beispiel nach einer größeren sportlichen Anstrengung am Vorabend morgens einmal mit Kopf- und Gliederschmerzen aufwache?

Mir kommt es auf etwa anderes an. Neben der Zuwendung des Arztes oder Therapeuten hängt der Heilungserfolg nämlich nicht unwesentlich davon ab, wie gut der Patient selbst die Signale seines Körpers erkennt. Achtsamkeit ist dabei das A und O. Einerseits also das Zutrauen des Arztes in den Patienten und dessen Heilkräfte, andererseits das Vertrauen des Patienten in den Arzt und die eigenen Heilkräfte.

Wir sind in diesem Buch schon öfter zwei Seiten ein und derselben Medaille begegnet: Stressreaktion und Entspannungsantwort, Neugierde- und Sicherheitsbedürfnis und nicht zuletzt dem Kontinuum zwischen Krankheit und Gesundheit, von autoregulativen Prozessen auf molekularer Ebene bis zum grundlegenden Verständnis unseres Wohlbefindens. Gerade für die östliche Medizin ist so ein Sowohl-als-auch, das nicht zwischen Subjekt und Objekt, Handelndem und Behandelten oder zwischen Geist und Körper trennt, sehr charakteristisch – das Prinzip von Yin und Yang.

Und in diesem Sinne könnten und sollten auch wir unseren Blickwinkel öffnen und beispielsweise fragen: Was ist das Gesunde an mir, auch wenn ich krank bin? Was kann ich selbst zu meiner Genesung beitragen, auch wenn ich der Patient bin und Hilfe benötige? Welches positive Signal geht von meiner Schwachstelle aus? Fragen wie diese haben eine ganz andere Zielrichtung, als wir sie im Westen gewohnheitsgemäß einschlagen: weg vom reinen Fokus auf Körper und Krankheit, mehr hin zu Körper und Geist sowie Ressourcen und Möglichkeiten.

Salutogenese – Gesundheit entsteht nicht ohne uns

Bei den Themen Achtsamkeit und Kohärenz waren wir im Grunde schon mittendrin in diesem Kapitel. Bereits in den Achtzigerjahren des letzten Jahrhunderts prägte Aaron Antonovsky (1923–1994) den Begriff der Salutogenese. Der israelische Medizinsoziologe hatte sich nicht allein der Fragestellung der Pathogenese gewidmet, also dessen, was uns krank macht, sondern fragte sich außerdem, wie Gesundheit entsteht und sich erhalten lässt.

Erstaunlicherweise wird das Konzept der Salutogenese bis heute immer noch angezweifelt (wenngleich allmählich abnehmend), nicht zuletzt wegen der falschen Vorstellung, die etablierte Medizin mit ihrem pathogenetischen Schwerpunkt würde dadurch diskreditiert. Dabei war die Salutogenese nie als Alternative zum pathogenetischen Ansatz gemeint, sondern als Ergänzung. Sie sollte ein Modell sein, das neben der Vorbeugung, Früherkennung, Abwehr oder Beseitigung von krank machenden Faktoren und Risiken (zum Beispiel durch regelmäßige Zahnarztbesuche oder eine Masernimpfung) zusätzlich auf das schaut, was unsere Gesundheit schützt, Widerstandsressourcen aufbaut oder stärkt und bestehende Belastungen reduziert (zum Beispiel das vielseitige Kombipräparat aus gesunder Ernährung und ausreichender Bewegung oder Achtsamkeitstraining). Antonovsky dachte auch nicht Prävention oder Gesundheitsförderung, sondern stets beide zusammen. Das hatte weniger mit Ideologie als vielmehr mit Pragmatismus zu tun: Wenn in einem Fall der Fokus auf die Risikofaktoren für eine Krankheit zum Ziel führt, gut – wenn in einem anderen Fall gesund erhaltende Schutzfaktoren zum Ziel führen, auch gut. Etwas vereinfacht. Es ging Antonovsky schlicht um eine Erweiterung seiner und unserer Perspektive.

Salutogenese ist keine Alternative, sondern Ergänzung

Diese Sichtweise erfordert das Einbeziehen von Lebens-, Arbeits- und Umweltbedingungen einerseits sowie andererseits des individuellen Verhaltens – allesamt Faktoren, die teilweise von außen kommenden Veränderungen (den Verhältnissen) unterworfen sind, teilweise aber eben auch von uns selbst bewusst verändert und aktiv gestaltet werden können. Antonovsky verstand Gesundheit also nicht als Zustand, sondern als dynamischen Prozess. Auch er sah den Menschen folglich permanent auf einem Kontinuum zwischen Gesundheit und Krankheit pendeln. Und somit erfasst die Salutogenese auch nicht nur Menschen, die als Kranke bezeichnet werden (das Objekt der klassischen Schulmedizin), sondern alle, die ihre Gesundheit wiederherstellen, erhalten, ausbauen, fördern und stärken wollen.

Für den Vater der Salutogenese bestimmten nicht die Umstände allein, sondern unsere Fähigkeit, diese zu bewältigen, unser Glück. Ein wesentlicher Bestandteil der Salutogenese lag für Antonovsky daher im Gefühl der Kohärenz, dem er wiederum drei wesentliche Merkmale zuschrieb: das Gefühl der Verstehbarkeit, das Gefühl der Handhabbarkeit (darin auch die Gestaltbarkeit) und das Gefühl der Sinnhaftigkeit. Wir haben bereits weiter oben gesehen, wie eng Kohärenz mit den Schlüsselbegriffen Achtsamkeit (als Voraussetzung) sowie Kontrolle und auch Resilienz (als Konsequenzen) zusammenhängt. Das passt alles perfekt in den Ansatz der Salutogenese.

Statt Fremdbestimmung wird Partizipation großgeschrieben, aktive Beteiligung, Eigenkompetenz, Selbstwirksamkeit oder neudeutsch Empowerment – Gesundheit ist aus salutogenetischer Perspektive ohne uns und ohne unser Mitwirken nicht möglich. Wer könnte auch ein besserer Experte für unsere Gesundheit und Zufriedenheit sein als wir selbst?

Ein Blick zurück nach vorne – altes Wissen reloaded

Wer seine Perspektive hin zu anderen Medizintraditionen und einem erweiterten Gesundheitsverständnis öffnet, der kommt um eine kleine Zeitreise nicht umhin. Wir entschlüsseln in der Forschung immer mehr Details und Zusammenhänge, sammeln Hinweise und Belege – und bestätigen dabei mehr und mehr auch »altes« Wissen aus Ost und West. Um zu verstehen, wo wir uns aktuell befinden, ist es daher hilfreich, einen kurzen Blick in die Historie zu werfen.

Schon immer wurde an nachfolgende Generationen weitergegeben, was wirkt, und so hat sich ein intuitives Heilungswissen angesammelt, das sich über Jahrtausende zurückverfolgen lässt. Heute werden urzeitliche Rituale erst langsam wiederentdeckt (denken wir an Dinge, die Ötzi vor über 5000 Jahren bei sich trug und die man an ihm fand, inklusive der tätowierten Akupunkturmale) beziehungsweise rekonstruiert (vergleichen wir dazu auch steinzeitliche Höhlenfunde), doch selbst vergleichsweise junge Methoden aus der Naturheilkunde werden von modernen Ansätzen wie dem Maschinendenken in ein Nischendasein gedrängt. So dominant wurde das, was wir heute als »Schulmedizin« kennen.

Wir beginnen unsere Zeitreise nicht bei Adam und Eva, sondern in der Antike bei Hippokrates von Kos (460–371 v. Chr.). Schon der Urvater der modernen Medizin betonte den Lebensstil beziehungsweise die »Lebenskunst« als wichtige Voraussetzung für Gesundheit und Heilung. So war Hippokrates' »Díaita« weit mehr als eine Ernährungslehre, es war eine Anleitung zur gesunden Lebensführung und auch zur Selbstfürsorge. Seine Vorstellungen über das Wesen der Medizin waren lange Zeit bestimmend, nicht zuletzt sein Bild von der Dreiteilung der Gesundheitsversorgung: Neben der Chirurgie beziehungsweise dem ärztlichen Eingriff und der Pharmakologie waren bei Hippokrates Lebensführung und Eigenverantwortung essenzielle Bestandteile. Lebensziel war in seinen Augen unter anderem der Erhalt von Ordnung, Ausgleich und Gesundheit. Wie gut man dieses Ziel erreichte, fand auch Ausdruck in dem sich einstellenden seelischen Gleichmut – nicht zu verwechseln mit Gleichgültigkeit. Heute würde man wohl eher von innerer Zufriedenheit, Ausgeglichenheit und Balance sprechen. Für eine Idee wie Work-Life-Balance war es wohl noch zu früh.

> Schon für Hippokrates war »Lebenskunst« eine wichtige Voraussetzung für Gesundheit und Heilung

Dieses Lebensziel zu erreichen war eine Frage des systematischen Vorgehens (wozu die Wissenschaft diente), der gemäßigten, geordneten und ausdrucksvollen Lebensweise (wozu zum einen Tugendhaftigkeit, zum anderen die Kunst diente) sowie eines frommen oder religiösen Lebens, denn interessanterweise spielte auch die Religion eine wichtige, selbstheilende Rolle. Hippokrates führte die akribische Analyse in die Medizin ein, zweifelsohne ein bis heute wegweisender Schritt. Zentrales Element seiner Auffassung von Gesundheit und einer sinnvollen beziehungsweise vernünftigen Lebensweise war aber – auch das war damals neu und soll deshalb ausdrücklich betont werden – auch die Selbstverantwortung. Für Hippokrates war jeder eben auch seines eigenen Glückes Schmied.

In den folgenden Jahrhunderten tauchte immer wieder die Betonung der Selbstfürsorge im medizinisch-therapeutischen Kontext auf, aber auch im religiösen, denn nach wie vor waren beide Bereiche eng miteinander verbunden. Häufig äußerte sich diese Verbindung im Sinne einer inneren Kraft zur Heilung: Man ging davon aus, dass der Mensch über eine Selbstheilungstendenz und -fähigkeit verfügte. Wir finden eine derartige Komplementarität zwischen der »äußeren Medizin« einerseits und der Selbstfürsorge und -heilung, dem »inneren Arzt«, andererseits beispielsweise auch bei Galen (ca. 129–215). Der griechische Arzt orientierte sich an seinen Landsleuten Hippokrates und Aristoteles, in dessen Philosophie sich Hippokrates' Auffassungen spiegelten, und zeichnete eine Medizin vor, die davon ausging, dass Gesundheit – und nicht Krankheit – der Normalzustand sei. Außerdem seien funktionale Zusammenhänge und innere Regulationsprozesse zu beachten, die prinzipiell die Tendenz zur Heilung hätten, also zum inneren Gleichgewicht führten. Der Arzt war in diesem Kontext nicht das eigentliche Arzneimittel, das die Wirkung hervorruft, sondern mehr Unterstützer und Ermöglicher. Der Mensch galt von Natur aus als gesund, und Medizin bedeutete, dass der Arzt mit dieser Natur zusammenzuarbeiten hatte. Der Einzelne behielt also in hohem Maße Einfluss auf seine Gesundheit.

Mit dem aufkommenden Christentum wurde die Verantwortung für das eigene Heil an höhere Mächte abgetreten – die göttliche Schöpfung war nicht anzurühren und letztlich auch nicht zu verstehen. Krankheit wurde immer stärker als Bestrafung für ein sündhaftes Leben aufgefasst, was kaum Platz für medizinischen Fortschritt ließ. Ein frommes Leben war nunmehr der einzige Weg zu Gesundheit, weshalb die Angst vor Krankheit nur die Frömmigkeit nährte und die Kunst der Lebensführung der Antike ablöste.

Doch im Mittelalter erlebte die Pharmazie langsam ihren Aufstieg – und es ist nicht ganz frei von Ironie, dass dies im Schutzhafen der Kirche geschah. Zum Teil versteckt hinter dicken Klostermauern hatte die Pflanzenheilkunde bereits früh Einzug in die mediterranen Kräutergärten der Kirchen- und Klosteranlagen gehalten. Aus dieser Kräuterlehre, beispielsweise einer Hildegard von Bingen (1098–1179), entstand im Laufe der Zeit nicht nur eine Klostermedizin, sondern über die Alchemie und noch später in Verbindung mit den aufkommenden Naturwissenschaften eine erste Biochemie sowie eine frühe Pharmazie im heutigen Sinne. Während die Mönche die Braukunst aus der Taufe hoben, waren es vor allem Nonnen, die sich um die Klostermedizin kümmerten. Ohne Worte.

Hildegard von Bingen orientierte sich stark an den Überlieferungen von Galens Lehre. Ähnliches finden wir im 16. Jahrhundert auch beim Schweizer Naturforscher Philippus Theophrastus Aureolus Bombast von Hohenheim, besser bekannt als Paracelsus (1493–1541). Er beschrieb das Zusammenspiel zwischen dem Medicus – zuständig für medizinische Prozeduren und die Therapie – und dem Archaeus. Die Idee eines Archaeus entsprach dabei weitestgehend der eines »inneren Arztes«, einer ordnenden Kraft, die nach Paracelsus auch eine Verbindung zum fein- oder nichtstofflichen Bereich besaß. Gemeint war hier wohl das, was wir heute mit Bewusstsein oder Geist bezeichnen – Konzepte, die es in dieser Form im heutigen Europa damals noch nicht gab. Doch sie sollten sich fortan lange halten. Noch in der Ordnungstherapie eines Sebastian Kneipp (1821–1897) tauchten Analogien auf.

All diesen Entwicklungen war gemein, dass Heilung mit der Annahme regulativer Prozesse einherging, das heißt, sie war dynamisch und strebte im Normalfall von sich aus zum Gleichgewicht, zu einer Gesundheit also, die der Beeinflussung durch den Einzelnen zugänglich war. Wenn diese natürliche Tendenz nicht ausreichte beziehungsweise die Selbstregulation überfordert war, konnte Einflussnahme von außen geboten sein. Noch bei Rudolf Virchow (1821–1902), dem Begründer der modernen Pathologie, findet sich jene Idee der Selbstregulation – und der Krankheit als der Manifestation einer Überforderung derselben –, bevor sie im Zuge der aufkommenden Naturwissenschaft aus dem Blickfeld der Medizin geriet.

Die entscheidende Wegmarke wird bereits bei René Descartes (1596–1650), dem einflussreichen französischen Philosophen, verortet. Wurde der Mensch bis dato als Einheit aus Körper, Geist und Seele betrachtet, zog Descartes nun eine folgenschwere Trennlinie zwischen *Psyche* und *Soma*, dem Geist und dem Körper. Diese zunächst rein gedankliche Aufteilung ermöglichte einen neuen Diskurs, auch über gesundheitliche Fragen. Das muss man sich wie das Aufstoßen einer Tür zu ungeahnten Möglichkeiten, zu nie zuvor gedachten Gedanken vorstellen. Doch bei Gedankenspielen blieb es nicht. Mit der Zeit verfestigte sich diese Idee zweier voneinander getrennter Kategorien so stark, dass sich eine dualistische Sicht- und Denkweise immer mehr durchsetzte und schließlich fest etablierte. Descartes' Vorstellungskraft hatte sich gewissermaßen verselbständigt.

> Descartes zog eine folgenschwere Trennlinie zwischen Geist und Körper

Der jahrtausendealte Wissensschatz um die untrennbare Verbindung zwischen Psyche und Soma – heute mühsam mit dem Begriff Psychosomatik wieder zusammengeführt (jedoch, leider, immer im Kontext von Krankheit) – ging im Laufe der Zeit für die große Mehrheit der Bevölkerung verloren, vor allem mit dem Siegeszug der modernen Naturwissenschaften ab dem 19. Jahrhundert. Zwar beschrieb niemand Geringerer als Alexander von Humboldt (1769–1859) ein Vernetzungsprinzip, da er sämtliche Lebewesen als einen großen zusammenhängenden Organismus verstand – was erstaunliche Parallelen zum Buddhismus aufweist –, doch auch sein unermüdlicher Einsatz, die unterschiedlichsten Wissenschaftsdisziplinen an einen Tisch zu bringen, bewirkte letztlich nicht, dass Körper und Geist wieder näher zusammengerückt wurden. Auch dass sein englischer Naturforscherkollege Charles Darwin (1809–1882) mit seinem vielzitierten »survival of the fittest« nicht die Stärksten, sondern die am besten Angepassten meinte, führte nicht etwa dazu, dass man Gesundheit als eine funktionierende Anpassungsreaktion (Autoregulation) definierte.

Es kam zu einem Auseinanderdriften der seit Descartes zugrunde liegenden Konzepte, mit der Konsequenz, dass Glaube und Selbstregulation bei Fragen der Gesundheit zunehmend an den Rand gedrängt wurden. In Naturheilkunde, Erfahrungsmedizin, Komplementär- oder Alternativmedizin überdauerten sie und führten bis vor kurzem ein bescheidenes Dasein. Nicht ganz unähnlich wie das Wissen alter Naturvölker in Nord- und Südamerika oder in Grönland, wo der »weiße Mann« mit den Ureinwohnern auch die Traditionen und Rituale der Schamanenkultur verdrängte und vielerorts ausrottete.

Stattdessen regierte eine Wissenschaftsbegeisterung, die, von der industriellen Revolution befeuert, ein mechanistisches Weltbild schuf. Der menschliche Körper wurde wie eine Maschine betrachtet, die es zu reparieren galt, wenn sie streikte. Die reine Funktionsperspektive hatte zur Folge, dass sich Medizin hauptsächlich auf den Körper und auf Krankheit konzentrierte (Pathogenese) und mehr und mehr zu einer hochgradig spezialisierten Ersatzteil- und Reparaturmedizin wurde, wie wir sie heute bei uns antreffen.

Es geht hier nicht um Nostalgie oder verklärende, romantisierende Vorstellungen. Bei allem, was unsere Gesundheit betrifft, möchte kein Mensch zurück ins Mittelalter, auch schamanische Traumreisen sind sicher nicht jedermanns Sache (aber ausprobieren kann man es!). Doch wenn wir östliche und westliche, alte und neue Sichtweisen und Methoden miteinander verbinden, dann kann das eine wertvolle Bereicherung darstellen und Aspekte unserer individuellen Gesundheit ansprechen, die sonst nicht erreicht würden. So wie Herbert Benson nicht über, sondern *mit* dem Dalai Lama und den buddhistischen Mönchen über ihr jeweiliges Medizinverständnis sprach, muss das kein Widerspruch sein. Naturwissenschaft und Spiritualität schließen einander nicht zwangsläufig aus, beides hat seinen Platz – und kann Gesundheit fördern.

Was wir heute in der Forschung über die Bedeutung des Gefühls

> Naturwissenschaft und Spiritualität können beide Gesundheit fördern

von Sinnhaftigkeit oder Kohärenz für Selbstheilungsprozesse wissen, findet sich teilweise auch in alten Schriften und Medizintraditionen, etwa bei dem arabischen Arzt Ibn Butlan im 11. Jahrhundert, bei Mahavira im 5. vorchristlichen Jahrhundert oder in der ayurvedischen Heilkunst, die schätzungsweise über 5000 Jahre zurückreicht. Immer wieder entdeckt man, gerade in Asien, die Vorstellung von Kreisläufen und großen Zusammenhängen, die Idee von Einssein und Verbundenheit, weshalb auch Zuwendung und Berührung bewusst oder unbewusst als Heilmittel eingesetzt wird und auch Rituale eine wichtige Funktion einnehmen. Denken wir bei uns auch an die christliche Mystik. So wie es heute Offenheit, Vertrauen und Zuversicht braucht, um altes Wissen wiederbeleben oder fremdes Wissen neu entdecken zu können, so brauchte es in vielen Traditionen, auch in unserem Kulturkreis, vor allem auch Offenheit, Vertrauen und Zuversicht zwischen Arzt und Patient. Die braucht es heute vielleicht sogar mehr denn je.

Die Beziehung zwischen Arzt und Patient – warum sie so entscheidend ist

Selbstheilung heißt nicht Alleinheilung. Hilfe von außen ist nicht nur erlaubt, sondern erwünscht und erforderlich, wenn es der Gesundheit dient. Wir haben bereits gesehen, wie stark unsere Gesundheit, unser Selbstbild und auch unser Verhalten vom Austausch mit der Außenwelt mitgeprägt werden. Gerade wenn wir krank werden, fällt Ärzten und Therapeuten dann natürlich eine besondere Rolle zu.

Die Ansprüche und Bedürfnisse sind von Patient zu Patient und von Situation zu Situation verschieden. Für den einen sollte der Arzt mehr ein bestätigender Berater im Hintergrund sein, für eine andere der »Heiler« oder der absolute Fachmann, in dessen Hände sie sich zu 100 Prozent begibt, dem sie ihr ganzes Vertrauen abtritt. Dazwischen liegen Tausende von Graustufen: der Arzt als Buddy, Scout, Lotse, Coach oder Manager, der an Experten delegiert, oder auch der berühmte »Gott in Weiß« und der berüchtigte »Arzt, dem die Frauen vertrauen«.

Vertrauen in die Kompetenz, in die Erfahrung, in die Menschlichkeit eines Arztes ist ein wesentlicher Schlüssel zum Heilerfolg. Es heißt zwar umgangssprachlich oft, »wer heilt, hat Recht« – doch schon Albert Schweitzer (1875–1965) soll einmal gesagt haben: »Eigentlich ist es ein Berufsgeheimnis, aber ich will es Ihnen trotzdem verraten. Wir Ärzte tun nichts. Wir unterstützen und ermutigen nur den Arzt im Innern des Menschen.«

> Selbstheilung heißt nicht Alleinheilung

Deshalb steht oben der »Heiler« auch in Anführungszeichen. Wie bei der Wundheilung nach einem Schnitt mit dem Küchenmesser in den Finger statt in die Zwiebel, betreut der Arzt vielmehr den Selbstheilungsprozess, als dass er ihn eigenhändig vollführen könnte. Wenn wir einschneidende diagnostische oder therapeutische Interventionen einmal ausnehmen – wie Operationen oder die Erstellung eines komplexen Medikationsplans –, dann geht es bei der alltäglichen Rolle, die Hausärzte und andere »Primärversorger« für den Patienten spielen, vor allem darum, wachsam zu sein, den Patienten zu kennen und ihn zu begleiten, auch um die Leitplanken der individuellen Bahn zu *erkennen* und zu helfen, dass er oder sie nicht herausgetragen wird. Was innerhalb passiert, ist ohnehin Privatsache, das gilt auch für die Heilung. Um Ärzte oder »Wunderheiler«, die einem etwas anderes versprechen, sollte man einen möglichst weiten Bogen machen.

Überhaupt ist Vertrauen ein komplexes und bisweilen auch fragiles Gebilde. Der Arzt ist in erster Linie der Fachexperte und für die medizinische Kompetenz zuständig, doch die Entscheidung liegt – sofern es sich um keinen akuten Notfall handelt – letzten Endes beim Patienten: Er wählt den *Arzt seines Vertrauens*, und ohne seine Zustimmung gibt es normalerweise auch keine Behandlung.

Ganz wesentlich hängt Vertrauen davon ab, ob die Kommunikation miteinander gelingt – da bildet die Beziehung zu einem Arzt keine Ausnahme. Und um sich zu verstehen, müssen beide Seiten ihren Teil dazu beitragen: Ärzte müssen gut und möglichst mitfühlend zuhören sowie klar beraten und vermitteln können, während Patienten gut nachvollziehen und entscheiden müssen. Ein Nach- oder Hinterfragen ist deshalb nicht nur legitim, sondern wichtig, um den Arzt auch wirklich zu verstehen und ein vertrauensvolles Verhältnis zu ermöglichen. Wenn man nicht jedes Wort auf Anhieb versteht, ist das nicht schlimm, aber man muss die gleiche Sprache sprechen, um sich darüber austauschen zu können.

> Vertrauen in den Arzt ist ein *wesentlicher Schlüssel* zum Heilerfolg

Nach allem, was wir auch aus der Hirnforschung, der Gesundheits- und Salutogeneseforschung und auch der angewandten Präventivmedizin wissen, liegt das A und O einer gelingenden Arzt-Patienten-Beziehung im achtsamen Da-Sein, im Zuhören, im Wahrnehmen und Spiegeln des Gegenübers, im wertschätzenden Anteilnehmen, kurz: nicht im nackten Fachwissen, sondern in echtem Mitgefühl – all das hilft bei der Aktivierung der Selbsthilfe- und Selbstheilungskompetenz. Auch dem Arzt tut eine funktionierende Arzt-Patienten-Beziehung gut, sie hilft also auf beiden Seiten, und sie hilft in der Regel mehr als ein ausgefülltes Rezept allein. Damit dies gelingt, sollte der Arzt in der Lage sein, die Widerstände in sich selbst und im Patienten wahrzunehmen, zu kennen und zu überwinden beziehungsweise zu nutzen. Doch das schreibt sich so leicht.

Gerade in heilenden Berufen ist die Arbeitsbelastung und der Zeitdruck oft enorm und die Zahl der Burn-out-Gefährdeten besonders groß. Nicht wenige Ärzte und Therapeuten verzweifeln am Unglück anderer. Darunter leidet dann natürlich auch die Patientenversorgung. Dass ausgerechnet diese Berufsgruppe stark gefährdet ist, mag im ersten Moment verwundern, müsste sie es doch eigentlich am besten von allen wissen, welche Gefahr hinter Stress und Dauerbelastung lauert. Das zeigt nur: So einfach ist der Umgang mit Stress in der Praxis anscheinend nicht. Schließlich sind Pfleger, Ärzte und Therapeuten auch nur Menschen. Und deren Gesundheit darf genauso wenig vernachlässigt werden wie die aller anderen auch.

Hinzu kommt, dass gerade Ärzte eine besondere Vorbildfunktion einnehmen – ob sie nun wollen oder nicht. Heute erscheint einem die Vorstellung, dass ein Arzt im Dienst kettenrauchend über Klinikflure hustet, als vollkommen abwegig, obwohl die Zeiten, in denen so etwas noch möglich war, gar nicht so lange her sind. Ich selbst habe meine zweijährige Arbeit als Pflegehelfer täglich in Dienstzimmern (während der jeweiligen »Übergaben«) begonnen, in denen man wegen dichter Rauchschwaden kaum die Hand am Ende des ausgestreckten Armes sehen konnte. Aber das meine ich gar nicht. Wo der Vorbildcharakter damals wie heute besonders zum Tragen kommt, ist in seiner zusätzlich verstärkenden Kraft der Worte. Das habe ich als behandelnder Arzt zigfach selbst erlebt, doch ein Fall hat sich mir besonders eingeprägt.

Damals arbeitete ich in der Neurologie als Stationsarzt und hatte einen noch recht jungen Patienten, der sich gerade tapfer nach einem schweren Schlaganfall zurückkämpfte. Er war nahezu komplett bewegungsunfähig, nachvollziehbarerweise ziemlich verzweifelt, doch er hatte, wie man spürte, grundsätzlich eine positive Einstellung zum Leben, wollte unbedingt an seiner Genesung mitarbeiten und fragte mich: »Was kann ich selbst tun? Wie sehen die nächsten Ziele aus?«

Ich antwortete etwas wie: »Sobald Sie wieder alleine stehen können, machen Sie sich daran, erste Schritte zu gehen, und dann geht's weiter. Versuchen Sie zunächst einmal, sich darauf zu konzentrieren – dass Sie nicht nur im Rollstuhl sitzen, sondern einmal dahinter stehen und ihn vielleicht selbst ein paar Schritte schieben können. Wollen Sie das versuchen?«

Eigentlich wollte ich ihn einfach nur in seinem Optimismus bestärken und ahnte in diesem Moment gar nicht, wie weitreichend diese »Aufmunterung« sein würde. Es dauerte sieben Jahre, bis mir das bewusst wurde. Dann erhielt ich eines Tages einen Brief von ihm, mit einem Foto dabei, das ihn lächelnd und selbständig stehend zeigte. Er hatte meine Adresse ausfindig gemacht (wir wohnten inzwischen in einem anderen Teil Deutschlands, hatten einige Zeit in den USA verbracht und waren gerade erst wieder zurückgekehrt); und sandte mir folgende Nachricht: »Bin so weit, wie geht's weiter?«

Dieser Mann muss sieben Jahre lang quasi jeden Tag an die Worte gedacht haben, die ich ohne langes Nachdenken an seinem Krankenhausbett gewählt hatte. Sicher hätte nicht jeder so lange durchgehalten wie er, insofern hatten wir beide das Glück, dass er sich nicht entmutigen ließ, bis er sein Ziel erreicht hatte. Aber wie viele Kämpfe muss er durchgestanden haben, auch weil ich das Wiedererlernen erster Schritte nach einem schweren Schlaganfall wie eine Nebensächlichkeit klingen ließ. Worte können heilsam sein, aber auch brutal. Ärzten kommt daher eine große Einflussmöglichkeit zu, aber eben auch Verantwortung und Risiken, die sie beachten müssen. Auch Demut ist manchmal gefordert. Nicht ganz umsonst wird deshalb auch von der »Heilkunst« gesprochen, weil eben nicht nur der Verstand, sondern auch die Emotionen angesprochen werden müssen.

Obwohl die Kommunikationsfähigkeit des Arztes von zentraler Bedeutung ist, wird sie nur zum Teil in wissenschaftliche Studienplanungen oder in die praktische Ausbildung am Krankenbett – das heißt im Umgang mit realen Patienten – einbezogen. Aus diesem Blickwinkel kann man es einem Arzt kaum vorwerfen, wenn er zwar über ein umfassendes aktuelles Fachwissen verfügt, aber vielleicht nie wirklich professionell gelernt hat, es seinen Patienten auch angemessen zu vermitteln – zum Beispiel weil es nicht von ihm verlangt wurde. Wie bei Lehramtsstudiengängen, in denen lange Zeit die praktische Didaktik gegenüber der Theorie stark vernachlässigt wurde, wird hier nun endlich aufgeholt. Doch das geht natürlich nicht von heute auf morgen.

Dort, wo die Arzt-Patienten-Kommunikation nicht gelingt, herrscht dann oft etwas, was mein Kollege Gerald Hüther als »Verwaltungsgeist« bezeichnet: Ein paar Minuten pro Patient müssen reichen, alles andere treibt nur die Kosten in die Höhe – und um nichts anderes scheint es oft zu gehen. Der Patient ist zuerst ein Fall, eine oder mehrere Zahlen, ein Kostenfaktor, dann vielleicht noch eine Akte, und erst am Ende auch ein ganzer Mensch. Das mag etwas überspitzt sein (und ist von den meisten Beteiligten sicher nicht gewollt), aber es ist wohl auch einer der Gründe, weshalb vor allem immer mehr junge Menschen, die mit dem Internet groß geworden sind, Dr. App und Dr. Google mehr vertrauen als realen Ärzten. Die sind natürlich auch schneller verfügbar als ein Termin beim Arzt. Doch die Zeiten, in denen das Wort Patient tatsächlich seine lateinische Bedeutung als »geduldig Ertragender« hatte, haben sich geändert. Das muss man berücksichtigen, und das hat auch seine guten Seiten. Patienten wollen besser Bescheid wissen. Und sie wollen wissen: Was kann ich selbst tun, um wieder gesund zu werden?

Der »Gott in Weiß« hat vielerorts gelitten, weil er oft zu abgehoben, zu unverständlich, zu weit weg vom Patienten ist. Hinzu kommt, dass die Technologie in der Medizin so ehrfurchtgebietend geworden ist, dass viele Patienten geradezu eingeschüchtert sind. Gerade die moderne Apparatemedizin ist für den gewöhnlichen Patienten so verständlich wie Weltraumforschung. Wer traut sich da überhaupt zu widersprechen? Wer könnte dagegen argumentieren? Bekommt man dann nicht nur Ärger – mit dem Arzt, der Krankenkasse, dem Arbeitgeber, den Lieben daheim? Dabei wäre jedem Patienten, bei dem leise Zweifel aufkommen, eine Frage an den Arzt zu empfehlen: »Würden Sie diese Behandlung auch bei sich selbst durchführen lassen oder Ihren Kindern empfehlen?« Viele Patienten wagen es leider nicht, diese Frage zu stellen, und der Arzt geht womöglich davon aus, dass alles klar wäre.

Ist die Distanz zwischen Arzt und Patient zu groß geworden, kann genau das eintreten, was wir eigentlich verhindern sollten: der Verlust von Vertrauen und das Gefühl des Ausgeliefertseins, der Hilflosigkeit und der Hoffnungslosigkeit. Das Verhältnis zwischen Arzt und Patient sollte partizipativ sein, der Patient sollte eingebunden und beteiligt werden. Nicht, weil das ein neuer Trend ist, den Kunden oder Klienten »mitzunehmen«, sondern schlicht und ergreifend, weil es die Selbstwirksamkeitserwartung erhöht. Und die entscheidet mit darüber, wie gut jemand mit einer Krankheit umgehen und leben kann. Wie gesund er sich trotz einer Krankheit fühlen kann. Einem mitfühlenden Arzt gegenüberzusitzen und mitentscheiden zu können, stärkt somit die eigene Selbstheilungskompetenz.

> Mitentscheiden stärkt Selbstheilungskompetenz

Ein Weg könnte sein: mehr Arzt, weniger Medizin, sprich: Zeit und Zuwendung statt schneller Eingriffe und Rezepte für die Apotheke. Zuwendung, die nicht nur eine gründliche Anamnese umfasst, sondern auch zum Unterlassen von Maßnahmen führen kann, also das Knie nicht sofort zu operieren oder erst einmal abzuwarten, wie die Rückenschmerzen oder die depressive Verstimmung auf Bewegung reagieren.

Unser Gesundheitssystem belohnt Handeln. Das ist in erster Linie die Folge von standardisierten Abläufen, auch Abrechnungsabläufen. Abwarten und Selbstfürsorge des Patienten sind darin erst einmal nicht vorgesehen, weil sie verwaltungstechnisch nicht so leicht zu fassen sind wie Rezepte und Pillendosen. Das gegenwärtige Konzept hat allerdings zwangsläufig zur Folge, dass Ärzte auch handeln, weil es wirtschaftlich für sie selbst »sinnvoll« ist. Es geht ja auch um das eigene »Überleben«. Gefördert wird in diesen Fällen also zuerst der Arzt und Apotheker beziehungsweise die eingeschliffene Abrechnungsarithmetik, und erst dann die Gesundheit der Patienten – im Einzelfall ist Heilung dann gewissermaßen die Nebenwirkung.

Nicht Nebenwirkung, sondern Hauptintention sollte dagegen eine gezieltere Information des Patienten sein, um eine individuellere und wirksamere Hilfestellung bieten zu können. Im Optimalfall ist das ein Expertenrat, der auf Augenhöhe vermittelt wird, gegebenenfalls von einem aufeinander abgestimmten Team aus Ärzten, Therapeuten und sonstigen Unterstützern. Denn Transparenz kann Vertrauen schaffen.

Mit offenen Karten – das Projekt »Open Notes«

Maximale Transparenz als heilsames Werkzeug, kann das funktionieren? Oder sorgt das nur für Verwirrung, Unverständnis, zusätzliche Sorgen und Ängste beim Patienten? Bemerkenswerte Hinweise auf den praktischen Nutzen von mehr Transparenz liefert das seit 2010 laufende Projekt »Open Notes« aus den USA (www.opennotes.org). Es wurde von meinem Kollegen Prof. Dr. Tom Delbanco initiiert, dem »Nestor« der amerikanischen akademischen Allgemeinmedizin und als Harvard-Professor seit Jahrzehnten vehementer Advokat für eine Verbesserung der Arzt-Patienten-Beziehung. Ich hatte die Freude und Ehre, dem Open-Notes-Team vor Ort in Boston anzugehören – und bin mit ihm und dem Projekt bis heute eng verbunden.

Der allgegenwärtige Zugang zum Internet hat seine erwähnten Schattenseiten, doch er bietet auch Optionen, die bis vor kurzem noch unmöglich schienen. Zwar haben US-Bürger schon seit über zwanzig Jahren das Recht zu freiem Zugriff auf ihre klinischen Informationen und medizinischen Aufzeichnungen – außer in seltenen Ausnahmen, zum Beispiel bei schweren psychischen Störungen. Bislang gestaltete es sich aber schwierig für Patienten, tatsächlich

Zugang zu ihren Daten zu erhalten. In der Regel mussten sie ihre behandelnden Ärzte anschreiben und förmlich um die Herausgabe von Dokumenten bitten – oftmals in Papierform. Eine ähnliche Situation gibt es auch in Deutschland.

Heute, im Zeitalter von elektronischen Gesundheitsakten, ist es einfacher geworden, über sichere Internetportale (»Patientenportale«) wie beim Online-Banking mit einem personifizierten Zugang die eigenen Gesundheitsdaten einzusehen. Kritiker warnen vor möglichen Informationslecks und Sicherheitsproblemen sowie den damit einhergehenden Verlust der Privatsphäre, während Ärzte unter anderem die Störung ihrer Arbeitsabläufe befürchten und Sorge haben, dass Patienten durch die ungefilterten Informationen aufgeschreckt werden könnten. Befürworter erhoffen sich nicht nur allgemein mehr Transparenz, sondern vor allem auch, dass dadurch unterversorgten Bevölkerungsgruppen ein erleichterter Zugang zu Gesundheitsinformationen verschafft werden kann und diese ermutigt werden, sich aktiv mit dem Gesundheitssystem und ihrer eigenen Gesundheit auseinanderzusetzen. Und dass Patienten allgemein besser über sich und ihre Gesundheitsbelange Bescheid wissen und sich engagierter einbringen können.

Transparenz kann Vertrauen schaffen

Die Diskussionen sind kontrovers, doch die amerikanische Regierung unter Obama unterstützte die Idee. Bereits mehr als zehn Millionen US-Patienten haben sich auf solchen Portalen registriert, und daher gibt es schon recht verlässliche Erkenntnisse. Man weiß heute, dass sichere elektronische Patientenportale durchaus das Potenzial haben, die Patientenaufklärung und -erziehung, das Management von chronischen Erkrankungen und die Effizienz der Gesundheitsversorgung zu verbessern. Das Hauptaugenmerk wird vom individuellen Arztkontakt auf eine stärkere Integration des Patienten gelenkt, zu der auch Patientenalltag, häusliches Umfeld, Betreuungspersonen, Angehörige und Familie gehören. Der Informationsaustausch lässt sich erhöhen, Informationslücken lassen sich schließen, was auch zu einer besseren Gesundheitsversorgung insgesamt führen kann. Patienten scheinen die Bequemlichkeit des einfachen und flexiblen Zugangs zu schätzen. Insbesondere Personen mit schlechtem Gesundheitszustand profitieren offenbar davon, ihre Gesundheitsdaten mit Familienmitgliedern und anderen Angehörigen einfacher besprechen zu können.

Bereits bei einem ersten Zwischenfazit nach einem Jahr gab es beachtenswerte Ergebnisse: Vier von fünf Patienten hatten ihre Einträge gelesen, das Interesse scheint also eindeutig gegeben; zwei Drittel der Befragten berichteten über potenziell klinisch relevante Vorteile; 99 Prozent der Patienten wollten die Praxis nach Ende der Studie fortsetzen, und 85 Prozent gaben an, dass dieses Angebot für sie in Zukunft bei der Wahl ihres Arztes wichtig wäre. Auffällig war außerdem, dass sich kein Arzt nach Ablauf des Studienzeitraums dafür entschied, die Open-Notes-Praxis zu beenden.

In den Jahren 2013 bis 2015 ist die Gruppe der regelmäßigen Nutzer erneut angesprochen worden, um ihre Daten einer noch differenzierteren Untersuchung zu unterziehen. Hier standen unter anderem chronisch Kranke mit häufigen Arztbesuchen im Fokus, die zugleich regelmäßig ihre Krankenakte online eingesehen hatten. Sie berichteten über vielfältige positive Erfahrungen: ein besseres Verständnis der Gesundheitsinformationen, eine bessere Qualität der Versorgung, eine bessere Selbstfürsorge und nicht zuletzt eine verbesserte Arzt-Patienten-Beziehung. Das »bessere Verstehen« war am stärksten ausgeprägt, vor allem durch das »Wiederauffrischen des Gedächtnisses« (nach einem Arztbesuch) und die »Verbesserung oder Bestätigung des Verständnisses der eigenen Gesundheitsinformationen«. Danach wurden ein »erhöhtes Vertrauen« (zum Arzt), ein »verbessertes Medikamenten-Management« (Einnahmeverhalten), ein »stärkeres Gefühl der Kontrolle« beziehungsweise eine »bessere Selbsthilfefähigkeit« (Selbstmanagement) genannt. Und auch die »Hoffnung, dass sich der einfache Zugang zu den ärztlichen Dokumentationen weiter verbreiten möge«, teilten viele Patienten.

Open Notes hat sich in den USA mittlerweile über die Primärversorgung auch in der ambulanten fachärztlichen Versorgung etabliert. Zunehmend beteiligen sich stationäre Einrichtungen, auch weil Open Notes den Ärzten vom American College of Physicians und dem Institute of Medicine offiziell zur Anwendung empfohlen wird. In Europa gibt es inzwischen vergleichbare Ansätze in England, Dänemark, Estland, Spanien oder Schweden. Dort, wo Open Notes zum Einsatz kommt, sehen Patienten, Verbraucherschützer, aber auch die Ärzte selbst, dass sich die Transparenz erhöht und durch eine Stärkung der aktiven Patientenrolle ein neuer Standard in der Arzt-Patienten-Kommunikation entstehen kann.

Projekte wie Open Notes könnten auch in Deutschland einen vielversprechenden Beitrag zu einer besseren, transparenteren Medizin leisten. Bis vertiefende Studien mehr Aufschluss gebracht haben, müssen aber weder Ärzte noch Patienten auf die Entscheidungsträger auf der Regierungsbank und in den relevanten Gremien warten. Für Transparenz, Wertschätzung, Fairness, Anerkennung, Anteilnahme, für ein Verhalten, das Zuwendung und Zuversicht vermittelt, braucht es keinen behördlichen Startschuss. Zumal sich damit nicht nur der Therapieerfolg steigern lässt, es lässt sich sogar beeinflussen, wie gut ein Medikament wirkt: Nimmt ein Patient dasselbe Mittel unbemerkt oder ohne ärztliche Zuwendung ein, kann das in manchen Fällen den Effekt der enthaltenen Wirkstoffe komplett aufheben. Schon Hippokrates wusste, dass die Erwartungshaltung des Patienten über den Heilungsprozess mit entscheidet. Und das bedeutet nichts anderes als – den *Placeboeffekt* zu nutzen.

Placebo – vom verhassten Methodenfehler zum »place to be«

Halt! Bevor Sie nun denken, »den Placeboeffekt kenne ich schon«, und schnell zum nächsten Kapitel weiterblättern wollen – tun Sie es nicht, Sie würden womöglich nicht nur neue Erkenntnisse aus der Placeboforschung verpassen, sondern auch einen ganz zentralen Baustein zum Verständnis des *Selbstheilungscodes* übergehen.

Nachdem sich die geistigen und selbstregulativen Aspekte unserer körperlichen Gesundheit seit Descartes »offiziell« aus der Medizin verabschieden mussten, waren sie deshalb natürlich noch lange nicht aus der Welt. Sie machten sich unter anderem auf eine Weise bemerkbar, die wir heute Placeboeffekt nennen. Was zuvor dem eigenen Verhalten zuzuschreiben war, etwa in Hippokrates' Díaita, oder später mit einem gottesfürchtigen Leben erklärt wurde, lag nun mehr und mehr in den Händen der Mediziner. Die es oft gar nicht wollten. Aus deren Sicht stellte der Placeboeffekt eine ärgerliche Störgröße dar, die ärztliche Maßnahmen verfälschte und die Wissenschaft unnötig verkomplizierte. Lange Zeit – und leider bis in unsere Tage – haftete dem Placeboeffekt der Makel eines Fehlers an, den es zu umgehen, zu vermeiden oder gar auszumerzen galt. Selbst wenn er zu überraschenden Heilungserfolgen führte, war weniger von Dankbarkeit, Freude und Nutzen, sondern von Zufall, Glückstreffern und Verfälschung die Rede. Man sprach vom »individuellen Faktor« und meinte dieses nicht wertschätzend oder im Sinne von etwas, das es positiv zu integrieren gelte.

Das hängt sicher auch damit zusammen, dass der Placeboeffekt bis heute kaum objektiv vorherzusagen oder zu kontrollieren ist. Doch er existiert zweifelsohne, er ist nicht nur im Alltag, sondern auch im Labor oder im Kernspintomografen nachweisbar. Wir wissen heute mit absoluter Sicherheit, dass unsere Erwartungen und unsere Vorstellungskraft vielseitig wirken, auch auf unsere Gesundheit. Sie tun dies, indem sie das universelle biologische Prinzip der Autoregulation nutzen. Doch sie tun dies individuell höchst unterschiedlich. Das können Sie im Ansatz schon bei einer Weinprobe im Selbstversuch erleben: eigene Vorerfahrungen und Vorgeschichten, kulturelle und persönliche Erwartungen sowie unsere ganz eigene Mixtur als Individuen spielen hier mit. Dabei spielt auch die genetische Komposition, wie wir heute wissen, eine individuelle Rolle.

Erstaunlicherweise können bei Blindverkostungen nicht nur die selbsternannten Weinkenner, sondern sogar ausgewiesene Experten roten und weißen Wein kaum voneinander unterscheiden. Falls Wein nicht Ihre Sache sein sollte: Mit unterschiedlichen Sorten Fruchtjoghurt, die eine vergleichbare Konsistenz haben, funktioniert die Blindverkostung ähnlich ernüchternd. Was wir schmecken, wird nicht nur von unserer Zunge und unserer Nase bestimmt, auch unsere Augen spielen offensichtlich eine wichtige Rolle. Unsere Wahrnehmung hängt aber vor allem davon ab, was wir erwarten wahrzunehmen. Und diese erwarteten Wahrnehmungen sind beeinflussbar, teilweise in einem unglaublichen Ausmaß.

Unsere Erwartungen und unsere Vorstellungskraft wirken auf unsere Gesundheit

Es gibt ein bekanntes Experiment, bei dem sich die Probanden ein Video von zwei trainierenden Basketballmannschaften in roten und weißen Trikots ansehen sollten. Ihre Aufgabe war es, die Pässe zu zählen, die jede Mannschaft hintereinander schaffte, bis ihr das andere Team den Ball wieder abluchsen konnte. Nach dem Experiment wurden die Teilnehmer gefragt, ob sie irgendetwas Außergewöhnliches beim Betrachten des Videos bemerkt hätten. Die Mehrheit der Teilnehmer verneinte – sie hatten tatsächlich nicht gesehen, dass eine Person in einem schwarzen *Gorillakostüm* durchs Bild lief, in die Kamera winkte und wieder davontrottete. Die meisten Studienteilnehmer waren so stark auf den Ball und das Zählen der Pässe fokussiert, dass sie nichts anderes wahrnehmen konnten.

Man könnte also sagen, dass wir nur schmecken, was wir uns einbilden beziehungsweise erwarten zu schmecken, und nur sehen, worauf wir uns fokussieren. Wir nehmen wahr, was wir glauben wahrzunehmen – selbst wenn es eindeutig etwas anderes ist oder wir das Augenfälligste dabei komplett ausblenden. Doch das ist gewissermaßen nur eine Vorstufe zum Placeboeffekt, denn der beschränkt sich nicht, wie viele meinen, auf die psychologische Ebene und auf das Wahrnehmen, er zeigt handfeste physiologische Auswirkungen. Unsere Wahrnehmung hinterlässt messbare Spuren in unserem Körper und unserem Verhalten.

Es bleibt nicht bei rot schmeckendem Weißwein oder einem »unsichtbaren« Gorilla. Auch im medizinischen Kontext sind wir beeinflussbar, etwa durch Spritzen, die besser wirken, wenn sie größer sind, oder durch Pillen, deren Wirksamkeit durch die Farbgebung und Preisgestaltung gesteigert werden kann. Einfach nur, weil diese Eigenschaften unsere Erwartungshaltung beeinflussen können, obwohl sie rein gar nichts an den verabreichten beziehungsweise den darin enthaltenen Wirkstoffen ändern. Der Effekt lässt sich bis hin zu Scheinoperationen zeigen, zum Beispiel am Knie. Berühmt geworden ist die Studie des US-amerikanischen Orthopäden Bruce Moseley, bei der er die eine Hälfte einer Patientengruppe operierte und bei der anderen Hälfte nur so tat als ob. Während bei der ersten Gruppe zerstörter Knorpel abgetragen, die Oberfläche geglättet und das Gelenk gespült wurde, bekam die zweite Gruppe lediglich zwei kleine Schnitte am Knie. Stattdessen wurden ihnen auf einem Monitor Bilder von echten Operationen gezeigt, sodass sie davon ausgingen, wirklich operiert zu werden. Beim Heilungserfolg gab es keinen Unterschied zwischen beiden Gruppen, auch zwei Jahre nach dem Eingriff nicht. Wie kann das sein?

Ob nun Scheinmedikament, Scheinbehandlung oder Scheinoperation, der Placeboeffekt beschreibt eine Bedeutungsreaktion und -zuweisung, die im Gehirn stattfindet. Unsere Sinnesorgane lassen sich beeinflussen und »täuschen«, wie wir gesehen haben. Doch auch unser Herz und alle anderen inneren Organe sind vergleichsweise blind und taub, die entscheidende Deutung findet im Gehirn statt. Dort ist die Kommando- oder Steuerungszentrale, während im restlichen Körper die »ausführenden Organe« stecken, die Befehle empfangen und Meldung machen. Deshalb ist das Gehirn auch der Ort, an dem der Placeboeffekt entsteht und wo wir ihn für uns nutzen können.

Der Placeboeffekt beruht auf einer positiven Erfahrung, die wir einmal gemacht und die wir uns gemerkt haben – auf die unser Gehirn also zurückgreifen kann. Diese positive Konditionierung im Sinne eines Lernvorgangs führt zu einer positiven Erwartungshaltung, was wiederum zu einer Freisetzung von Botenstoffen führt, vor allem Dopamin, dem Hormon der Vorfreude, des Wollens, aber auch von belohnenden Opioiden, wie moderne Analyse- und Bildgebungsverfahren zeigen. Die Behandlung könnte auch schlecht ausgehen, aber die Hoffnung, dass sie (wieder) gut ausgehen wird, überwiegt. Wir sind erwartungsfroh, und deshalb signalisiert unser Gehirn unserem Körper, dass er mit etwas Gutem rechnen kann. Wenn unsere Gesundheit in diesem Moment von Stress und Anspannung geprägt ist, kann allein schon die positive Erwartung – dass sich zum Beispiel die Mutter liebevoll um einen kümmern oder die Schmerztablette gleich wirken wird – Entspannung und Gesundheit fördern, indem sie eine Reduktion von Stress- oder Entzündungsmechanismen anstößt. Dieser Effekt kann auftreten, wenn wir Scheinmedikamente nehmen, er kann aber auch, gerade bei Schmerzmitteln, den Wirkungsgrad zusätzlich erhöhen. In der Medizin könnte man das proaktiv nutzen, wenn man sich dieser Zusammenhänge bewusst wäre und ein ausgeklügeltes »Erwartungsmanagement« betriebe – es zumindest nicht allein dem Zufall überließe.

> Bei Stress kann allein schon die positive Erwartung Entspannung fördern

Wichtig sei hier jedoch zu ergänzen, dass manche solcher positiven Erwartungen generell auch indirekter Natur sein können, zum Beispiel kulturell überliefert oder aus Handlungen unserer Nächsten (»Peers«) abgeleitet. Das steckt dann tief in uns drin und der Zusammenhang mit unserem eigenen Erleben ist alles andere als offensichtlich. Und eine »Anfälligkeit« für den Placeboeffekt, die sich in der Evolution bei uns nun einmal durchgesetzt und erhalten hat, ist biologisch nicht gleich verteilt. Es gibt, grob gesagt, stärkere und weniger starke »Responder« (was unter anderem mit dem angeborenen Dopamin-Stoffwechsel zu tun hat).

Wer nun aber denkt, dass es nur zum Placeboeffekt kommt, wenn wir nicht wissen, dass es um Scheinmedikamente oder -behandlungen geht, dass es also einer Form der Täuschung bedarf, um derartige Ergebnisse zu erzielen – für den gibt es bemerkenswerte neuere Studienergebnisse.

Von Open-Label bis Pseudoplacebos – Neues aus der Forschung

Nicht zu verwechseln mit dem oben beschriebenen Projekt Open Notes, aber durchaus mit einer ähnlichen Stoßrichtung, sind die sogenannten *Open-Label Placebos*. Hierbei handelt es sich um dieselben wirkstofffreien »Medikamente« wie bei herkömmlichen Placebostudien, nur wird das in diesem Fall nicht verschleiert.

Schon lange wird diskutiert, ob – beziehungsweise wann – Placebobehandlungen ethisch vertretbar sind. Immerhin sind die Patienten krank und leiden womöglich schwer, wie wäre es da zu verantworten, Behandlungen nur zum Schein durchzuführen oder Wirkstoffe nicht einzusetzen? Deshalb werden in der Placeboforschung Studien, zum Beispiel zum Schmerzempfinden, in der Regel mit gesunden Menschen durchgeführt und die Erkenntnisse dann auf alle übertragen. Schon lange ist die Wissenschaft auf der Suche nach

Wegen, das ethische Problem elegant zu umschiffen. Einer der Wege könnte sich hinter der Frage verbergen, ob Placebos auch dann noch wirken, wenn sie dem Patienten gegenüber offen als solche gekennzeichnet werden. Open-Label bedeutet, dass dem Patienten explizit mitgeteilt wird, dass es sich um Scheinmedikamente handelt, die frei von Wirkstoffen sind, aber möglicherweise auf die Selbstheilung einen positiven Einfluss haben könnten. Von Täuschung kann jetzt nicht mehr die Rede sein.

Die Forschung in diese Richtung ist erst wenige Jahre alt, lange Zeit schien die Idee, den Placeboeffekt mit Transparenz erzeugen zu wollen, einfach zu abwegig. Doch in mittlerweile vorliegenden Studien – größtenteils durchgeführt unter der Federführung von Harvard-Prof. Dr. Ted Kaptchuk – wurden bereits so unterschiedliche Leiden wie Migräne, Reizdarmsyndrom, chronische Rückenschmerzen und Depressionen untersucht. Und die Ergebnisse sind verblüffend: Placebos können auch wirken, wenn man sie als solche benennt, oder anders ausgedrückt: Selbstregulation scheint auch mit offenen Karten wie gehabt zu funktionieren und grundsätzlich anzuregen zu sein. Die Täuschung von Patienten ist also keine zwangsläufige Voraussetzung dafür, dass ein Placeboeffekt eintritt.

Ich hatte das Glück, mein eigenes Büro eine Zeitlang nur wenige Türen neben dem von Ted Kaptchuk zu haben. Sie haben mich durch dieses Buch schon etwas näher kennengelernt: Können Sie sich vorstellen, wie inspirierend ich die Gespräche mit Ted in der Kaffeeküche oder während unserer internen Konferenzen fand – und wie begeistert ich meinem Umfeld berichtete? Nicht immer traf das auf Gegenliebe. Auch Ted hatte, selbst in Harvard, lange einen schweren Stand. Doch das ist nun vorbei.

Bemerkenswert auch: Wenn Patienten zudem erfahren, dass ihr Einfluss auf Selbstheilung nicht exakt vorhersagbar, auf jeden Fall aber begrenzt ist, weil es nun einmal keine Garantie auf Gesundheit geben kann, wirkt das oft nicht frustrierend, sondern erleichternd:

Es nimmt den Druck, dass alles von einem selbst abhängt, verringert so den eh schon vorhandenen Stress und ermöglicht so bessere Selbstheilungsprozesse. Wissen kann mitunter schaden, es kann aber auch sehr heilsam sein.

In Deutschland erforscht Prof. Dr. Ulrike Bingel seit Jahren das Phänomen Placebo. Zu ihren neueren Erkenntnissen zählt unter anderem, dass die Vorgeschichte einer Behandlung beziehungsweise die Umstände bei der ersten Durchführung über den späteren Erfolg oder Misserfolg nachweislich mit entscheiden. Überrascht uns das jetzt noch? Das geht bis zu Darreichungsformen von Medikamenten, also zum Beispiel der Frage, ob der Patient auf Tabletten anspricht oder ob er damit schlechte Erfahrungen gemacht hat, ob er Angst vor Spritzen hat oder Ähnliches. Hier können familiäre Prägungen oder kulturelle Aspekte, wie gehört, eine wesentliche Rolle spielen. Großen Einfluss hat aber auch die Umgebung, in der die Behandlung stattfindet. Viele Patienten fühlen sich in einem Krankenhaus oder einer Arztpraxis angespannt oder unwohl, schon das Ambiente in einem Wartezimmer kann die individuelle Erwartungshaltung beeinflussen. Die sogenannte Weißkittel-Hypertonie bezeichnet erhöhten Blutdruck, der auf die Tatsache zurückzuführen ist, dass der Patient gerade in einem Behandlungszimmer sitzt. Studien zeigen auch, dass beispielsweise Tageslicht, naturgrüne Farben und möglichst wenig Lärmbelästigung in Krankenhäusern förderlich für die Heilungsaussichten sein können. Eine entsprechende Umgestaltung stellt sicherlich einen Aufwand dar, kann aber zu einer schnelleren Genesung und einem geringeren Medikamentenbedarf führen – was unterm Strich für alle Beteiligten besser wäre. Außer vielleicht für die Pharmaindustrie.

Die Umgebung der Behandlung hat Einfluss auf den Heilungserfolg

Um den Placeboeffekt möglichst gut nutzen zu können, ist es auch ohne größere Renovierungsarbeiten machbar und sinnvoll, die erwähnten Vorerfahrungen in die Behandlung miteinzubeziehen.

So eine »Personalisierung« des Placeboeffekts ist natürlich zeitaufwendiger als eine Standardbehandlung, aber lohnenswert, denn am Ende können auch dadurch Heilungsverläufe verbessert, Krankenhausaufenthalte verkürzt und in Extremsituationen sogar die Überlebenschancen erhöht werden. Gerade in Notfällen ist die Wahrnehmung von Patienten besonders eingeschränkt. Hören sie Worte wie »Krebs« oder »massiver Blutverlust«, dann wird der Rest der Botschaft meist nur noch selektiv wahrgenommen – manchmal wie in Trance. Es geht deshalb nicht einfach nur darum, eine Chemotherapie oder Bluttransfusion bis ins kleinste Detail korrekt zu erklären. So eine Informationsflut kann im ersten Moment eventuell mehr schaden als nützen, weil sie nur verwirrt. Es geht in Notfällen auch nicht nur darum, Knochen wieder einzurenken oder Blutungen zu unterbinden, sondern auch um Zuwendung, um tröstende und vor allem um positive Worte, die nicht den Schaden, sondern die Heilungs- und Genesungschancen betonen. Die richtige Wahl der Worte – siehe Arzt-Patienten-Beziehung – fördert nichts anderes als den Placeboeffekt. Einfacher kann Gesundheit kaum gefördert werden.

Das könnte zum Beispiel auch auf Beipackzetteln von Medikamenten berücksichtigt werden. Darauf werden mögliche Nebenwirkungen ausführlich aufgelistet – was absolut richtig und wichtig ist! –, aber nach dem Nutzen und den verbesserten Heilungsaussichten aufgrund der enthaltenen Wirkstoffe sucht man meist vergeblich, zumindest in leicht verständlichen Worten. Viele Pharmaziehersteller verzichten somit auf die verstärkende Wirkung des Placeboeffekts, obwohl die Patienten davon profitieren könnten. Und sie selbst auch, wenn das ihr Produkt wirksamer macht.

Kommen wir zur zweiten Seite der Medaille, die es auch beim Placeboeffekt gibt. Zum Beispiel in Gestalt von *Pseudoplacebos*. Das sind Medikamente, die einen Wirkstoff enthalten und somit strenggenommen gar keine Placebos darstellen. Ihr Wirkstoff ist jedoch eigentlich nicht für die diagnostizierte Erkrankung gedacht (oder er ist sehr schwach, das Medikament an sich also »kaum wirksam«) und kann daher aus pharmakologischer Sicht im Prinzip nicht helfen. Das ist alles andere als ein theoretisches Problem, vor allem bei Hausärzten sind Pseudoplacebos besonders beliebt und werden täglich tausendfach verschrieben. Viele Hausärzte vermuten, ihre Patienten erwarten einfach, dass sie ihnen etwas verschreiben, und greifen dann oft zu etwas, von dem sie selbst überzeugt sind beziehungsweise woran sie selbst glauben oder eben, von dessen Unschädlichkeit (gemäß der Verpflichtung: *no harm!*) im konkreten Fall sie ausgehen und damit etwas zur Hand haben, was (bewusst oder unbewusst so verschrieben) ein »Placebopotenzial« besitzt. Das kann zwar – je nach Überzeugungskraft des Arztes und entgegengebrachtem Vertrauen des Patienten – über den Placeboeffekt oftmals tatsächlich einen Nutzen haben, kommt aber mitunter zu einem Preis. Als Beispiel seien nur Antibiotika genannt: Von Ärzten regelhaft bei vielen Symptomen und Beratungsanlässen verschrieben, aber eben nicht immer angezeigt – diese Praxis kann unter anderem zu gefährlichen Resistenzen führen. Wenn man die wirkmächtigen Antibiotika später einmal gebrauchen könnte, ist ihr Potenzial eventuell vergeudet. Aber auch viele natur- und pflanzenheilkundliche Mittel werden von Ärzten, obschon für eine ganze Reihe von ihnen Wirknachweise für ausgewählte Indikationen vorliegen (und »umsonst« gibt es die übrigens auch nicht), standardmäßig unter dem Aspekt von »Pseudoverschreibungen« angewandt.

Es wäre daher wünschenswert, wenn mehr Patienten ihren Arzt auf mögliche Pseudoplacebos ansprächen. Um die mögliche Gefahr einzuschränken, aber auch um wieder ein Stück mehr Selbstwirksamkeit zu gewinnen, im Sinne eines mündigen und kompetenten Patienten. Es kann, aber es muss nicht immer *alles* vom Arzt kommen, wir können uns – am besten in Abstimmung mit dem Arzt – durchaus mehr Selbstheilung zutrauen. Das ist wohl die wichtigste Botschaft der Placebos.

Und das schaffen wir auch, indem wir zum Beispiel darauf achten, dass aus positiven Erwartungen keine negativen werden – und somit aus der positiven Kraft des Placeboeffekts die gleichermaßen starke negative Kraft des *Noceboeffekts*.

Nocebo – warum uns negative Gedanken gefährlich werden können

Wie wir bereits gesehen haben, reagiert unser Motivations- und Belohnungssystem auch auf negative Verhaltensweisen, etwa beim Rauchen oder bei übermäßigem Alkoholkonsum. Und das ist auch bei negativen Erwartungen der Fall. Wie zum Beispiel Ulrike Bingels Studien beweisen, ist ein Teil der unerwünschten Nebenwirkungen von Medikamenten auf die Erwartung des Patienten zurückzuführen.

Das kann zur Folge haben, dass Patienten bereits Nebenwirkungen entwickeln, selbst wenn die Dosis so gering ist, dass sie an sich noch gar nicht wirken kann. So wie die Hoffnung beim Placeboeffekt unsere positiven Erwartungen dabei unterstützt, sich zu manifestieren, verwandelt die Angst beim Noceboeffekt unsere negativen Erwartungen zum Beispiel in Schmerzen. Wirkt die Kopfschmerztablette, an deren Wirkung wir glauben, bereits nach wenigen Minuten, obwohl sie pharmakologisch erst nach einer halben Stunde wirken kann, so kann uns beim Noceboeffekt schon das Geräusch des Zahnbohrers die Muskulatur im Nacken verspannen lassen oder das Wort »Chemotherapie« Übelkeit verursachen. Negative Gedanken verursachen Stress im Körper, und werden sie zum Dauerzustand, können sie chronische Entzündungskrankheiten begünstigen, einen Reizmagen, Reizdarm oder beispielsweise Gelenkschmerzen.

Aus der neurobiologischen Perspektive werden beim Placeboeffekt körpereigene Opioide und Dopamin vermehrt ausgeschüttet, wodurch zum Beispiel die Schmerzweiterleitung gehemmt wird. Beim Noceboeffekt passiert wohl das Gegenteil, die Ausschüttung der Neurotransmitter wird gedrosselt und das Schmerzempfinden dadurch gesteigert: Schmerzzentren im Gehirn sind dann aktiver, wie Hirnscans belegen. Das kann so weit gehen, dass negative Erwartungen den Effekt von hochwirksamen Schmerzmitteln komplett aufheben. Gerade bei chronischen Erkrankungen, wenn Patienten schon viel ausprobiert haben, aber nichts richtig geholfen hat, werden die Befürchtungen oft zur selbsterfüllenden Prophezeiung. Je negativer ihre Erwartung an einen Schmerzreiz wird, desto schlimmer empfinden sie ihn dann auch.

Ähnliche Erkenntnisse gibt es auch beim Immunsystem. Im Blut lässt sich nachweisen, dass die Abwehrzellen durch eine negative Erwartungshaltung geschwächt werden können. Der Noceboeffekt kann also nicht nur Arzneimittel wirkungslos machen, sondern sogar schädlich sein. Verkürzt lässt sich daher sagen, dass negative Gedanken und Pessimismus unsere Gesundheit oder einen Behandlungserfolg gefährden können. Schon die Angst vor der Krankheit kann tatsächlich krank machen.

> Schon die Angst vor der Krankheit kann krank machen.

Was den Noceboeffekt so gefährlich macht, ist außerdem die Tatsache, dass er einfacher zu erreichen ist als der Placeboeffekt. Ganz einfach, weil unsere Gedanken sich durchschnittlich sowieso überwiegend um Negatives drehen – übrigens bei Frauen wie bei Männern; wir sprachen schon darüber (und auch davon, dass das nicht so sein muss, es also nicht schicksalshaft ist – nur eben ein realer Befund).

Zwei Punkte stehen auf der Liste zur Vermeidung des Noceboeffekts ganz oben: zum einen die Arzt-Patienten-Kommunikation, zum anderen der Placeboeffekt. Ärzte sollten versuchen, ihre Patienten nicht mit einer Informationsflut zu überfordern oder mit unverständlicher Medizinersprache zu verwirren. Auch können einzelne Wörter oder Phrasen, wie wir heute wissen, den Noceboeffekt besonders triggern (denken Sie zum Beispiel an »Beißen Sie die Zähne zusammen, es gibt gleich einen Piks«). Ihre Prognosen sollten sich nicht auf negative Aspekte beschränken und damit Befürchtungen und Ängste befeuern, sondern Heilungsmöglichkeiten hervorheben. Der richtigen und unmissverständlichen Kommunikation von Risiken kommt dabei eine besondere Bedeutung zu, denn damit kann Angst minimiert werden, soweit dies von außen möglich ist.

Der US-amerikanische Psychologie-Professor Dr. Dan Ariely bezeichnete den Placeboeffekt einmal als eine der faszinierendsten und am wenigsten genutzten Kräfte im Universum. Der zweite Aspekt könnte sich bald ändern. Denn Placebo- und Meditationsforschung liefern beeindruckende Hinweise für unsere individuellen Einflussmöglichkeiten: Methoden wie die Achtsamkeitsmeditation aktivieren zum Teil dieselben Hirnareale, die auch beim Placeboeffekt genutzt werden. Die heilungsfördernde Wirkung des Placeboeffekts lässt sich also mit großer Wahrscheinlichkeit trainieren. Bindeglied ist auch hier wieder unser endogenes Belohnungssystem, vor allem endogene Opioide und Opiate sind wohl beteiligt, und wir finden, wie es aussieht, auch alle anderen Botenstoffe wieder: Dopamin, Adrenalin, Noradrenalin, Oxytocin, Serotonin etc.

Achtsamkeit könnte demnach als angewandter Placeboeffekt verstanden werden – als eine »Placebomedizin«, die man sich selbst verschreibt, um Selbstheilungsprozesse aktiv zu fördern. Und das Beste: Schon eine kleine Dosis kann etwas bewirken. Achtsamkeitstraining muss nicht gleich zu den Fähigkeiten der buddhistischen Mönche beim eingangs beschriebenen *gTum-mo*-Ritual führen, bereits Anfänger können viel erreichen, wie Placebo- und Meditationsforschung mehr und mehr entschlüsseln.

Was in der Wissenschaft immer deutlicher zutage tritt, ahnte wohl bereits der Mann, der die Verbindung von Körper und Geist für die Medizin wiederentdeckte: Herbert Benson, der Begründer der Mind-Body-Medizin.

Mind-Body-Medizin – interdisziplinär, fördernd und fordernd

Als ich 2001 zum ersten Mal an die Harvard Medical School ging, war das ein augenöffnendes Erlebnis. Nicht etwa, weil der Campus so schön war, sondern wegen des »Geistes«, der dort herrschte. Anders als bei uns stellte es in den USA nichts Außergewöhnliches dar, wenn man seine Aufgaben nicht alleine aus der Perspektive seiner eigenen Fachrichtung – etwa der Neurologie – anpackte, sondern fächerübergreifend dachte und handelte, sich austauschte und zusammenarbeitete. Die Selbstverständlichkeit, mit der all die unterschiedlichen Sicht- und Denkweisen nicht als Hindernis, sondern als Erweiterung des Spielraums wahrgenommen und begrüßt wurden, begeisterte auch mich. Genau diese integrierende Haltung war es, die sich auf besondere Weise in der Mind-Body-Medizin widerspiegelte. Anders wäre sie gar nicht denkbar gewesen. Im Sinne einer ganzheitlichen Wahrnehmung des Patienten wurden und werden hier die unterschiedlichsten Perspektiven, Disziplinen, Techniken und Methoden unter einem großen Dach vereint.

Dass es die Mind-Body-Medizin in den USA von Anfang an leichter hatte als bei uns, hing auch mit William James (1842–1910) zusammen. Der US-amerikanische Psychologe und Philosoph lehrte an der Harvard University und gilt als Begründer der wissenschaftlichen Psychologie in den USA. Er war einer der Ersten, der Psychologie naturwissenschaftlich auffasste. Dabei betrachtete er Körper und Geist aber keineswegs als getrennte Objekte, sondern als zusammengehörige Teile eines einheitlichen Organismus, und er stellte in seiner Theorie eine Verbindung zwischen Bewusstseins- und Gehirnzuständen her. Vor allem die menschliche Wahrnehmung und Erwartungshaltung waren für James' Werk von zentraler Bedeutung. Und so überdauerten Themen wie Salutogenese, Kohärenz oder Resilienz nicht in einem staubigen Hinterzimmer, sondern gut sichtbar in der Welt der Wissenschaft. Insbesondere die Psychologie seit William James, aber auch die US-amerikanische Soziologie, forschte immer auch über Gesundheit und Ressourcen.

In der Rückschau erscheint es daher kaum wie ein schnöder Zufall, dass Herbert Benson etliche seiner Studien in den ehemaligen Räumen von William James an der Harvard University durchführte und dort auch den Dalai Lama traf. Man fragt sich fast schon: Wo sonst?

An der Harvard Medical School war es dann ja auch, wo Herbert Benson nach seiner Himalaja-Expedition das Mind/Body Medical Institute (heute: Benson-Henry Institute for Mind Body Medicine) ins Leben rief und bis vor kurzem selbst vorstand. Seit den Siebzigerjahren entwickelte sich dort eine »neue« Medizin, die sich von Boston aus über das ganze Land ausbreitete und heute fest im Gesundheitswesen etabliert ist.

Das National Institute of Health definiert die Mind-Body-Medizin als »eine Medizin, die auf die *Interaktionen* und Beziehungen zwischen *Gehirn, Geist, Körper* und dem *Verhalten* abzielt sowie auf effektive Mittel und Wege, mit denen *emotionale, mentale, soziale, spirituelle* und *verhaltensgesteuerte* Faktoren direkten Einfluss auf die Gesundheit nehmen können. Die in jedem Menschen von Natur aus angelegte Fähigkeit zur *Selbstkenntnis* und zur *Selbstfürsorge* erachtet sie als grundlegend und wert, beachtet, geweckt und gefördert zu werden.« Damit verknüpft die Mind-Body-Medizin wesentliche Erkenntnisse aus Medizin, Neurobiologie und Verhaltenspsychologie, und sie bringt alle Aspekte, die wir uns von dem ungleichen Paar aus Stressreaktion und Entspannungsantwort über die selbstregulativen Prozesse in unserem Gehirn bis zur Salutogenese und Placeboforschung angesehen haben, unter einen Hut. Was den wichtigen Aspekt der Selbstfürsorge betrifft, schauen wir uns im nächsten Kapitel die wesentlichen Komponenten für Ihre konkrete Praxis noch ausführlicher an. Denn aus der Erkenntnis, dass jeder Einzelne über die Fähigkeit zur Selbsthilfe verfügt, hat sich die Mind-Body-Medizin das Ziel abgeleitet, die Eigenaktivität jedes Menschen langfristig zu stärken und ihn zu motivieren, Veränderungen in Gang zu setzen, die zu einer gesundheitsfördernden Gestaltung des eigenen Lebens führen. Ihre Partizipation als Patient ist das beste Mittel gegen Ohnmacht und für mehr Selbstwirksamkeit.

Um den Platz und den Stellenwert der Mind-Body-Medizin im Gesundheitswesen zu veranschaulichen, benutzt Herbert Benson gerne ein einfaches, sehr anschauliches Bild: Stellen Sie sich für einen Moment einen dreibeinigen Stuhl vor. Das erste Stuhlbein bezeichnet alles, was der Arzt oder Therapeut mit Ihnen *macht*: Das reicht von diagnostischen bis hin zu operativen Eingriffen, von Hirnscans bis zu Behandlungsmethoden wie Körpertherapie oder Akupunktur. Das zweite Stuhlbein umfasst alles, was Sie vom Arzt oder Therapeuten *bekommen*: Medikamente, pflanzliche Präparate und sonstige Verordnungen. Für die konventionelle Medizin ist nach diesen beiden Stuhlbeinen in der Regel Schluss. Benson – von Hause aus ja Kardiologe – sieht jedoch noch ein drittes Stuhlbein, und das ist eben die *Selbsthilfe*, das aktive Einbeziehen des Patienten in den Behandlungsprozess. Seine Botschaft ist naheliegend: Ohne dieses dritte Bein kann der Stuhl nicht stehen, ohne Selbsthilfekompetenz und Eigenverantwortung kann Gesundheit langfristig nicht funktionieren. Erst mit ihr ist eine ressourcenorientierte Medizin möglich.

> Nur unter Einbezug der Selbsthilfe ist eine ressourcenorientierte Medizin möglich

Zwei Dinge sind beim Bild des dreibeinigen Stuhls noch zu betonen. Zum einen müssen die drei Stuhlbeine individuell aufeinander abgestimmt sein, damit der Stuhl nicht wackelt, kippt oder zusammenbricht. Ein Stuhl mit einem zwei Meter langen Bein, einem 30 Zentimeter langen Stumpf und einem Zahnstocher findet nun einmal keinen Stand. Zum anderen bedeutet das, dass wir das bislang häufig vernachlässigte Standbein der Selbsthilfe in vielen Fällen zwar stärken müssen, die Mind-Body-Medizin ist jedoch nicht als Ersatz zur etablierten Medizin zu verstehen. Dieser voreilige Vorwurf, der ihr manchmal immer noch entgegengebracht wird, entspricht eben gerade *nicht* der interdisziplinären Idee dahinter. Selbsthilfe ist keine Alternative für medikamentöse Behandlungen oder medizinische Prozeduren – sondern eine gleichwertige Ergänzung.

Aus diesem Grund wird die Mind-Body-Medizin auch zur *Integrativen Medizin* gezählt. In der Integrativen Medizin steht die Mind-Body-Medizin zum Beispiel gleichwertig neben der konventionellen Medizin und der wissenschaftlich geprüften Naturheilkunde. Grundsätzlich geht es in der Integrativen Medizin darum, individuell auf den Patienten zugeschnittene Gesundheitsprogramme zu entwickeln und einen multiprofessionellen, ganzheitlichen Ansatz zu finden, bei dem der Patient auch mit seinen eigenen Ressourcen und Potenzialen im Mittelpunkt steht. Dabei

Die Zuwendung zum Patienten ist zentral in der Mind-Body-Medizin

spielen neben der konventionellen Schulmedizin eben auch Methoden, Techniken und Selbsthilfestrategien aus den Bereichen Ernährung, Bewegung, Entspannung, Stressmanagement, mentales Training, Aufmerksamkeitstraining und vielem mehr eine gleichwertige Rolle. Je nachdem, was sich für den Patienten als am geeignetsten erweist, kann das zum Beispiel Ansätze aus der Bewegungstherapie, Meditation, Yoga, Thai Chi, Qigong, Massagen, Verhaltens- oder Musiktherapie enthalten. Traditionelle asiatische Heilverfahren können mit Kneipp- und Kräutertherapie sowie modernsten Entspannungstechniken kombiniert werden – zentral bleibt aber stets die Zuwendung zum Patienten (und eine Ausrichtung nach der bestmöglichen wissenschaftlichen Evidenz) Ihnen als Patient und Individuum wird mehr zugetraut, auch mehr zugemutet. Sie werden mehr beteiligt und aktiviert, Ihnen werden mehr »Rechte«, aber eben auch mehr »Pflichten« anvertraut.

Im Unterschied zu dem vorherrschenden pathogenetischen Ansatz richtet die Mind-Body-Medizin ihr Augenmerk konsequent auf Faktoren, die die Entwicklung und den Erhalt von Gesundheit stärken, sprich: Sie praktiziert den Ansatz der Salutogenese. Nicht nur Krankheit, sondern vor allem auch Gesundheit steht im Fokus. Es geht um Potenziale und Selbstheilungsressourcen. Die Mind-Body-Medizin will nachhaltige Impulse setzen, die zu einer größtmöglichen Mobilisierung der Selbstheilungskräfte führen.

Herbert Bensons Buch *Timeless Healing* (Titel der deutschen Ausgabe *Heilung durch Glaube*) über seine Forschung und Entdeckungen zum Phänomen der Selbstheilung lief noch Ende der Neunzigerjahre in Deutschland unter der Rubrik »Esoterisches Wissen«. Das ist nicht lange her und sagt ziemlich viel über den Stellenwert, der diesem Thema noch bis vor Kurzem beigemessen wurde. Nicht förderlich war sicher auch, dass die deutsche Übersetzung dieses Buches zum Teil laienhaft und unwissenschaftlich war – leider.

Eine wissenschaftliche Auseinandersetzung mit der Körper-Geist-Seele-Verbindung findet bei uns erst seit relativ kurzer Zeit statt. Die Diagnose »Das hat psychosomatische Gründe« war umgangssprachlich ungefähr gleichbedeutend mit »Sie sind nicht ganz richtig im Kopf und bilden sich das doch nur ein«. Statt als ganzer Mensch wahr- und ernst genommen zu werden, stand man gefühlt mit einem Bein »in der Klapse«. Dabei hatte der Arzt mit seinen herkömmlichen Untersuchungsmethoden einfach keine wissenschaftlich nachweisbare, messbare und kategorisierbare Ursache finden können. Und vielleicht auch falsch gesucht (»man sieht nur, was man sehen will« – und kann). Diese Zeiten ändern sich nun – langsam, aber sicher. Immer mehr setzt sich die Einsicht durch, dass konventionelle Medizin und sanfte Heilverfahren keine Gegensätze mehr sein müssen.

Was die Wirksamkeit der Mind-Body-Medizin betrifft, so ist die Bandbreite zweifelsohne sehr groß. Zu den nachgewiesenen positiven Gesundheitseffekten zählen vor allem die Steigerung der

Stressresistenz, die Verbesserung der Herz-Kreislauf-Gesundheit, die »Stärkung« des Immunsystems, die Verbesserung der psychischen und nervlichen Belastbarkeit sowie die Sensibilisierung für die eigene Verantwortung beim Erhalt der Gesundheit. Und nicht zuletzt eine Steigerung der allgemeinen Zufriedenheit und des körperlichen Wohlbefindens. Auch bei chronisch entzündlichen Darmerkrankungen, chronischen Rückenschmerzen, Arthrose und Arthritis, Kopfschmerzen, Inkontinenz bis hin zu Symptomen von Krebserkrankungen und deren Therapie (zum Beispiel den Nebenwirkungen der Chemotherapie) ist sie wirksam. Darüber hinaus hat sie sich als hilfreich bei der Rehabilitation vieler Erkrankungen sowie bei der Vorbereitung vor chirurgischen Eingriffen aller Art erwiesen.

Ein besonderes Augenmerk legt die Mind-Body-Medizin auf die Stressbewältigung. Herbert Benson betont in diesem Zusammenhang, dass 60 bis 80 Prozent der Beratungsanlässe, die Patienten primär zum Arzt führen, auch stressassoziiert sind. In internationalen Studien konnte unter anderem nachgewiesen werden, dass Techniken der Mind-Body-Medizin Stress ursächlich verringern und so helfen, stressassoziierte Krankheiten zu mildern oder ihre Entstehung zu vermindern. 80 Prozent der Patienten mit Bluthochdruck erreichen durch Teilnahme an Mind-Body-Programmen eine Absenkung ihrer Blutdruckwerte und konnten ihre Medikamente reduzieren. 16 Prozent kamen nach der Intervention sogar ganz ohne Blutdruckmedikamente aus. Die Ergebnisse waren auch Jahre später noch nachweisbar. Patienten, die unter Schlafstörungen litten, berichteten zu 100 Prozent über einen verbesserten Schlaf, 91 Prozent konnten ihre Schlafmedikamente reduzieren oder ganz auf sie verzichten.

> Stressbewältigung steht im Fokus der Mind-Body-Medizin

Dabei war ein zentraler Punkt dieser »Wunderheilung«, dass man den »schlaflosen« Patienten ihre zum großen Teil verzerrten Konzepte und Vorstellungen von einem guten oder schlechten Schlaf nahm, sie mit recht einfachen und praktischen Tipps zur Schlafhygiene ausstattete und weniger die Schlafdauer (und subjektive Annahmen dazu auf Patientenseite) in den Mittelpunkt stellte, sondern die »Schlafeffizienz«, die ihrerseits im Wesentlichen von der im Bett verbrachten Zeit bestimmt wird. So kam es zu den kontraintuitiven Ratschlägen, nach maximal 20 Minuten des Grübelns im Bett aufzustehen. Oder bei Einschlafproblemen *später* – nicht früher – ins Bett zu gehen. Kurzum: Man nahm den Menschen den ganzen Stress und entlastete sie.

Die Mind-Body-Medizin ist insgesamt vor allem bei chronischen Erkrankungen erfolgreich, also dort, wo mit reinem Medikamenteneinsatz langfristig nicht geholfen werden kann. Bereits heute leiden rund 40 Prozent der Bevölkerung unter chronischen Beschwerden wie Allergien, Rheuma oder Herz-Kreislauf-Erkrankungen. Wenn man bedenkt, dass unsere Gesellschaft immer älter wird und in Zukunft sehr wahrscheinlich immer mehr Menschen chronisch krank und unter mehreren Erkrankungen gleichzeitig leiden werden – dann wird die Mind-Body-Medizin sicher nicht an Bedeutung verlieren.

Der Ansatz, unsere körperliche und seelische Gesundheit positiv zu beeinflussen, ruht im Wesentlichen auf vier Säulen: Entspannung oder Meditation, gesunde Ernährung, mäßige Bewegung (ein gesundes Maß!) und eine Lebensweise, die viel Wert auf Freundschaft, Liebe, Optimismus legt und eine »Umformatierung« negativer automatischer Gedankenmuster in hilfreichere Bahnen ermöglicht. Das Ziel dahinter lautet im Prinzip einfach nur, wieder Ordnung in unser Leben zu bringen, Stress zu verringern und den Umgang mit Stress zu verbessern. Alles Dinge, die wir selbst lernen können.

BERN – ein ganzheitlicher Ansatz auf vier Säulen

Sie dabei zu unterstützen, ein kompetenter Patient zu werden und zu bleiben, damit Sie jederzeit selbstfürsorglich mitentscheiden und handeln können – das ist das Ziel, das die Mind-Body-Medizin in der Praxis verfolgt. Im Mittelpunkt der konkreten praktischen Umsetzung stehen dabei die vier Säulen der Stressbewältigung, die sich hinter dem – aus dem Amerikanischen stammenden – Kürzel BERN verbergen:

- *stressreduzierendes Verhalten (**B**ehavior),*
- *ausreichend Bewegung (**E**xercise),*
- *regelmäßige innere Einkehr und Entspannung (**R**elaxation) sowie*
- *achtsamer Genuss und gesunde Ernährung (**N**utrition).*

Wie unschwer zu erkennen ist, beziehen sich diese vier Säulen auf unseren ganz normalen Alltag. Es geht nicht um Ausnahme- und Notfallsituationen oder das bewusste Herausgehen aus dem normalen Lebensumfeld wie bei Reha-Maßnahmen oder Kuren, sondern um das pragmatische Umsetzen und Umgestalten des täglich gelebten Lebens. Alltag eben, nicht mehr, aber auch auf keinen Fall weniger. Zwar fußen sämtliche Maßnahmen auf einem theoretischen, wissenschaftlichen Fundament, entscheidend ist jedoch, dass sie praxisnah und alltagstauglich sind. Das Wissen allein hat noch niemanden gesund gemacht. Es ist eine wichtige Voraussetzung, die vieles erleichtert – sonst hätten wir den (neuro)biologischen Grundlagen in diesem Buch auch nicht so viel Platz eingeräumt –, doch es muss auch angewendet werden können. Die Kunst liegt darin, die Sinnhaftigkeit – so offensichtlich sie auch sein mag – dauerhaft in den Alltag zu integrieren, damit sie nicht nach anfänglicher Euphorie vom diebisch grinsenden Schweinehund wieder einkassiert wird.

Die Alltagstauglichkeit der Mind-Body-Medizin hat auf der anderen Seite nichts mit Wellness zu tun. Es geht ja auch nicht primär um die Gesunden – oder die »ewig Jugendlichen«, deren Leistung oder Wohlbefinden man noch um ein paar Grad steigern will. Es geht auch – und ganz besonders – um die Kranken beziehungsweise um das Gesunde in uns allen, egal wo wir uns gerade auf dem Kontinuum zwischen gesund und krank befinden.

> Damit Verhaltensweisen Teil unseres Lebensstils werden, müssen wir sie *tun*

Keine Frage, das ist auch Arbeit, kein Luxus oder »Wolkenschloss«. Mal ein bisschen meditieren oder gelegentlich zum Sport gehen, das reicht nicht. Die Maßnahmen sind genauso ernsthaft auszuführen und einzuhalten, wie Medikamente einzunehmen oder ärztliche Eingriffe vorzunehmen sind. Es geht um das Einüben und Trainieren von Verhaltensweisen. Und damit diese Teil unseres Lebensstils werden, müssen wir sie *tun*. Aber bei aller geforderten Disziplin soll die Freude ausdrücklich nicht zu kurz kommen. Wichtig ist daher das Einbinden unserer individuellen Kapazitäten und die Orientierung an unseren vorhandenen Ressourcen. Auch unser Geschmack und unsere persönlichen Vorlieben und Stärken spielen eine große Rolle – sofern sie sich nicht auf Fastfood und Bewegungsmuffelei beschränken. Und nicht zuletzt kann der Humor ein Schlüssel sein, um von destruktiven Gedanken und Verhaltensweisen wegzukommen – wie ernst der Gesundheitszustand auch sein mag.

Neben Freude, Zutrauen und Ausdauer sind zwei Aspekte bei der praktischen Umsetzung besonders hervorzuheben: Zum einen finden alle vier Säulen in unserem gewohnten sozialen Umfeld statt, das heißt der aktive Austausch mit Angehörigen, das Annehmen von Unterstützung, das Einbeziehen von Mitmenschen ist ein wesentlicher Bestandteil und sollte daher stets berücksichtigt und auch gezielt gesucht und genutzt werden. Unsere Gesundheit soll schließlich nicht nur unter Laborbedingungen, sondern eben im Alltag stattfinden. Auch wenn er keine eigene Säule darstellt, sehen wir uns den heilsamen Aspekt der Gemeinschaft deshalb im Anschluss noch in einem eigenen Kapitel an. In diesem Zusammenhang beleuchten wir außerdem den Faktor Glauben und Spiritualität, der keine zwingende Voraussetzung in der Mind-Body-Medizin darstellt, aber im alltäglichen Leben vieler Menschen eine wichtige und daher nicht zu vernachlässigende Rolle spielt. Ich habe oft erlebt, wie Spiritualität oder eine inspirierende Kraft im Rahmen von Stressbewältigung und Mind-Body-Medizin freigesetzt wurde – insofern sind diese Elemente auch immanenter Teil dieser Programme: So wie wir hier die Gemeinschaft und soziale Unterstützung als Faktor herausheben, aber dennoch formal der Säule Verhalten zuordnen, so finden sich Glaube und Spiritualität in Zuordnung zu Entspannung und innerer Einkehr wieder.

Zum zweiten ist da noch der Aspekt der Achtsamkeit. Auch sie zieht sich wie ein roter Faden durch sämtliche Maßnahmen, Methoden und Empfehlungen. Man könnte sagen, dass sie wie ein Bindeglied funktioniert beziehungsweise das Fundament bildet, auf dem die vier Säulen fußen. Wir haben bereits gesehen, wie wir mit mehr Achtsamkeit und bewusstem Handeln selbst dazu beitragen können, die Selbstheilungskräfte unseres Körpers zu unterstützen. Um nichts anderes geht es auch bei jeder der folgenden vier Säulen. Wenn es uns gelingt, mehr Achtsamkeit in allen vier Bereichen zu kultivieren, wenn wir Achtsamkeit zu einem Merkmal unserer inneren Haltung machen, mit der wir unser Leben begreifen und angehen, dann schaffen wir auch gute Voraussetzungen für Gesundheit und Zufriedenheit. Vielleicht nicht immer, aber immer wieder. Mit Achtsamkeit schöpfen wir das Potenzial und die Ressourcen, die in uns liegen, »effektiver« aus. In der Einstimmung habe ich den Begriff der »Mind-Body-Intelligenz« in den Raum gestellt. Spätestens jetzt wissen Sie, was damit in der Praxis gemeint ist.

Wenn man das Thema Stressbewältigung umfänglich erfassen möchte, geht es also um nicht weniger als unsere innere Haltung und unseren Lebensstil – in jedem Augenblick. Zentral ist hierbei die Frage der Kontrolle. Empfinden wir Kontrolle über unser Leben beziehungsweise die wichtigen Lebensentscheidungen, dann entscheidet das mit darüber, ob wir konkrete Stresssituationen als positiv oder negativ bewerten und entsprechend wahrnehmen. Wobei, wie gehört, die konkrete Bewertung gar nicht einmal der zentrale Punkt ist, sondern die Frage der Steuerbarkeit unserer Reaktionen, die Regulationsfähigkeit und das »An-« und »Abschalten-Können«. Versetzt uns die Arbeit oder der Gedanke an den Chef in Panik, grübeln wir über unsere Altersvorsorge, plagen uns Sorgen, weil wir uns den zunehmenden Rückenschmerzen oder sonstigen Krankheitssymptomen ohnmächtig ausgeliefert fühlen – dann kann es tatsächlich dazu führen, dass uns chronischer Stress mit seinem Rattenschwanz an gesundheitsschädlichen Folgen droht. Finden wir einen positiven Umgang mit Stress und bewältigen ihn so, dass er nicht zur dauerhaften Belastung wird, zum Beispiel indem wir für ausgleichende Bewegung im Alltag sorgen, Freundschaften, Geselligkeit und gesunden Genuss pflegen, dann wachsen mit dem Gefühl der Kontrolle auch unsere Stressresistenz und unsere Resilienz. Wir steigern damit das Gefühl, sinnvoll zu handeln, sorgen also für Kohärenz und Selbstwirksamkeit und fördern ein positives Selbstbild. Das Gute daran ist: Das alles lässt sich mit relativ einfachen, aber nachweisbar wirksamen Mitteln anregen, lernen, aktiv trainieren und verbessern. Alles in Maßen – aber es geht!

Die folgenden Übungen und Empfehlungen dienen zur unterstützenden Behandlung von Symptomen und Erkrankungen – sind in den meisten Fällen aber auch gleichermaßen für Gesunde zur

Grundsätzlich gilt: Alles in Maßen

Prävention und zum Gesunderhalt geeignet. Frühzeitige und bewusste Gesundheitsförderung ist nicht nur einfacher umzusetzen als jede noch so erfolgversprechende Reparaturmaßnahme, sie ist auch kostengünstiger. In welcher Verfassung Sie sich auch gerade befinden, die Hinweise in den folgenden Kapiteln sollen Sie dabei unterstützen, mehr Kontrolle über Ihr tägliches Leben zu empfinden und sich selbst als mündigen Patienten zu erleben.

Erste Säule: Stressreduzierendes Verhalten

Wie bereits im ersten Kapitel an Cannons Katzen und Selyes Ratten zu sehen war, gibt es die Stressreaktion nicht zum Nulltarif. Wir bezahlen einen hohen Preis für unsere körpereigene Alarmanlage der Evolution, sie beansprucht einen Großteil der Energieressourcen, die dem Körper zur Verfügung stehen, und zwar sofort. Verdauung, Schmerzempfinden, Sexualtrieb & Co. werden runtergefahren, all unsere Energie wird nun für Herz, Lunge und Muskeln gebraucht.

Wir haben den negativen Dominoeffekt, den Stress auslösen kann, wenn Geist und Körper nicht mehr ausreichend ins Gleichgewicht finden, ausführlich beleuchtet. Erschöpfte oder aus der Balance geratene Immunsysteme lassen unsere Abwehr löchrig werden und ermöglichen Entzündungen beziehungsweise können diese nicht mehr so effektiv bekämpfen wie sonst. Es kann zu Herz-Kreislauf-Erkrankungen kommen, zu einer Begünstigung von Allergien, Rheuma, einer Zunahme von Zelldefekten oder auch neuronalen Störungen, Schlafproblemen, Ess- und Sexualstörungen, muskulären Problemen – und vielem mehr. Stress gilt mittlerweile genauso als Risikofaktor für einen Herzinfarkt wie Rauchen, Diabetes oder Bluthochdruck. Zahlreiche Erkrankungen, unter ihnen die häufigsten Todesursachen (für beide Geschlechter zusammen: Herz-Kreislauf-Erkrankungen, Krebs in Lunge und Darm) und die am weitesten verbreiteten Volksleiden (Rücken- und Gelenkschmerzen, Diabetes, Adipositas/Übergewicht, Schwindel), sind überwiegend lebensstilassoziiert – und das ist *auch* eine gute Nachricht, denn das macht sie zugänglich für Techniken der Mind-Body-Medizin. Bei kleineren Problemen, etwa einer leichten Kreislaufschwäche, mag das sofort einleuchten, doch selbst schwere Erkrankungen zeigen sich mitunter als reversibel.

Die erste Säule im BERN-Konzept hat eine starke psychologische Komponente. Bevor wir chronischen Stress reduzieren beziehungsweise besser bewältigen können, müssen wir ihn als solchen erkennen. Und das klingt einfacher, als es im Alltag tatsächlich ist. Gerade unter Stress neigt unser Gehirn zu einfachen Lösungen (»Das macht Sinn!«) – und lässt uns noch stärker an Gewohnheiten festhalten, also an dem Verhalten, das mit zu unseren Gesundheitsproblemen beiträgt. Wir haben im Alarmzustand schlicht keine Zeit, neue Rezepte auszuprobieren oder verschiedene Optionen dialektisch abzuwägen. Wir müssen handeln (sofort!) und auf vermeintlich Bewährtes zurückgreifen. Verhaltensänderungen fallen uns nun besonders schwer.

Bitten Sie einen gestressten Menschen, sein Verhalten zu ändern, wird er Ihnen eine lange Liste von Argumenten liefern, wieso das jetzt nicht geht, und später eigentlich auch nicht, weshalb das sowieso eine schlechte Idee ist und dass er am liebsten auch weiterhin so handeln möchte wie bisher. Zumindest für den Moment. Das ist keine lächerliche oder bemitleidenswerte Reaktion, sondern eine zutiefst menschliche. Wir tun uns in vielen Situationen verdammt schwer mit Veränderungen, selbst wenn die Argumente offen auf dem Tisch liegen und mehr als schlagend sind. Das berühmte Gewohnheitstier in uns.

Stresssymptome erkennen

Viele Betroffene merken lange Zeit gar nicht, was ihr Verhalten für gesundheitliche Konsequenzen hat, weil diese meist erst später zutage treten. Nach einer ersten Zigarette bekommt man nicht sofort Lungenkrebs, von einer stressigen Woche bei der Arbeit bekommt man noch kein Burn-out. Doch gewöhnen wir uns ungesunde Verhaltensweisen erst einmal an, dann wird es später natürlich umso schwieriger, dem drohenden Teufelskreis zu entkommen. Das kann in geradezu selbstzerstörerisches Verhalten münden: Dem Stress im Job begegnen wir mit Arbeitswut, dem sozialen Stress mit rastloser Hetze, dem selbstgemachten Stress und der Unzufriedenheit mit Fresslust, Alkohol und anderen Drogen. Erst wenn unser Organismus kollabiert beziehungsweise unsere persönliche Schwachstelle aufschreit – das Herz, der Magen, der Rücken –, merken wir, dass es so nicht weitergehen kann.

Das Erkennen von chronischem Stress fällt vielen Menschen schon allein deshalb nicht leicht, weil die Stressmerkmale so vielfältig sein können. Warnsignale lassen sich in vier Kategorien einteilen – körperliche, emotionale, kognitive Symptome, Verhaltenssymptome sowie als Unterrubrik Symptome im sozialen Verhalten –, doch das Spektrum bleibt enorm groß. Die Bandbreite der körperlichen Stresssymptome reicht beispielsweise von Muskelverspannungen, Kopfschmerzen, Schwindel, Zähneknirschen und Schluckbeschwerden über Hitzewallungen, Schweißausbrüche, Magenschmerzen, Übelkeit, Durchfall und Verstopfung bis hin zu sexueller Unlust, Müdigkeit, Taubheitsgefühle beziehungsweise Klingelgeräuschen im Ohr, Herzklopfen und unterschiedliche Schmerzzustände.

Auf der emotionalen Ebene können sich Symptome in innerer Unruhe und Reizbarkeit, Langeweile und Interesselosigkeit oder in Gefühlen von Einsamkeit, Hilflosigkeit oder fehlender Kontrolle

Es gibt verschiedene Kategorien von Stressmerkmalen

zeigen. In schweren Fällen geht Stress auch mit starken Emotionen einher: Angst, Wut, Aggressionen, Niedergeschlagenheit oder auch Depressionen.

Auf die kognitive Leistungsfähigkeit wirkt sich Stress ebenfalls vielfältig aus. Das kann sich in Gedächtnisproblemen, Konzentrations- oder Entscheidungsschwäche, aber auch in Humorlosigkeit, Kreativitätsmangel oder negativen Gedankenspiralen äußern. Vielen Menschen fällt es dann schwer, zwischen wichtig und unwichtig zu unterscheiden. Sie wollen keine Fehler machen, was verständlich ist, und doch kann es dazu führen, dass sie statt Kohärenz und Sinnhaftigkeit gleichzeitig Ohnmacht und Überforderung empfinden. Sie schalten auf Autopilot und sind schon froh, wenn alles einigermaßen klappt und keine größeren Katastrophen den gewohnten Rhythmus stören. Doch der Autopilot macht sie auf Dauer zum Spielball, mit Kontrolle hat das dann nur wenig zu tun.

Die Überschneidungen mit den emotionalen Symptomen sind augenfällig und zeigen sich auch im Verhalten gestresster Menschen. Das geht von Vermeidungsverhalten bis zu ungesundem Ess-, Trink- und Rauchverhalten. Verabredungen werden nicht eingehalten, die Mimik wirkt angestrengt, die Gestik zappelig, Fäuste werden zusammengeballt. Stress und Unruhe drücken sich häufig auch in Schlafproblemen aus. Im Sozialverhalten kann Rückzug genauso auf Stress hinweisen wie das übertriebene Bedürfnis nach Nähe, Klammern oder die Unfähigkeit, allein sein zu können. Ungesunde Beziehungen, falsche Freunde und schwelende Konflikte können Ursache und Folge von chronischem Stress sein.

Alle genannten Stresssymptome treten zunächst als Stressreaktionen auf. Sie stehen für einen ursprünglich sinnvollen – aber dann missglückten – Anpassungs- und Bewältigungsversuch in vermeintlich bedrohlichen Alarm-, Kampf- oder Fluchtsituationen. Biologisch sind sie eigentlich für den eher seltenen Überlebenskampf vorgesehen, das heißt für Situationen, in denen der Preis, der mit einer Aktivierung der Alarmreaktion einhergeht, verkraftet werden kann – weil er *im Verhältnis* steht. Das gilt aber nicht, wenn es gar nicht ums Überleben geht (wie zumeist) oder die Situation in Dauer, Dosis und Form eskaliert. Und dann werden aus den Stressreaktionen erst Stresswarnsignale – und schließlich Stresssymptome oder gar Krankheiten. Sie sehen, es gehört ein gutes Gespür dazu, die vielen möglichen Anzeichen und Signale individuell richtig zu deuten. Achtsamkeit bedeutet dabei nicht, jede Wahrnehmung zu katastrophisieren. Das richtige Einordnen entscheidet, und dafür gilt es, die eigenen Gedanken- und Verhaltensmuster kennenzulernen und bewusst wahrzunehmen, kurzum: zu wissen, wie wir wirklich leben.

Erst dann können wir bewusst handeln statt einfach nur zu reagieren.

Verhalten analysieren

Erstaunlicherweise finden sich Behandlungsansätze, die unseren Lebensstil in den Fokus stellen, im Klinikalltag kaum – meist wird er, genauer: seine gezielte therapeutische Modifikation, immer noch weitgehend ignoriert oder als zweitrangig behandelt. In der Mind-Body-Medizin bildet unser Lebensstil den Ausgangspunkt, von dem aus sich unsere lebenslang entwickelten Verhaltensmuster analysieren und anpacken lassen. In ihm äußern sich auch unser Selbstbild, unser Selbstwertgefühl, die Anerkennung und der Status, den wir uns selbst zumessen. Aber eben auch, wie wir mit unterschiedlichen Stressoren umgehen.

Zunächst sollte also die aktuelle Situation analysiert werden. Dabei helfen schon simple Bestandsaufnahmen, etwa das schriftliche Festhalten von Stresswarnsignalen (die ich im vorherigen Kapitel aufgezählt habe) oder die Bewertung unterschiedlicher Stressoren. Wie reagieren Sie auf Termindruck, ungenaue Anweisungen

> Wir brauchen ein realistisches Bild unserer Lebenssituation

oder Ärger mit dem Chef? Was lösen Lärm, Menschenmassen oder Informationsfluten in Ihnen aus? Wie gehen Sie mit Bewegungsmangel, zu wenig Schlaf oder Beziehungsproblemen um? Ziel ist es, ein möglichst realistisches Bild von der persönlichen Lebenssituation zu bekommen, mit all ihren Facetten. Dabei kann ein Stresstagebuch helfen, in dem man abends die Erlebnisse des Tages mit dem Blick auf unterschiedliche Stressoren durchgeht und festhält. Aber Achtung: Tun Sie das nicht unmittelbar vor dem Schlafengehen und nehmen dadurch vielleicht noch den Stress mit ins Bett – besser geeignet wären zu diesem Zeitpunkt Einträge in ein Dankbarkeits- oder Glückstagebuch!

Übung **Dankbarkeitstagebuch**
Führen Sie ein Tagebuch oder einen Kalender, in den Sie jeden Tag fünf große oder kleine Dinge eintragen, für die Sie an diesem Tag dankbar sind – zum Beispiel in den Kategorien a) Arbeit, b) Familie und Freunde, c) Natur, d) Hochmomente beziehungsweise schöne Momente, e) materielle Dinge oder Erleichterungen im Alltag.

Eine kürzere Variante dieser Übung wäre, dass Sie am Abend für einen kurzen Moment eine Sache identifizieren, für die Sie an diesem Tag dankbar waren beziehungsweise sind, etwas Positives, das Ihnen passiert ist; seien Sie dabei möglichst konkret (wer, was, wo, mit wem, wofür genau dankbar etc.) und beschreiben Sie mit »inneren Worten« (oder indem Sie es real aufschreiben) Ihr Ereignis (verbalisieren Sie es!) – oder erzählen Sie es gleich einer anderen Person, gegebenenfalls im gegenseitigen Wechsel.

Die nächste Erweiterung (oder der »Auftrag« für den nächsten Abend) wäre nun, dass Sie eine Sache identifizieren, für die Sie »dankbar im Leben« sind, also mit einer zeitlich breiteren, »größeren« Perspektive; auch diese Erweiterung können Sie wieder im Austausch mit einer anderen Person sich gegenseitig erzählen (pro Ereignis und Person maximal zwei bis fünf Minuten).

Es hilft oft, sich vertrauten Menschen zu öffnen, Probleme auszusprechen, in Worte zu fassen, sich den Ballast von der Seele zu reden. Sprache und Ausdruck können wichtige Hinweise auf verinnerlichte Gedankenmuster liefern und Licht ins Dunkel bringen, auch wenn sie nicht das eigentliche Problem, sondern eine »Übersetzung« in Worte darstellen.

Übung **Journalling**
Beim Journalling heißt es, sich einen Stift und mehrere Blätter Papier zu nehmen und einfach drauflozuschreiben. Schreiben Sie alle Gedanken auf, die Ihnen in diesem Moment spontan zu einem Thema einfallen. Schreiben Sie darüber, was Sie gerade in diesem Moment beschäftigt, über etwas, das Sie gerade bedrückt. Stellen Sie sich einen Wecker, nach zwanzig Minuten am Stück beenden Sie die Übung. Denken Sie dabei nicht nach, sondern schreiben Sie einfach »frei von der Leber weg«, was Ihnen gerade in den Sinn kommt. Setzen Sie den Stift dabei nicht ab. Sollte Ihr Schreibfluss ins Stocken geraten, schreiben Sie Ihren letzten Satz oder Ihre letzten Worte wiederholend auf. Führen Sie diese Art Tagebuch nun an insgesamt vier aufeinanderfolgenden Tagen. Aber schauen Sie nicht an, was Sie bereits am Vortag verfasst haben. Lesen Sie höchstens zum »Reinkommen« den jeweils letzten Satz des Vortages. Wenn Ihnen am ersten Tag zu Beginn (oder an den folgenden drei Tagen) etwas Belastendes als Thema einfällt, beginnen Sie damit. Oder einfach mit dem, was Sie gerade – in diesem (!) Moment – beschäftigt. Wichtig aber: Schreiben Sie »im Fluss«, suchen Sie nicht nach rationalen Argumenten oder einer inneren Logik etc. Das, was Sie geschrieben haben, können Sie dann getrost weglegen. Sie müssen nichts weiter damit machen. Sie brauchen sich auch das Gesamtergebnis nicht noch einmal durchlesen oder es jemandem zeigen. Welche Erfahrung haben Sie gemacht?

Übung **Poetry**

Legen Sie sich ein paar Zeitschriften bereit. Ihre Aufgabe ist es, Wortschnipsel aus diesen Zeitschriften zu sammeln. Legen Sie dazu einen Modus fest, zum Beispiel jede dritte Seite, jedes dritte Wort. Dabei sollten Sie nur positive oder neutral besetzte Worte dann auch ausschneiden. Sammeln Sie so circa vierzig Wortschnipsel und ziehen daraus fünfzehn Wörter, die Sie nun kreativ, vielleicht in einem Gedicht, aneinanderreihen. Um Ihr Gedicht rund zu machen, können Sie auch ein paar wenige Worte ergänzen. Wenn Sie mögen, lesen Sie Ihr Gedicht jemandem vor.

In der Verhaltenstherapie wird beispielsweise mit einem ABC-Modell gearbeitet, wobei A für den einzelnen Auslöser (Stressor, belastende Situation) steht, B für die Bewertung (Gedanken und Einstellungen, die sich in der Situation – eventuell als Muster – offenbaren) und C für die Konsequenz, also die konkreten Folgen, die sich daraus ergeben: körperliche Reaktionen, Symptome, unser Verhalten. Indem wir uns bewusst machen, was da im Einzelnen passiert, schaffen wir Raum für neue Verhaltensweisen. »Mind matters most« – anstatt auf Autopilot schalten wir auf Achtsamkeit und ermöglichen so einen ersten Schritt hin zu einer kognitiven Umstrukturierung. Das hat nichts mit Gehirnwäsche zu tun, sondern mit einem bewussten Wahrnehmen unserer Erwartungen, Bewertungen und Muster.

Die Macht der Gedanken für das eigene Wohl einsetzen

Denn aus den zugrundeliegenden Gedanken und »Schubladen« entsteht letzten Endes unser Verhalten. Warum reagiere ich auf Vorwürfe meines Lebenspartners immer so ungeduldig? Wieso verfolgt mich der Konkurrenzkampf im Büro bis in den Schlaf? Weshalb kehren die Rückenschmerzen immer wieder zurück? Wer seinen aktuellen Ist-Zustand gut erfassen kann, hat auch gute Aussichten, die passende Selbsthilfestrategie zu finden, mit der er sein individuelles Stressempfinden positiv beeinflussen und präventiv auf die Entstehung stressbedingter Erkrankungen einwirken kann. Er setzt die Macht der Gedanken für das eigene Wohl ein.

Neu ausrichten, neu gestalten
Kognitive Umstrukturierung verfolgt das Ziel, selbstschädigende Gedanken zu vermeiden und so vielleicht schon beim nächsten Mal, wenn wir wieder in eine vergleichbare Stresssituation geraten, »klüger«, weil gesünder, damit umgehen zu können. Schritt für Schritt kann es so gelingen, wieder mehr Kontrolle zu erlangen. Das klappt nicht immer auf Anhieb, und es kann auch Rückschläge geben, aber mit jedem Erfolgserlebnis wächst das Zutrauen – und aus der Negativspirale wird vielleicht eine Glückssträhne.

Manchmal wird das weiter oben beschriebene ABC-Modell auch AB*C*D-Modell genannt. Was damit gemeint ist? Wenn wir erkannt haben, dass wir in einer Stresssituation sind (das ist der schwerste Teil: das *Erkennen*), fallen uns möglicherweise in den Kategorien B und C (dem »Bewerten« und den »Konsequenzen«) auch schnell die Muster auf, die häufig bei uns ablaufen, wenn wir gestresst sind. Was empfinden wir in solchen Situationen? Was denken wir? Zu welchen Verhaltensweisen greifen wir? Hier werden auch unsere Einstellungen sichtbar, genauer: unsere *Vor*-Einstellungen.

> Schritt für Schritt zu mehr Kontrolle

Doch wollen wir immer in die gleiche Falle geraten? Mein Freund John Goddard sagt: »If we always do what we've always done, we will always get what we've always got.« Im Deutschen könnte man sagen: Wir ernten, was wir säen. Wenn wir also nun einmal ein anderes Ergebnis, eine andere Konsequenz erzeugen und ausprobieren wollen, sollten wir von Zeit zu Zeit unsere Stressmuster hinterfragen und reflektieren beziehungsweise *diskutieren* (daher das *D* im ABCD-Modell).

Konkret heißt das: Ich befinde mich in einer stressigen Situation, zum Beispiel wieder einmal in der langsamsten Schlange an der Supermarktkasse. Und ich habe es eilig. Ich werde zu Hause erwartet, außerdem ist meine Parkzeit sicher schon abgelaufen und eine Politesse hatte ich vorhin auf dem Parkplatz, so meine ich, auch schon gesichtet. Drei einfache Fragen können schnell Klarheit schaffen und eventuell hilfreich sein:

1. Habe ich Beweise? Stimmt das, ist das wirklich so? Ist meine Schlange wirklich die langsamste und woher will ich eigentlich sicher wissen, dass nur ich, und zwar immer, das Pech der falschen Wahl habe? Und war das wirklich eine Politesse vorhin?

2. Kann ich das auch anders sehen? Ich könnte doch eigentlich die geschenkte Zeit nutzen, um eine kleine Atemübung zu machen. Oder achtsam meine Umwelt zu beobachten. Oder einem guten Freund eine kurze Nachricht zu senden: Ich habe an ihn gedacht! Und überhaupt: Hier sind bestimmt Leute in meiner oder einer der anderen Schlangen, für die das viel beschwerlicher ist als für mich. Ich freue mich auf zu Hause – ich werde erwartet. Was machen schon die drei, vier Minuten aus, die ich hier »verliere«. Wenn ich weniger gestresst bin, weil ich hier gerade was lerne und trainiere – ist das letztlich sogar noch ein Gewinn. Und zum Glück sitze nicht ich hinter der Kasse und muss den ganzen Tag mit gestressten Kunden über langsame Abläufe herumstreiten.

3. Hilft mir das? Ist es angemessen, gestresst zu sein? Kann ich meinen Stress selbst beeinflussen oder gar steuern? Tut mir das jetzt gerade gut? Sollte ich das »Öl-ins-Feuer-Gießen« nicht lieber bleiben lassen – beziehungsweise meinen eigenen Beitrag leisten, damit ich wieder runterkomme?

Um einen solchen Prozess zu unterstützen, auch um unser ständiges Alarmverhalten wieder auf adäquate Bahnen zu bringen und den oben beschriebenen Weg zu befestigen, also statt einer Negativspirale eine Positivspirale – zumindest aber eine realistische Entwicklung – anzustoßen, gibt es die unterschiedlichsten Ansätze, je nach Typ und Lebenslage, Gesundheitszustand und persönlichen Möglichkeiten: von Verhaltens- und Psychotherapie über Bewegungstherapie und Meditation bis zu Musik-, Kunst- und Erzähltherapie. Ganz gleich, welche Kombination sich auch im Einzelfall anbietet, der grundsätzliche Hebel, den die Mind-Body-Medizin hier ganz gezielt nutzen möchte, sind positive Emotionen inklusive des dahinterstehenden biologischen Prinzips der autoregulativen Anpassungsreaktionen zur Wiederherstellung eines gesunden Gleichgewichts. Unser Nervensystem, Immunsystem, Hormonsystem – sie alle sprechen über Botenstoffe dieselbe Sprache. Diese potenziell gesundheitsfördernden Neurotransmitter – Dopamin, endogene Opioide, Oxytocin, Stickstoffmonoxid, Serotonin etc. – sind es, die wir mittels einer kognitiven Umstrukturierung für uns einsetzen wollen, um negative Einflüsse abzuwehren und positive (wieder mehr) zu ermöglichen. So wie bei chronischem Stress langfristig Nervenzellen im Hippocampus absterben, stärken die an positiven Emotionen beteiligten Botenstoffe das Erinnerungsvermögen beziehungsweise das Einprägen angenehmer Kontexte. Sie können bei einem Lob ausgeschüttet werden, das nicht nur die Motivation fördert, sondern eben auch den für die dauerhafte Gedächtnisbildung so zentralen Aus- und Umbau der synaptischen Verbindungen zwischen unseren Nervenzellen.

Unser Gehirn steht auf Belohnungen

Unser Gehirn »steht« auf Belohnungen – sorgen wir also dafür, dass es genug positive Anlässe gibt, spüren wir vorhandene Ressourcen auf, wecken wir neue oder alte Potenziale, entwickeln wir uns weiter. Bewusst für positive Gefühle zu sorgen und dadurch negativen Gedankenstrudeln einen Riegel vorzuschieben hebt nicht nur kurzfristig die Stimmung, es ist eine Form der Selbstheilungsmedizin. Es geht darum, uns selbst zu ermutigen, zu inspirieren, einzuladen (beziehungsweise uns ermutigen, inspirieren, einladen zu lassen). Lebensstilveränderungen sollen auch Freude machen. Wecken die Änderungen tatsächlich so eine Art Aufbruchsstimmung, dann fällt es natürlich leichter, das neue Verhalten nachhaltig, dauerhaft und stabil beizubehalten. Was wiederum die Aussicht verbessert, positive Veränderungen mit allen Sinnen wahrnehmen zu können. Hier drei kleine Übungen, die Änderungen erleichtern können.

Übung **Kraftquelle**
Bitte überlegen Sie, wer oder was Ihnen Kraft gibt, um Ihr Leben zu meistern. Dies können Vorbilder mit einer bestimmten Funktion, noch lebende oder verstorbene Menschen, Orte, Tiere, Situationen oder Ideen und Visionen sein. Halten Sie einen kurzen Moment inne und schreiben Sie Ihre »Kraftquellen« auf. Es ist gut, sich dieser Stärken zu vergewissern!

Übung **Meine Schutzquelle**
Diese Übung ergänzt die Kraftquellen-Übung. Bitte beantworten Sie hier, wer oder was Sie beschützt. Wer oder was passt auf Sie auf? Gehen Sie dem Bild des »Beschützers« nach. Dabei muss es sich nicht nur um fremde Schutzquellen handeln: Auch Sie selbst können sich beschützen.

Übung **Neues und Gutes**
Diese Übung möchte Sie dazu anregen, im Alltag der zukünftigen Woche wacher zu sein. Bitte beobachten Sie in der kommenden Woche, was sich »neu und gut« anfühlt. Dies können kleine Momente des Glücks sein oder auch ein Augenblick, wo Sie etwas Positives gefühlt, gehört, gesehen oder erlebt haben. Was ist in dieser Woche »Neues und Gutes« in Ihrem Leben passiert?

Tatsächlich leben Optimisten länger und erkranken seltener am Herzen als Menschen, die häufig negativen oder gar feindseligen Emotionen ausgesetzt sind und in der Folge unter anderem vermehrt unter verengten oder »dichtmachenden« Blutgefäßen leiden. Bei diesen lassen sich außerdem mehr entzündungsförderliche Stoffe im Blut finden, genauso wie sich eine veränderte Blutgerinnung feststellen lässt, die Blutplättchen verklumpen leichter, Gefäßverstopfungen, Blutgerinnsel und Infarkte drohen – als körperlicher Ausdruck unserer Sicht auf die Welt und unser Leben. Wie gesagt: Was unter akuter Bedrohung sinnvoll erscheinen mag, kann sich bei Dauerbelastung gegen uns wenden. Dabei sind Studien zur Sterblichkeit und Krankheitsanfälligkeit im genannten Kontext wissenschaftlich eine große Herausforderung (an Durchführung und Interpretation), und wir finden, wenn überhaupt, Korrelationen, die noch nicht zwingend einen Rückschluss auf Ursache und Wirkung, auf direkte oder indirekte Zusammenhänge zulassen. Die Datenlage insgesamt ist aber doch heute so, dass man die Bedeutung von Optimismus, Kohärenz oder Achtsamkeit für die Gesundheit nicht mehr ernsthaft übersehen kann.

Wer also der Meinung ist, positiven Einfluss auf den Verlauf von Krankheiten, auf Heilungsprozesse oder das Aufrechterhalten und Verbessern des eigenen Gesundheitszustands nehmen zu können, steigert tatsächlich seine Aussichten auf Erfolg. Die Einstellung macht den Unterschied. Man könnte auch sagen: der gute Wille, der Lebenswille, die tief empfundene Überzeugung.

Nun lässt sich Optimismus nicht verschreiben, und es wäre Quatsch, die Menschheit aufzufordern, die Welt durch eine rosarote Brille zu sehen. Das wäre gegebenenfalls auch vergeblich und kontraproduktiv. Aber das Potenzial, positiv oder positiver an das Leben heranzugehen, *ohne* Krankheit, Leid und Unglück deshalb auszublenden, steckt in uns allen. Und seine Auswirkungen sind sehr real. Vor allem prägt es unsere zukünftigen Wahrnehmungen. An emotional positiv belegte Erlebnisse denkt man schließlich gerne zurück – und kann sie auf diese Weise sogar mehrfach genießen.

Eine Geschichte, die mich nicht nur in dieser Hinsicht inspiriert, ist die meines Bekannten Martin Clemm. Der Jurist brach sich im Alter von etwa dreißig Jahren bei einem Badeunfall das Genick und ist seither von der Brust abwärts querschnittsgelähmt. Seine Armfunktion ist eingeschränkt, die Fingerfunktion ist nicht mehr vorhanden. Doch was er bei seinem Kampf zurück ins Leben nicht verloren hat, ist sein Traum, den er seit über 15 Jahren verfolgt.

Bereits vor dem Unfall war Martin Clemm ein begeisterter Fliegenfischer. Wenn man das, was einem bislang selbstverständlich erscheint, worüber man im Alltag gar nicht mehr nachdenkt, von heute auf morgen nicht mehr ohne fremde Hilfe kann, dann rücken Hobbys wie Fliegenfischen erst recht in weite Ferne. Doch Martin Clemm gibt nicht auf, er setzt sich ein Ziel, genauer gesagt: *dreißig* Ziele. Dreißig verschiedene Fische mit der Fliege zu fangen, weltweit.

So entsteht »30 Reasons« (30Reasonsmovie.com) – ein Projekt, das gemeinsam mit dem Filmemacher Berthold Baule den spannenden Weg dokumentiert, den Martin für die Erfüllung seiner Träume zu gehen bereit ist. Von der Anfertigung maßgeschneiderter Silikonprothesen, die sich wie eine zweite Hand der Angelrute anpassen, über intensives Muskelaufbautraining der Arme, vom Fliegenfischen in den traumhaften karibischen Flats von Belize, auf dem Rücksitz eines Quads in Island oder mitten im kolumbianischen Dschungel auf dem Orinoco – diese Reise hat gerade erst begonnen und zeigt, wie wichtig es ist, seine Träume fliegen zu lassen. Ob er seine dreißig Ziele erreicht, steht noch in den Sternen – aber wer wie Martin Clemm aus schierem Willen überlebt hat, den bringt nichts und niemand von seinen Zielen ab.

Natürlich geht es im Kern nicht ums Fliegenfischen. Was wir alle aus dieser unglaublichen Geschichte lernen können, ist die pure Kraft unserer Überzeugungen, unseres Willens, unserer Träume,

Wünsche und Vorstellungen. Sie führt uns vor Augen, wie wichtig Ziele sein können. Es muss ja nicht gleich um Leben und Tod gehen, auch wenn sich das in uns allen schlummernde Potenzial (und aus neurobiologischer Perspektive heißt das auch: die Neuroplastizität) besonders in Extremsituationen zeigt. Wir alle können mehr, als wir uns normalerweise zutrauen würden.

Gleichzeitig sollte uns die Geschichte aber auch ein Stück weit warnen: Lassen wir es nicht erst zu einer Extremsituation kommen, bevor wir das Potenzial in uns entdecken. Denn die Geschichte von Martin Clemm ist kein Hollywood-Märchen, sie ist auch eine Geschichte des Leidens, der Schmerzen, der Rückschläge und der harten Arbeit, Tag für Tag. Das schafft in diesem Ausmaß sicher nicht jeder. Martin Clemm hat das alles zum Glück zu einem Menschen gemacht, der sein Leben bewusster wahrnimmt – auch weil er muss –, der bewusster denkt, bewusster lebt. Der zwar weiter mit Hindernissen kämpfen muss, aber nicht von Grund auf hadert, sondern irgendwie auch dankbar erscheint, sich selbst als »heil« wahrnimmt und beharrlich seine dreißig Ziele verfolgt. Wahrscheinlich würde er dem kanadischen Singer-Songwriter Leonard Cohen (1934–2016) zustimmen, von dem die Worte stammen: »Hoffnung ist viel zu passiv. Wir brauchen Willen.«

> Das Potenzial, positiv an das Leben heranzugehen, *ohne* Leid auszublenden, steckt in uns allen

Welche Ziele haben Sie?

Unsere Ziele sind Aussagen über unsere Bedürfnisse, sie spiegeln unsere persönlichen Erwartungen wider. Wir sind nicht identisch mit äußeren Etiketten wie »Schüler«, »Angestellte«, »Geschäftsführerin« oder »Rentner«, sondern immer auch das, was wir meinen zu sein. Ziele zu haben fördert und fordert ein positives Selbstbild (»Ich bin Fliegenfischer, auch wenn ich querschnittsgelähmt bin!«)

beziehungsweise eine positive Lebenshaltung (»Ich schaffe das!«). Wir übernehmen gezielt Verantwortung, entwickeln Vertrauen in uns selbst, das Gefühl von Selbstbestimmung, Eigenverantwortung und Kontrolle. Ziele verleihen unserem Leben einen Sinn – und zwar allein das Aufstellen und Streben nach Zielen, nicht erst das Erreichen. Das ist vielleicht noch das i-Tüpfelchen obendrauf, aber keine zwingende Voraussetzung.

Ziele sollten möglichst von einem selbst und nicht von anderen abhängen. Die Vorstellung, den Wuppertaler SV in der Champions League spielen zu sehen oder einen Urenkel auf dem Schoß halten zu können, lassen vielleicht Ihr Herz höher schlagen, es liegt aber weder das eine noch das andere in Ihrer Hand – zumindest ist Ihre Einflussmöglichkeit darauf verschwindend gering. Suchen Sie sich andere Ziele, bei denen Sie selbst mehr bewegen können. Es muss auch nicht mit einer so bewundernswerten Leistung wie im Fall von Martin Clemm verbunden sein. Schmieden Sie keine utopischen Pläne, stecken Sie sich realisierbare Ziele. Das führt zu einer optimistischen Zukunftsorientierung, schon allein damit stärken Sie Ihre Resilienz und Stressbewältigungskompetenz.

Übung **Schritt für Schritt zum Ziel**
Folgende Fragen helfen, eine Vision zu formulieren und dann auf konkrete handhabbare Teilziele herunterzubrechen:
1. *Formulieren Sie ein Ziel oder eine Vision positiv und aktiv (Beispiel: Statt »Ich will mehr Zeit für mich haben« könnte das Ziel lauten: »Ich werde trotz meiner hohen Arbeitsbelastung mehr Bewegung in meinen Alltag bringen.«)*
2. *Formulieren Sie das Ziel so realistisch, konkret und überprüfbar wie möglich (Beispiel: »Ich werde trotz meiner hohen Arbeitsbelastung zwei Mal in der Woche einen halbstündigen Spaziergang machen.« Machen Sie kleine Schritte. Fangen Sie mit einem Spaziergang an, nicht direkt mit dem Lauftraining zum Marathon, einem Glas*

Wasser am Tag und nicht gleich zwei ganzen Flaschen. Nehmen Sie sich eine Veränderung vor, eventuell zunächst nur wenige Male in der Woche, und steigern Sie diese in kleinen Schritten.
3. *Wie könnte ein erster kleiner Schritt (Teil-Ziel) in Richtung Zielerreichung aussehen?*
4. *Wie könnten weitere, sich anschließende Teilziele lauten?*
5. *Woran werden Sie merken, dass Sie Ihr (Teil-)Ziel erreicht haben?*
6. *Was wird sich in Ihrem Leben verändern, wenn Sie Ihr Ziel erreicht haben?*
7. *Wie wird Ihr Umfeld reagieren, wenn Sie Ihr Ziel erreicht haben?*

Heilung und Selbstheilung sind entgegen der weitverbreiteten Meinung nichts rein Körperliches – doch zu glauben, man könne Stress einfach wegdenken oder willentlich wegdrücken, ist auch falsch. Die körperliche Komponente gehört genauso dazu wie die geistige. Wir haben bereits im ersten Kapitel gesehen, welche körperlichen Reaktionen Stress auslöst: Über den Sympathikus wird vor allem unser Bewegungsapparat mit Energie vollgepumpt. Was liegt da näher, als diese Energie abzubauen? Das wäre doch mal ein Ziel, oder?

Zweite Säule: Ausreichend Bewegung

Nach dem Erkennen und Einordnen von Stressoren und eigenen Gedanken- und Gefühlsmustern, dem Bewusstmachen positiver Erlebnisse und dem Setzen von realistischen Zielen für einen stressreduzierenden Lebensstil kommen wir nun zur zweiten Säule des BERN-Modells. Und zu einem Aspekt, der gleichermaßen einleuchtend wie schwierig umzusetzen scheint.

Sport beziehungsweise Bewegung wird in Umfragen spontan am häufigsten als sinnvolle Antwort auf Stress genannt. Intuitiv spüren wir, dass uns Sport helfen kann, Stress abzubauen, in den meisten

Fällen wahrscheinlich aus eigener Erfahrung. Doch nur jeder Zweite setzt dieses naheliegende Wissen auch in die Tat um und treibt regelmäßig Sport zum Ausgleich. Nach all dem Stress im Büro, im Straßenverkehr und zu Hause scheint es für viele Menschen eine zu große Hürde darzustellen, sich körperlich in Bewegung zu setzen. Nachdem sie im Büro und im Auto gesessen haben, setzen sie sich lieber vor den Fernseher – und gucken mit Vorliebe anderen beim Sport zu, zumindest haben Sportsendungen immer wieder die höchsten Einschaltquoten.

Auf 27 Minuten Sport und körperliche Bewegung täglich kommen wir in Deutschland. Für Video, Film und Fernsehen nehmen wir uns mit 124 Minuten dagegen deutlich mehr als viermal so viel Zeit. Und das sind wohlgemerkt Durchschnittswerte, im Einzelfall geht die Spanne noch viel weiter auseinander, aber sie zeigen auch so, wohin die Reise geht.

Bemühen wir noch einmal den guten alten Säbelzahntiger: Unsere Wege kreuzen sich, sein Anblick löst gewaltigen Stress in uns aus, weil unser Leben in Gefahr ist, und sofort sind wir bereit: Das Herz pumpt mit Höchstleistung, Pupillen und Bronchien weiten sich, unsere Muskeln werden mit allem versorgt, was der Körper auftreiben kann. Heute knallt uns der Chef einen Stapel unleserlicher Notizen auf den Tisch und verlangt das Unmögliche, nämlich daraus bis morgen früh eine professionelle PowerPoint-Präsentation zu machen. Blut schießt in unseren Kopf, wir stehen augenblicklich unter Stress – aber wir können nicht einfach auf und davon rennen. Fliehen geht nicht, und Kämpfen ist auch keine Option. Die angestaute Energie kann nicht abgebaut werden, unsere Muskeln verspannen, der Kreislauf wird beansprucht, ohne dass die Belastung anschließend durch körperliche Aktivität abgebaut wird. Das geht schon mal, damit wird unser Körper normalerweise gut fertig – nur auf Dauer eben nicht.

Dabei ist unser Körper nicht nur unter Stress auf Bewegung ausgerichtet. Bewegung ist ein ganz wesentliches Merkmal des Lebens. Das steckt schon im Wort Motivation, da ist der »Motor« schon eingebaut. Wir sind dazu geboren, uns zu bewegen. Im Gegensatz zum Großteil der Menschheitsgeschichte verbringen wir heute aber die mit Abstand meiste Zeit im Sitzen oder Liegen. Waren wir bis vor relativ kurzer Zeit noch gezwungen, körperlich aktiv zu werden, um unser Überleben zu sichern oder unseren Lebensunterhalt zu verdienen, erledigen wir heute am liebsten alles per Klick. Viele von uns scheinen Bewegung gewissermaßen verlernt zu haben. Obwohl die positiven Auswirkungen auf die körperliche und psychische Gesundheit wissenschaftlich unumstritten sind, ist diese Erkenntnis anscheinend immer noch nicht überall durchgedrungen – oder sie wird verdrängt. Dabei übersieht die Hälfte der Bevölkerung, dass die Verbindung zwischen Geist und Körper keine Einbahnstraße ist. Nicht nur beeinflusst unsere Psyche unseren Körper, das gilt auch umgekehrt. Das macht unseren Körper zu einer wichtigen Komponente für unsere emotionale und seelische Gesundheit.

> Wir sind dazu geboren, uns zu bewegen

Mit Ausdauersport lassen sich zum Beispiel Herzerkrankungen, Bluthochdruck, Diabetes mellitus, Fettstoffwechselkrankheiten, Schlaganfälle, aber auch Depressionen vorbeugen. Außerdem lassen sich Übergewicht und Alterungsprozesse eindämmen sowie das Immunsystem positiv beeinflussen, die allesamt auch eine starke psychische Komponente haben. Mit Krafttraining lässt sich Arthrose, Osteoporose, Diabetes mellitus oder Rückenschmerzen entgegenwirken, ebenso aber auch wieder Depressionen und Alterungsprozessen. Mit Koordinations-, Schnelligkeits- und Beweglichkeitstraining lassen sich Unfälle und Gelenkerkrankungen vorbeugen und gleichzeitig nichts weniger als Freude an der Bewegung empfinden. Die Liste der Vorteile ist damit natürlich längst nicht vollständig. Und es geht nicht nur um Vorbeugung – auch in der Behandlung der meisten genannten Erkrankungen kommt die Bewegung heute sinnvollerweise zum Einsatz. Selbst bei Asthma und für einige Krebserkrankungen konnten positive Effekte inzwischen eindeutig belegt werden.

Körperliche Vorgänge können den Weg zu seelischem Glück bahnen. Sie erinnern sich an das Belohnungssystem im Gehirn und seine »Selbst-Beeinflussung«? Motivation spielt hier die entscheidende Rolle. Nicht umsonst empfiehlt man heute depressiven Menschen oder Menschen in der Rekonvaleszenz nach einer schweren Erkrankung regelmäßige moderate körperliche Aktivität. Allein schon, weil sie »Glückshormone« ausschüttet und unser Belohnungssystem klingeln lässt, sofern dieses System nicht selbst erkrankt ist (was bei einigen psychischen Erkrankungen durchaus der Fall sein kann, weswegen eben auch hier gilt: bei schweren Erkrankungen Hilfe holen, gemeinsam und ganzheitlich dran arbeiten!). Vor allem aber, weil Bewegung die Rückfallquote, etwa bei Depressionen, deutlich senkt. Die Möglichkeiten, die nach und nach in der Forschung entdeckt werden, werden immer größer. Mittlerweile wird Psychotherapie zum Beispiel erfolgreich mit Tanzen kombiniert. Was kaum einen Tänzer überraschen wird, ist in der Medizin quasi noch Neuland.

Selbst moderate Bewegung schüttet Glückshormone aus

Zeit für Freudentänze? Nicht nur, denn auch diese Medaille hat eine zweite Seite. Körperliche Zustände und Vorgänge können auch psychisch krank machen. Wer sich zum Beispiel zurückzieht und Bewegung meidet, wer in gekrümmter Haltung vor dem Bildschirm verharrt, der fördert damit auch eine negativere mentale Verfassung. Bestimmte Bewegungen und Körperhaltungen beeinflussen unsere Emotionen, Erwartungen und Urteile, selbst wenn wir uns dieser nicht bewusst sind. Aber das muss uns nicht verzweifeln lassen. Im Gegenteil, es ist ein weiteres Argument für mehr Achtsamkeit in unserem alltäglichen Verhalten.

30 Minuten täglich

Die Schlüsselworte, um Bewegung gesund und bewusst einzusetzen, lauten regelmäßig und moderat. Täglich ein bisschen was zu tun zeigt wesentlich mehr Nutzen, als sich einmal im Monat komplett auszupowern. Während es jeder Zweite mit Winston Churchills »no sports« hält, stecken sich aber gerade beim Sport viele Menschen sehr hohe Ziele und neigen dazu, es zu übertreiben, wenn sie schon was tun. Das kann anspornen, aber es kann auch stressen, wenn man sich zu sehr unter Leistungsdruck setzt. Wer sich überanstrengt, statt sich einfach nur anzustrengen, erreicht womöglich das Gegenteil seines eigentlichen Ziels der Stressbewältigung. Mit dem Sport ist es so wie mit dem Stress selbst: Zu viel ist zu viel und zu wenig ist zu wenig.

Mit dem rechten Maß an Bewegung fördern Sie nicht nur Ihre Fitness und Gelenkigkeit, sondern reduzieren auch nachweislich Ihre Stressanfälligkeit. Körperliche Aktivität wirkt ausgleichend, hilft runterzukommen, abzuschalten und den Kopf frei zu bekommen – für bewusste Entscheidungen oder kreative Gedanken.

Wem es schwerfällt, sich regelmäßig aufzuraffen, dem hilft vielleicht schon ein einfacher Trick: Verabreden Sie sich mit anderen, lassen Sie sich abholen und im Zweifel auch mal mitschleifen. Zu zweit oder in größeren Gruppen geht es gerade zu Beginn oft leichter – und manchmal stellt sich schon nach dem ersten Schritt das gute Gefühl von selbst ein. Spätestens aber nach dem Training, wenn man weiß, dass man sich und seinem Körper etwas Gutes getan hat. Mit der Zeit wird die Gewohnheit zum Verbündeten (nicht zu verwechseln mit dem Autopiloten) und aus dem Gefühl, sich aufraffen zu müssen, wird immer öfter Vorfreude.

Übung **Hindernisse und Gegenmaßnahmen**
Nehmen Sie sich die Zeit, sich mit den bislang eingetretenen und in Zukunft erwarteten Hindernissen auf dem Weg zu Ihren Zielen zu

beschäftigen. Denn diese Hindernisse sind es, die das feste Einbauen neuer Gewohnheiten in Ihren Alltag erschweren. Seien Sie ehrlich zu sich selbst und malen Sie sich mögliche Stolpersteine realistisch aus. Mithilfe der folgenden Tabelle können Sie sich konkrete (Gegen-)Maßnahmen überlegen, die Ihnen helfen können, Ihr Ziel dennoch zu erreichen. Hier ein Beispiel:

Ziel: Dienstags und donnerstags nach der Arbeit dreißig Minuten walken.
Hindernis: Es regnet und ich habe keine Lust mehr; es kommt ein spannender Film im Fernsehen; eine Freundin ruft an und möchte vorbeikommen.
Gegenmaßnahmen:
- *Ich erinnere mich ganz bewusst daran, wie gut ich mich jedes Mal nach dem Walken fühle.*
- *Ich stelle mir vor, wie stolz ich auf mich sein werde, wenn ich mich jetzt trotzdem aufraffe*
- *Ich frage die Freundin, ob sie mitkommt*
- *Ich belohne mich nach dem Walken mit …*
- *Ich besorge mir eine gute Regenjacke und wasserfeste Joggingschuhe*
- *Ich schaue mir den Film im Internet/auf DVD an*

Ziel	Hindernis	Gegenmaßnahmen
(z. B. 30 Min. Walken Di + Do)	(z. B. keine Lust)	(z. B. mit XY verabreden)

Wir reden hier ausdrücklich nicht von Leistungssport und dem permanenten Erreichen oder Überschreiten der Schmerzgrenzen. Wir sollen uns zwar durchaus anstrengen, aber der Leistungsgedanke steht eindeutig im Hintergrund. Joggen, strammes Spazieren, Schwimmen, Radfahren, Tanzen – je nach Ihrer Vorliebe –, möglichst täglich und gerne draußen in der Natur. Etwa dreißig Minuten Bewegung an mindestens fünf Tagen pro Woche sind empfehlenswert.

Die »schlechte« Nachricht lautet: dreißig Minuten *zusätzlich* zum normalen Bewegungspensum zwischen Aufstehen und Schlafengehen. Es geht auch um bewusste körperliche Aktivität, Stichwort Achtsamkeit, das geht nicht nebenbei, zumindest schlecht, und ist dann nicht das Gleiche – zum Beispiel wenn man mit dem Handy am Ohr zum Supermarkt eilt, statt ganz im Moment und in der Gegend, in der man sich gerade bewegt, wirklich anwesend zu sein. Auch bei der Bewegung gilt: Qualität geht vor Quantität. Eine halbe Stunde achtsames Schwimmen bringt mehr, als sich sechzig Minuten bei einem irgendwie dazwischengeschobenen Joggen auf dem Laufband abzuquälen, während man im Kopf noch bei der Arbeit hängt. »Bringt mehr« bezieht sich hier sowohl auf die direkten, unmittelbaren Konsequenzen einer bewusst durchgeführten Bewegungseinheit (wobei das im Einzelfall durchaus knifflig zu messen ist) als auch auf die eindeutig positiven – weil wahrgenommenen – psychischen und motivatorischen Effekte.

Die gute Nachricht lautet: Die empfohlene Dauer lässt sich auch aufteilen, es ist also nicht einmal notwendig, sich eine halbe Stunde am Stück zu bewegen. Zehn zusammenhängende Minuten sollten es aber schon mindestens sein. Zum Beispiel zehn Minuten Gymnastik am Morgen, zehn Minuten strammes Gehen in der Mittagspause, zehn Minuten Joggen nach Feierabend – das klingt schon nicht mehr so schwer umsetzbar.

Welcher Sport ist gesund?

Als Faustregel gilt: Etwa 70 Prozent der Bewegung sollten auf Ausdauertraining gerichtet sein, 20 Prozent auf Kraft- und 10 Prozent auf Koordinations- und Gleichgewichtsübungen. Letzteres lässt sich auch mal zwischendurch üben, etwa beim Zähneputzen auf einem Bein oder beim Stehen ohne Festhalten in der Straßenbahn. Nicht erst im Alter lässt sich durch derartige spielerische Übungen zum Beispiel Stürzen vorbeugen. Auch wenn die tägliche Dosis Bewegung zusätzlich stattfinden soll, lassen sich im Alltag immer wieder Gelegenheiten für eine kleine Extraeinheit finden: Nehmen Sie die Treppe statt den Aufzug, steigen Sie eine Station eher aus der Straßenbahn und gehen Sie den Rest der Strecke zu Fuß, fahren Sie mit dem Fahrrad zur Arbeit oder zum Einkaufen. Jeder Schritt extra trägt zu Ihrem Wohlbefinden mit bei. Und nochmal: Prozentuale Verhältnisangaben oder absolute Zahlen, wie eine empfohlene tägliche Schrittmenge, sollten nicht den Effekt haben, dass wir uns abschrecken lassen (zum Beispiel durch ein noch zu erreichendes Gesamt- oder verbleibendes Restpaket) – oder aber zu früh einen Haken dranmachen: *check*, erfüllt! Fangen wir doch erst einmal (wieder) an. Und sehen wir dann weiter. Haben wir Bewegungsziele, kommen wir aus dem Quark. Es *lohnt* sich!

Wer sich nach langer Zeit ohne regelmäßige Bewegung oder gar zum ersten Mal sportlich betätigen möchte, sollte sich vorher ärztlich beraten lassen. Wer über etwas Erfahrung verfügt, für den gibt es einige einfache Regeln, was das Ausdauertraining und die richtige Herzfrequenz beim Training betrifft. Es gibt heute alle möglichen technischen Hilfsmittel, von der Pulsuhr bis zum GPS-Tracking und vielem mehr. Das kann hilfreich sein, ist aber kein Muss. Die Maxime »Laufen ohne zu schnaufen« kann für die richtige Trainingsintensität schon ein erster Anhaltspunkt sein, Sie sollten nicht völlig außer Puste geraten, aber schon merken, dass Sie schneller unterwegs sind als bei einem Schaufensterbummel. Solange Sie sich während des Joggens noch unterhalten können, ohne sich zu verschlucken, und mit der Zeit trotzdem ins Schwitzen geraten, sollten Sie sich im grünen Bereich bewegen.

Für das grobe Abschätzen der maximalen Herzfrequenz gilt die Formel *220 minus Lebensalter*. Für Fünfzigjährige liegt der maximale Puls, der während des Trainings nicht überschritten werden sollte, also bei 170. Die normale Trainingsintensität sollte etwa zwischen 60 und 80 Prozent der Maximalbelastung liegen, im Beispiel des Fünfzigjährigen also bei einer Herzfrequenz zwischen 102 und 136 Schlägen pro Minute.

Wer es ein bisschen genauer abschätzen möchte, der kann seine maximale Herzfrequenz wie folgt ermitteln: Für Frauen lautet die Formel *216 minus (1,09 × Lebensalter)*; für Männer *202 minus (0,55 × Lebensalter)*.

Für alle, die Geschmack an Ausdauersportarten gefunden haben und längere Strecken anpeilen, etwa einen Halbmarathon oder Marathon, bedarf es dann doch einer intensiveren Vorbereitung. Dann gelten im Einzelfall auch etwas andere Herzfrequenzbereiche. Den Trainingspuls (Übungsherzfrequenz, ÜHF) können Sie mit dieser Formel genauer ermitteln:

$$\text{ÜHF} = (\text{maximale Herzfrequenz} - \text{Ruhepuls}) \times \%\ \text{Intensität} + \text{Ruhepuls}$$

Ruhepuls: Puls messen (15 Sek. messen × 4); die moderate Intensität einer Aktivität liegt zum Beispiel bei 60 bis 80 Prozent, für die Formel muss die Prozentzahl in einen Dezimalfaktor umgewandelt werden, also zum Beispiel 0,7 bei 70 Prozent.

Gerade bei der Vorbereitung auf einen Marathon sollte man sich daher bei seinem Haus- oder Sportarzt durchchecken lassen, bevor man losgelegt. Vom EKG und Herz-Ultraschall über Lungenfunktions- und Blutuntersuchungen bis zum Abklären von Vorerkrankungen und Fehlstellungen des Bewegungsapparates wird dabei alles geprüft, wenn geboten.

Seit etlichen Jahren erfreuen sich Marathons und vergleichbare Veranstaltungen wachsender Begeisterung. Auch ich habe an zwei Läufen teilgenommen, in Boston und Berlin. Dabei war *auch* eine Motivation für mich, dass wir seit Jahren, zum Beispiel in unserer New Yorker Arbeitsgruppe, über Vorgänge beim Laufen und bei vergleichbaren Belastungen forschen und ein neurobiologisches Modell dazu entwickelt haben (siehe unten). Außerdem sagte ich mir immer: »Walk your talk – du solltest als Arzt und Wissenschaftler auch aus der eigenen Erfahrung und Authentizität heraus praktizieren.« Aus eigener Erfahrung kann ich nun also nachempfinden, warum so ein Erlebnis so viele Menschen anzieht. Dabei ist das Gesündeste am Marathon sicher nicht der Marathon selbst, sondern die lange und sorgfältige Vorbereitung darauf!

Die positiven Aspekte von regelmäßigem Ausdauertraining für Herz, Kreislauf, Immunsystem, Knochen, Muskeln und Gelenke haben wir schon festgehalten. Die 42,195 Kilometer am Stück, überwiegend auf Asphalt und in einem Wettkampfumfeld, stellen dagegen selbst für geübte Läufer normalerweise eine Überlastung dar. Typisch für chronische Überlastungen sind Knieschmerzen oder Entzündungen der Achillessehne, es kann aber auch zu verschleppten Infekten, Herzversagen oder Herzinfarkten kommen. Die treffen zum Glück nur sehr wenige – was die allermeisten trifft, sind dagegen die Glückshormone. Zuerst überwiegt Adrenalin: die Sorge, sich zu viel vorgenommen zu haben, unbeherrschbares Neuland zu betreten und es vielleicht nicht zu schaffen – sowie der positive Antrieb, genau diese Hürde zu nehmen. Dann kommt Dopamin: der Kick – sowohl die Vorfreude in den manchmal langen Wochen des Trainings und der endlosen Übungsläufe als auch der »Thrill« am Wettkampftag, wenn es endlich zum Startbereich geht; oder am Vortag, wenn man die Startnummer abholt und zum ersten Mal – zur Probe – in sein endgültiges Lauf-Outfit steigt. Irgendwann während des Laufes helfen dann die Endorphine und Endocannabinoide: das Runner's High, wenn Adrenalin und Dopamin langsam versiegen und es Arbeit und Stress, echt hart und schmerzhaft wird. Dann springt einem der Körper, also das Gehirn, zur Seite und »sagt«: »Ich helfe dir ...« – und der Schmerz lässt nach, *es läuft* ab jetzt erst einmal richtig gut. Und schließlich wirken körpereigene Opiate und Opioide, gerade nach dem Zieleinlauf, wenn man im Glück badet, Entspannung empfindet, auch völlige Erschöpfung, wenn die Regeneration einsetzt, gepaart mit einem innerlichen – oder auch äußerlich gut sichtbaren – Dauergrinsen, tiefer Zufriedenheit eben.

Und in den Tagen danach, zumindest sagt das meine persönliche Erfahrung: Hunger. Die leergerannten Reserven müssen wieder aufgefüllt werden. Auch das kann Spaß machen.

Dazu noch: In unserem theoretischen Modell konnten wir unter anderem demonstrieren, dass endogenes Morphium aus Dopamin und anderen Vorstufen gebildet wird. Übersetzt hieße dies: Wenn viel Vorfreude, dann viel Zufriedenheit – sofern man durchhält und ankommt. Aber Vorsicht: Endogenes Morphium hat unter anderem in der Biologie die Funktion, ein durch Stress oder andere Aktivatoren »hochgefahrenes«, aufgeputschtes System wieder herunterzuregulieren. Dabei kann – und soll gegebenenfalls biologisch auch – das System quasi überschießend für eine kurze Zeit unter das Ausgangsniveau geregelt werden, wie eine Welle, die sich erst langsam wieder beruhigt. Kommt genau in dieser Phase der Runterregulation – des »Aufräumens« – ein Virus oder Bakterium vorbei, dann ist das Immunsystem eventuell nicht gleich voll abwehrbereit. Aus diesem Modell lässt sich ein möglicher Grund ableiten, warum zum Beispiel nach Firmenläufen am Folgetag die Finisher erkältungsbedingt zu Hause bleiben müssen und ganze Abteilungen wie leergefegt sind – die Kollegen aber, wenn man sie besucht, einem mit strahlendem Gesicht die Haustür öffnen. Krank ist eben nicht gleich krank oder automatisch ein Elend.

Wem ein Marathon zu viel ist, der muss auf positive Gesundheitseffekte durch Bewegung natürlich nicht verzichten. Was ebenfalls seit einigen Jahren boomt, ist zum Beispiel Yoga. Auch Yoga stärkt das Immunsystem, beruhigt und beeinflusst die Risikofaktoren von Herz-Kreislauf-Erkrankungen positiv, unter anderem den Blutdruck. Hier geht es weniger um den Kick, sondern um ein gleichzeitiges Fördern und Fordern von Körper und Geist. Yoga – oder auch Tai Chi und Qigong – verbindet die zweite mit der dritten Säule des BERN-Modells. Bewegung und Achtsamkeitstraining sind hier untrennbar miteinander verknüpft. Viele asiatische Bewegungslehren schließen Vorstellungskräfte ganz selbstverständlich mit ein, weshalb man sie auch als *bewegte Meditation* bezeichnen könnte.

Dritte Säule: Regelmäßige innere Einkehr und Entspannung

Über den längsten Zeitraum der Menschheitsgeschichte und in den unterschiedlichsten Kulturen und Erdteilen galt dauerhafte und wiederkehrende Ruhe als eine der Grundbedingungen für körperliches und geistiges Wohlbefinden und allgemeine Lebenszufriedenheit. Sicher, wenn der Magen knurrt, dann hat man akut andere Sorgen, aber ein voller Magen allein reicht eben nicht aus, um uns wieder ins Gleichgewicht zu bringen und dort eine Weile zu halten. Um unsere Selbstheilungskräfte zu wecken, braucht es immer wieder tiefe Entspannungszustände, am besten täglich.

Unser moderner westlicher Lebensstil ist also eine neue und nicht ungefährliche Erscheinung. Wir sind quasi permanent »on«, es gehört zum guten Ton, gestresst und ständig erreichbar zu sein. Vor allem Letzteres wird von unserem gesamten Lebensumfeld und von uns selbst (!) fast schon vorausgesetzt, obwohl die Möglichkeit dazu erst seit wenigen Jahren besteht. Wir wissen zwar intuitiv, dass wir für diesen rasanten Wandel unseres Lebensstils einen hohen Preis bezahlen, und sehnen uns nach mehr Entspannung – müssen das aber erst wieder lernen. Das Wissen über die medizinische oder gesundheitliche Relevanz regelmäßiger Entspannung ist heute kaum noch verankert beziehungsweise in seiner Bedeutung weit unterschätzt. Entspannung wurde zudem aus dem Arbeitsalltag wegrationalisiert und vollständig in die Freizeit und damit in die persönliche Verantwortung ausgelagert. Und da fehlt uns einfach oft die Zeit, um Entspannungsrituale zu entwickeln und zu pflegen. Dabei sind die für unsere Gesundheit genauso wichtig wie ausreichend Bewegung oder gesunde Ernährung. Erst langsam erkennen auch große Firmen, wie wichtig Stressbewältigung für eine produktive Belegschaft ist. Bis sich diese Erkenntnis flächendeckend durchsetzt und vor allem auch in die Praxis umgesetzt wird, bleibt das persönliche Zeit- und Entspannungsmanagement ein wichtiger Baustein für kompetente Stressbewältigung.

Die Gegenwart sieht oft so aus, dass der Alltag auch im Privaten dermaßen durchgetaktet ist, dass es vielen Menschen schwerfällt, Raum für bewusste körperliche und geistige Entspannung einzuplanen. Hinzu kommt, dass – anders als beim Thema Bewegung, dem wir spontan eine stressreduzierende Wirkung zuschreiben – beim Thema Entspannung die Vorstellungen oft in eine ganz andere Richtung gehen. Hobbys und Faulenzen sind in Umfragen die beiden beliebtesten Entspannungstechniken der Deutschen, gefolgt vom Treffen mit Freunden und Familie. Rund ein Drittel gibt an, bei Stress gerne zu Alkohol zu greifen, Männer häufiger als Frauen, und in der Altersgruppe über sechzig sind es mit 40 Prozent besonders viele. Gegen ein gelegentliches Gläschen zum Feierabend ist sicher nichts einzuwenden, solange es beim Gläschen bleibt, doch laut Gesundheitsministerium konsumieren etwa 9,5 Millionen Deutsche

Alkohol in riskantem beziehungsweise gesundheitsschädlichem Ausmaß, knapp 1,8 Millionen gelten als abhängig.

Entspannung im Sinne der Mind-Body-Medizin hat nichts mit Passivität und (Drogen-)Konsum zu tun. Menschen mit entspannenden Hobbys können sich doppelt glücklich schätzen – sofern es sich nicht gerade um Schnapsbrennen handelt. Spaß beiseite, gemeint sind Hobbys, die zu einer aktiven Entspannung beitragen. Das kann Handarbeit genauso sein wie Chorsingen, Malen oder Yoga. Wir erinnern uns an Herbert Bensons Forschungen zur Entspannungsantwort: Es handelt sich hier um ein biologisch-physiologisches Rezept zum Stressabbau, einen Mechanismus, den man ganz formal – im Sinne einer Technik – und aktiv sowie gezielt auslösen kann und am besten in den Alltag einbaut.

> Die gesunden Mechanismen der aktiven Entspannung einüben

Wir kommen in diesem Zusammenhang nach den vier BERN-Säulen noch auf das Flow-Phänomen zu sprechen. Dieses kann auch beim Sockenstricken auftreten, beim Schnitzen, Tanzen – bei allem, dem wir uns mit ganzer Achtsamkeit hingeben.

Wer in guten Zeiten lernt, die gesunden Mechanismen der aktiven Entspannung einzuüben und zu trainieren, kann sie in stressigen Zeiten viel leichter anwenden. Zeitmanagement sollte daher gezielt eingesetzt werden, um gerade auch in Zeiten großer Belastungen der Anspannung genug Entspannung entgegensetzen zu können. Damit soll zum Beispiel konkret verhindert werden, dass wir zwischen Werktagen und Wochenende dauerhaft zu große Extreme ausgleichen müssen. Viele Menschen klagen darüber, am Wochenende den fehlenden Schlaf, das Pflegen sozialer Kontakte sowie das komplette Sport- und Kulturprogramm nachholen zu müssen/wollen – was nur eine weitere Form von Stress bedeutet. Mit einem guten Zeitmanagement schaffen wir uns nicht Raum, um ein noch größeres Programm abspulen zu können – nein, wir holen uns dauerhaft mehr Wochenende in den Alltag.

Mehr Wochenende im Alltag – drei Miniübungen

Manchmal helfen da schon ganz simple »Minis«. So werden kleine Achtsamkeits- und Entspannungsübungen genannt, die wir im Grunde jederzeit in unseren Alltag integrieren können. Drei dieser Minis möchte ich Ihnen exemplarisch vorstellen.

Übung **Zwerchfellatmung**

Die einfachste Mini-Übung ist die Zwerchfellatmung, die sich auch mal an einer roten Ampel oder beim Warten in der Supermarktschlange einbauen lässt. Wir haben ja bereits gesehen, dass wir durch bewusstes Atmen eine Brücke zu mehr Achtsamkeit schlagen können. Genau dieses Prinzip können wir uns für eine kleine Entspannungseinheit zwischendurch zunutze machen. Legen Sie zuerst Ihre Hände unterhalb des Bauchnabels ab. Nehmen Sie dann einen tiefen Atemzug in den Bauch hinein. Spüren Sie das Heben und Senken Ihrer Hände und der Bauchdecke? Bewusst wahrgenommen sind Sie schon dabei, aktiv zu entspannen. Der Effekt tritt ziemlich schnell ein, und er ist nicht nur körperlich, sondern auch mental festzustellen.

Faustübung

Für die Faustübung stellen Sie sich gerade hin, strecken einen Arm gerade aus und ballen mit aller Kraft Ihre Faust. Wenn Sie wollen können Sie die zweite Hand in die Hosentasche stecken und dort ebenfalls zusammenballen. Führen Sie sich dabei eine bedrohliche oder ärgerliche Situation vor Augen. Was passiert mit Ihrer Atmung, Ihren Bauchmuskeln, wenn Sie die geballte Faust wieder lösen?

Übung **SARW-Technik**

Die dritte Mini-Übung ist die sogenannte SARW-Technik. Das Kürzel steht für Stopp – Atme – Reflektiere – Wähle. Dieser Mini lässt sich gut in akut stressigen Situationen anwenden. Stellen Sie sich bei-

spielsweise einen heftigen Streit mit Ihrem Partner vor. Er oder sie wird immer lauter und schreit Sie an. Bei der Entscheidung, wie Sie nun reagieren, ohne dass der Streit eskaliert, kann die SARW-Technik helfen.

STOPP: Durchbrechen Sie Ihre Gedanken und sagen Sie zu sich selbst »Stopp«. Dadurch nehmen Sie sich aus der Situation heraus und schaffen eine Basis, um aus dem Autopilotmodus herauszukommen (sofern Sie achtsam genug waren, die Stresssituation als solche, schon während sie passiert, überhaupt zu erkennen – oft der schwerste Teil dieser Übung). Unterstützen können Sie dies, indem Sie sich bewegen und einen Schritt zur Seite machen.

ATME: Nehmen Sie einen tiefen Atemzug in den Bauch, um Ihre Anspannung kurz abzusenken.

REFLEKTIERE: Denken Sie kurz darüber nach, welche Möglichkeiten der Reaktion Sie gerade haben.

WÄHLE: Entscheiden Sie, welche dieser Möglichkeiten Sie nun bewusst wählen.

Das kurze Innehalten vor dem Handeln durch eine bewusst verlangsamte Atmung verschafft einen Moment der Kontrolle und Achtsamkeit – und bremst so akute Stressspitzen kurzfristig ab. Der ganze Vorgang braucht nur wenige Sekunden (unser Gegenüber in dem Beispiel muss gar nichts davon merken) und lässt uns doch gestärkt und weniger »ohnmächtig« zurück. Wir lernen wieder, dass wir es sind, die (mit) entscheiden und eben doch oft eine Wahl haben.

Bei allen drei Minis wird deutlich, dass bei aktiven Entspannungstechniken unser Erregungszustand und unsere Alarmiertheit zwar abnehmen, wir aber geistig präsent bleiben. Wir sind wach, konzentriert, fokussiert *und* entspannt. Das ist weder ein Widerspruch noch Zufall, sondern genau so erwünscht, weil wir damit die körpereigene Entspannungsantwort auf Stress aktivieren können. Das trifft bereits auf Minis zu, aber noch umfassender auf die verschiedensten, wissenschaftlich nachgewiesenen Entspannungstechniken, zum Beispiel Yoga, Tai Chi, Qigong, Autogenes Training oder Progressive Muskelentspannung, auch den »Body-Scan« (siehe Seite 262 ff.). Ein wiederholtes Gebet kann ebenfalls eine Entspannungsantwort auslösen. Besonders anschaulich wird der Effekt beim Meditieren, wo die Forschung dank bildgebender Verfahren seit Herbert Bensons ersten Beobachtungen bei tibetischen Mönchen erstaunliche Fortschritte gemacht hat.

Der Segen der Achtsamkeitsmeditation

Wem Meditation zu religiös oder gar esoterisch klingt, darf den Begriff natürlich gerne auch als »bewusste Schulung des Geistes« oder als »Achtsamkeitstraining« lesen. Nichts anderes verbirgt sich dahinter, auch wenn Meditation ursprünglich tatsächlich zumeist aus einem religiösen Kontext stammt. Nicht nur im Buddhismus, im Grunde sind Meditation oder meditationsähnliche Zustände in allen Religionen zu Hause. Die Effekte, um die es uns geht, sind aber weder davon abhängig, welcher Glaubensrichtung man anhängt oder welche Meditationstechnik man anwendet, noch sind sie nur bei jahrelang geübten Mönchen oder Yogis zu beobachten. Auch blutige Anfänger können sie »entspannungsantwortbringend« ausüben.

Sie finden ab Seite 257 praktische Anweisungen zu einigen geführten Meditationsübungen, die Sie gerne einfach einmal ausprobieren können. Falls Sie noch nie meditiert haben, fällt es in der Regel leichter, wenn man angewiesen wird, aber so bekommen Sie zumindest eine ganz gute Vorstellung davon. Zunächst wollen wir uns aber grundsätzlich ansehen, was unter Achtsamkeitsmeditation überhaupt zu verstehen ist.

Es gibt Entspannungstechniken, die überwiegend darauf abzielen, durch optimale Regeneration die persönliche Leistungsfähigkeit wiederherzustellen beziehungsweise zu steigern. Diese Logik, und vor allem diese Intention, ist der Meditation erst einmal fremd. Achtsamkeitsmeditation ist gerade das *nicht* wertende Wahrnehmen der Dinge im Hier und Jetzt. Es geht nicht darum, zu urteilen oder etwas einzuordnen, sondern alles ist erst einmal so zu registrieren, wie es in diesem Moment ist. Einfach so.

Klingt einfach, ist es aber nicht. Sonst müsste man es auch nicht üben. Unser Geist wandert permanent und kreist dabei hauptsächlich um sich selbst. Schon frühe Buddhisten nannten dieses Phänomen *papanca*, »Affengeist«, weil sich unser Geist kreuz und quer von Gedanke zu Gedanke hangelt wie ein Affe von Ast zu Ast und von Liane zu Liane.

Es ist ganz normal, dass wir ständig in irgendwelche Gedanken aus dem aktuellen Alltagsgeschehen oder der Vergangenheit abdriften und diesen gewohnheitsgemäß unsere Beurteilungen aufdrücken, positiv wie negativ. Meist überwiegen aber vor allem negative Gedanken, denn wir neigen ja dazu, uns mit der Analyse von Problemen in der Vergangenheit und möglichen Sorgen in der Zukunft zu beschäftigen. Darüber haben wir schon ausführlich gesprochen. Das hinterlässt natürlich auch Spuren in unserem Gehirn. Mit regelmäßiger innerer Einkehr kann es aber gelingen, den Affengeist zu beruhigen, also unsere Achtsamkeit im Augenblick zu schulen.

Zwei wesentliche Arten von Meditationstechniken werden hierbei unterschieden: Die eine setzt einen bestimmten Fokus, die andere bleibt grundsätzlich offen. Letztere sind primär für geübte Meditierende geeignet, weshalb wir uns hier auf Erstere beschränken. Auch bei diesen wird wieder unterschieden zwischen Meditationstechniken mit einem festen Fokus und solchen mit einem wandernden. Bei einem festen Fokus bleibt die Aufmerksamkeit während der ganzen Meditation auf einen vorher gewählten Punkt (Objekt, Signal, Reiz oder Vorgang) gerichtet. Das kann zum Beispiel

> Es gibt Meditationstechniken, die leicht zu lernen sind

der eigene Atem sein oder auch ein Mantra, ein Satz, ein Bild, ein Klang, ein Gebet. Bei einem wandernden Fokus bewegt sich die Aufmerksamkeit zum Beispiel schrittweise von Körperteil zu Körperteil, wie es auch beim sogenannten *Body-Scan* der Fall ist. Beide Meditationsarten, mit festem oder wanderndem Fokus, sind nachweislich zur Stressbewältigung geeignet und grundsätzlich leicht zu erlernen.

Wie bei den Minis gesehen, ist Entspannung durch Meditation etwas ganz anderes als beispielsweise der Schlaf. Das konnte schon Herbert Benson zeigen. Weitere Pionierarbeiten, wie die von Prof. Dr. Richard Davidson und Dr. Antoine Lutz, lieferten zusätzliche belastbare Hinweise darauf, dass während der Meditation ein Zustand besonders großer Wachheit und konzentrierter Aufmerksamkeit eintreten *kann*. Das hat aber auch etwas mit der Erfahrung und Übungspraxis zu tun. Messbar ist das dann unter anderem an der Zunahme von extrem schnellen Gammawellen im Gehirn, also in einem EEG-Frequenzbereich (in der »Hirnstromkurve«) von 40 bis 60 Hertz, und an einer ebenfalls steigenden neuronalen Synchronizität in den Hirnbereichen, die für das Meditationserleben zum Beispiel von Verbundenheit zuständig sind. Regelmäßige Meditationspraxis fördert hier die schnelle Informationsverarbeitung und sorgt für ein stabiles Einschwingen der Hirnwellen, die Hirnareale arbeiten in erhöhter Resonanz. Beide Aspekte – die Gammawellen und die Synchronizität – lassen sich durch regelmäßiges Meditieren trainieren und ausbauen. Nachdem man eingewiesen wurde, ist alles Weitere sozusagen reine Übungssache!

Es beginnt jedoch in der Regel nicht mit Gammawellen, die vor allem über Techniken des »offenen Gewahrseins«, des Mitgefühls, und mit zunehmender Erfahrung aktiviert werden, sondern mit einem vermehrten Auftreten etwa von Alpha- und Thetawellen. Mit diesen Wellen kann schon bei Einsteigern die »Meditationsgüte« und deren Tiefe (auch einer begleitenden Entspannung) eingeschätzt werden. Bei geübten Meditierenden dagegen – Davidson und Lutz machten unter anderem Studien mit dem buddhistischen Mönch Matthieu Ricard – konnten mehr Gammawellen als je zuvor gemessen werden: ein Zeichen für kognitive beziehungsweise kortikale Höchstleistung. Die Resonanz, das heißt, die sich über das Hirn ausbreitende Welle der Synchronizität, aktivierte zudem besonders viele Neurone: ein vermutlich starker Hinweis auf Neuroplastizität in Aktion. Das heißt auf Deutsch: Meditation ist grundsätzlich eine Möglichkeit – für uns alle –, unser Gehirn neu und besser zu vernetzen, uns selbst kognitiv umzustrukturieren.

Gerade die sogenannte Mitgefühlsmeditation (siehe Seite 268 f.) scheint hierfür prädestiniert zu sein. Eine Meditation über eine liebevolle, mitfühlende Beziehung zu unserer Umwelt, unseren Mitmenschen und auch zu uns selbst kann offenbar besonders hilfreich beim Vernetzen unseres Gehirns, beim Verbinden neuer Nervenbahnen sein. Die neuronale Kohärenz spiegelt somit gewissermaßen wider, was in unseren Gedanken passiert: Subjekt und Objekt werden eins, ein starkes Gefühl der Verbundenheit, des »Eins-Seins« entsteht. Gammawellen verbinden die verschiedenen Aspekte unserer Existenz und unseres unmittelbaren Erlebens gewissermaßen zu *einer* Wahrnehmung zusammen. Womöglich ist es genau das, was buddhistische Schriften als Erleuchtung beschreiben. In den Neurowissenschaften wird das Phänomen etwas irdischer als *Global Binding* bezeichnet, ein globales Verbundenheitserleben, das sich auch im EEG oder im fMRT sichtbar machen lässt.

Doch man muss, wie gesagt, kein Meditationsprofi sein. Dr. Sara Lazar und Dr. Britta Hölzel konnten in ihren Studien nachweisen, dass sich auch bei Menschen, die vorher über keinerlei Meditationserfahrung verfügten, bereits nach acht Wochen Achtsamkeitsmeditation bestimmte Areale des Gehirns verändern, sich neu vernetzen oder umstrukturieren. Die Studienteilnehmer berichteten über Stress (was normal ist – das waren keine Burn-out-Patienten, sondern »gesunde Normalgestresste«) und meditierten nun täglich durchschnittlich 25 Minuten, zum Teil unter Anleitung, zum Teil allein zu Hause. Auch wenn noch weitere Forschung nötig ist, sind die Beweise für Neuroplastizität durch Achtsamkeitstraining äußerst vielversprechend. Wir wissen jetzt, dass Meditation die Hirnaktivität zum Beispiel in der Amygdala reduziert – und damit unsere Ängste und Sorgen. Während die Amygdala unter Stress aktiviert, gegebenenfalls auch überaktiv wird, können wir sie gewissermaßen kleinmeditieren beziehungsweise durch Achtsamkeit schrumpfen lassen. Im Hippocampus nimmt dagegen die graue Substanz zu, in einem Bereich, der für Lernen, Gedächtnis und auch für Emotionsregulierung zuständig ist. Das ist insofern besonders bemerkenswert, weil der Hippocampus als besonders stressanfällig gilt und unter chronischem Stress an Funktionsfähigkeit und Dichte verliert, es kann dann tatsächlich zu Gewebeschäden kommen. Diese Schäden scheint Achtsamkeitsmeditation also nicht nur potenziell aufhalten, sondern auch umkehren zu können.

Auch die Insula wächst beziehungsweise wird aktiver: Wir nehmen Gefühle, auch unseren »inneren Körper«, stärker oder deutlicher wahr, stumpfen eventuell weniger ab. Präfrontale Kortexregionen sind ebenfalls beteiligt: Einerseits bewerten wir ebendiese Gefühle möglicherweise weniger, was entlastend wirken kann, andererseits scheinen wir sie und den Impuls zur Reaktion besser kontrollieren zu können. Neben der grauen nimmt auch die weiße Substanz zu. Damit sind die Nerven*fasern* und auch das Stützgewebe gemeint, das heißt, einige Hirnregionen werden durch Meditation insgesamt besser miteinander vernetzt, die Datenautobahnen werden dicker. Die Wissenschaft spricht generell von verbesserter Interkonnektivität. Das bedeutet eine Zunahme der Steuerungsmöglichkeit und Kontrolle – die Fähigkeit des Selbst- und Stressmanagements wächst. Zum Beispiel werden Amygdala

Achtsamkeitsmeditation ist eine effektive Methode zur Selbstregulation

und präfrontaler Kortex stärker vernetzt, was zur Folge hat, dass sich unsere Emotionsregulierung verbessert: Wir nehmen Emotionen besser wahr, gleichzeitig begegnen wir ihnen vielleicht mit mehr Akzeptanz und Wohlwollen und weniger Kampf oder Flucht. Auch anhand der Neurotransmitter beziehungsweise ihrer veränderten Aktivierungsmuster lässt sich das offenbar bestätigen.

Kurz gesagt: Achtsamkeitsmeditation ist eine effektive Methode zur Selbstregulation. Mit ihr lässt sich unsere Aufmerksamkeit verbessern – sie lässt uns Relevantes besser erkennen. Mit ihr lässt sich unser Selbst- und Körpergewahrsein verbessern – wir nehmen uns selbst und unseren Körper bewusster wahr. Mit ihr lassen sich unsere Emotionen besser kontrollieren – unsere Empathie, unser Mitgefühl, unser Verständnis für andere nimmt zu (was Meditation gerade auch für Ärzte interessant macht).

Auch wenn noch viele Fragen offen sind, lässt sich sagen: Stress wird dank Meditation reversibler, seine schädlichen Auswirkungen lassen sich potenziell umkehren. In dem Sinne können wir sie, wie wir noch sehen werden, auch medizinisch und zur Selbstregulation – insbesondere bei stressassoziierten Problemen – effektiv nutzen.

Und es gibt ja noch die erwähnte Parallele zur Placeboforschung. Wie sich gezeigt hat, werden beim Placeboeffekt und der Achtsamkeitsmeditation zum Teil dieselben Hirnareale aktiviert. Wir erinnern uns: Für den Placeboeffekt brauchen wir eine positive Konditionierung, also ein Erlebnis, das uns positiv in Erinnerung bleibt – ein wirkendes Medikament, Zuwendung, tröstende Worte oder Ähnliches. Kommt es dann zu einem Schlüsselreiz, der diese Erinnerung auslöst, entfalten Konditionierung und Erwartung ihre heilsame Wirkung. Aufgrund der neurobiologischen Erkenntnisse liegt nun die Vermutung nahe, dass Achtsamkeitsmeditation ganz ähnlich funktioniert wie eine Art Placebomedizin.

Meditation in der medizinischen Praxis
Etliche Erkenntnisse aus der Forschung werden bereits in der Praxis genutzt. Das geht von Meditationsprogrammen in Brennpunktschulen in den USA, wo nicht nur bessere schulische Leistungen, sondern auch weniger Gewalttätigkeit verzeichnet wird, bis hin zu Gefängnissen, wo Meditation zur Rehabilitation von Straftätern erfolgreich zum Einsatz kommt. So spannend diese Anwendungsbereiche auch sind, wir bleiben bei unserem Fokus im Bereich Medizin und Gesundheit.

In Deutschland setzen zum Beispiel Prof. Dr. Dobos und sein Team an den Kliniken Essen-Mitte Achtsamkeitsmeditationen bei all ihren Patienten ein. Selbst bei primär körperlichen Erkrankungen wie Krebs, die konventionell medizinisch behandelt werden, kommt dies begleitend zum Einsatz, weil die Patienten damit nicht nur den Umgang mit ihrer Erkrankung, sondern unter Umständen auch den konkreten Heilungsprozess unterstützen können. Insbesondere bei Menschen mit chronischen Schmerzen, bei Angstpatienten und Depressiven sind die Erfolge beachtlich. Aber auch die Suchtbehandlung ist ein Gebiet, auf dem die Achtsamkeitsmeditation mittlerweile vielversprechend zum Einsatz kommt.

Besonders gut untersucht ist das MBSR-Programm, hierzulande als achtsamkeitsbasierte Stressreduktion oder Stressbewältigung durch Achtsamkeit bekannt. Prof. Dr. Jon Kabat-Zinn ist der Begründer der Idee, Achtsamkeit in die westliche Medizin zu bringen, auf dem Boden von Herbert Bensons Arbeit. Die von ihm entwickelte Methode der *Mindfulness Based Stress Reduction* kann hilfreich bei Schmerzzuständen sein, ebenso nehmen Angst und Depressivität ab, was gerade in der Vorbeugung deutlich wird. Die Fähigkeit zur Stressbewältigung dagegen wächst. Auch lassen sich Heilungsverläufe, etwa bei entzündlichen Hautkrankheiten wie Schuppenflechte, mit MBSR beschleunigen und unser Immunsystem kommt wieder eher ins Gleichgewicht beziehungsweise die Abwehr wird gestärkt.

Das könnte nicht nur in den Ohren vieler Betroffener so klingen, als wäre Meditation ein neues Wundermedikament, eine Allzweckwaffe der Medizin. Doch das wäre ein Trugschluss, denn Meditation ist in gewisser Hinsicht das genaue Gegenteil eines Medikaments. Hier wird nicht passiv etwas eingeworfen, es braucht das aktive Engagement und die bewusste Entscheidung, für einen längeren Zeitraum und auf einer regelmäßigen Basis eine bestimmte Menge an Zeit zu investieren. Allein die Überzeugung, dass Achtsamkeit nützlich wäre, reicht nicht aus. Der Effekt stellt sich nicht von selbst ein, dafür braucht es schon eine gute Portion Entschlossenheit und tiefergehende Überzeugung. Während die Entschlossenheit den Anfang erleichtert, ist eine gut verankerte Überzeugung vonnöten, um die Disziplin und Geduld aufbringen zu können, ohne die eine Achtsamkeitspraxis nicht im Alltag umzusetzen ist. Doch das muss nicht abschrecken. Im Gegenteil, gerade die Eigeninitiative gehört mit dazu. Sie ist kein Hindernis, viele Menschen, die erste Meditationserfahrungen gemacht haben, wollen nicht mehr verzichten. Ganz freiwillig, versteht sich. Einfach, weil sie ihnen zu einer neuen Lebensqualität verhilft.

Meditation ist kein Medikament

Letztlich muss jeder für sich herausfinden, welche Methode ihm am meisten zusagt. Neben dem besagten MBSR-Programm gibt es zum Beispiel das noch stärker an die Benson-Methode angelehnte – ansonsten aber sehr ähnliche – Programm zur Mind-Body-medizinischen Stressreduktion (MBMSR beziehungsweise das hier vorgestellte BERN-Programm – bei uns in Deutschland von den Krankenkassen unter anderem unter dem Titel »Gesund im Stress« anerkannt). Dieses ist ebenfalls wissenschaftlich evaluiert und richtet sich etwas stärker an Gesunde als das MBSR-Programm, bei dem das Durchhalten einer insgesamt höheren Meditations-»Dosis« unter anderem von einem krankheitsbedingten Leidensdruck befördert wird. Wie BERN ist auch das MBMSR-Programm »achtsamkeitsinformiert«

und basiert auf Entspannungs- und Meditationstechniken, schließt aber ebenfalls noch stärker den Körper, Bewegungs-, Ernährungs- und kognitive Verhaltensaspekte mit ein. Damit ist es ideal für die Selbstfürsorge sowie die Gesundheitsförderung geeignet.

Wie auch immer: Ob Sie ein Wochenendseminar mit einem Lehrer für eines der beschriebenen Programme buchen, der dann Ihre Fragen im direkten Gespräch klären kann, ob Sie gleich einen mehrwöchigen Kurs belegen möchten, in der Regel dann als Gruppenpraxis, oder ob Sie sich mit Büchern, Online-Programmen, Apps oder CDs weiter an das Thema herantasten möchten, bleibt Ihnen überlassen. Auf keinen Fall sollten Achtsamkeitsübungen weitere Pflichttermine sein, die den Terminkalender nur um einen Eintrag mehr verstopfen. Ich rate jedem, es einfach mal auszuprobieren, etwa mit einem geführten Body-Scan. Im schlimmsten Fall schlafen Sie dabei ein – das ist nun wirklich nichts Besorgniserregendes und normalerweise frei von Nebenwirkungen.

Meditationsübungen

Entspannungsantwort

Ab heute wird es Ihre Aufgabe sein, die praktische Meditation täglich in Ihren Alltag einzubauen. Nehmen Sie es sich also vor, jeden Tag ca. fünf bis zehn Minuten zu meditieren, und machen Sie völlig unvoreingenommen Ihre eigenen Erfahrungen mit der Meditation. Auch ist es völlig normal, wenn Ihre Gedanken abschweifen. Bewerten Sie dies nicht. Kommen Sie einfach immer und immer wieder zu Ihrem Fokus zurück.

Versuchen Sie, die Meditation zu ritualisieren und als Bestandteil Ihres Alltags aufzunehmen. Fragen Sie sich dazu, wann die Entspannungsantwort in Ihren Alltag hineinpasst. Wann und wo wollen Sie meditieren?

Bitte vermerken Sie, wie es Ihnen an den einzelnen Tagen mit der Entspannung ergangen ist. Was ist Ihnen gut gelungen? Was fällt noch schwer? Auch: Was hindert Sie daran, täglich zu meditieren?

Vorbereitung (für alle beschriebenen Übungen)
Wählen Sie eine geeignete Tageszeit – ob ganz früh morgens, in der Mittagspause oder kurz vor dem Schlafengehen, probieren Sie aus, was am besten zu Ihnen passt – und suchen Sie sich einen ungestörten Ort. Sorgen Sie dafür, dass Sie nicht durch Anrufe, Besuche etc. abgelenkt werden, schalten Sie also Ihr Handy aus und kündigen Sie gegebenenfalls an, dass Sie für die nächsten zwanzig oder dreißig Minuten (je nach Übung) nicht zu erreichen sein werden. Wenn Sie mögen, können Sie sich zur Sicherheit eine Uhr bereitlegen oder einen Wecker auf die maximal zur Verfügung stehende Zeit stellen.

Nach Möglichkeit machen Sie aus der gewählten Übung eine Art Ritual, indem Sie immer zur gleichen Tageszeit am gleichen Ort meditieren. Das hilft nicht nur Ihnen selbst, sondern auch Ihrem Umfeld, sich auf Ihre Meditationspraxis einzustellen. Probieren Sie im Laufe der Zeit ruhig verschiedene Varianten aus, bis Sie *Ihr* Ritual gefunden haben. Drei werden im Folgenden als erprobte »Prototypen« vorgestellt. Mit etwas Erfahrung können diese Anleitungen auch abgewandelt und auf Ihre individuellen Bedürfnisse abgestimmt werden.

Ein wesentlicher Bestandteil dieser Übungen ist die Atmung. Da sie sowohl unbewusst gesteuert wird, als auch bewusst von Ihnen beeinflusst werden kann, stellt sie eine optimale Methode dar, Ihre Achtsamkeit auf den gegenwärtigen Augenblick zu lenken. Bewusste Atmung passiert immer im Hier und Jetzt, und schweifen Sie gedanklich ab, können Sie beim nächsten Atemzug zurück in die Gegenwart kommen – schließlich geht Ihre Atmung auch ohne Ihre Aufmerksamkeit weiter. So lassen sich Geist und Körper mit einer ganz simplen Methode immer wieder zusammenbringen.

Achten Sie darauf, bei allen im Folgenden vorgestellten Übungen durch die Nase (das ist in der Regel einfacher als durch den Mund, sofern die Nase frei ist) und in den Bauch zu atmen: Beim Einatmen hebt sich zunächst die Bauchdecke, das Zwerchfell weitet sich – beim Ausatmen zieht sich das Zwerchfell wieder zusammen, die Bauchdecke senkt sich. Auf diese Weise atmen Sie zuerst in die tiefen Bereiche der Lunge. Bei sehr tiefen Atemzügen kann sich die Bauchdecke bereits zum Ende des Einatmens wieder senken, während sich der Brustkorb hebt und weitet. Erzwingen Sie – falls nicht anders gewünscht, etwa zur Einstimmung auf eine Übung oder als Mini zwischendurch – bei der Atmung nichts, es geht nicht um das Erreichen von Leistungszielen. Wenn Sie tief atmen, atmen Sie tief; wenn Sie flach atmen, atmen Sie flach. Ganz natürlich.

Meditation im Sitzen: **Atemmeditation**
(circa 15 bis 20 Minuten)
Wählen Sie nun eine geeignete Sitzposition – auf einem Stuhl, einem Meditationskissen oder Ähnlichem. Schon aus dem Hinsetzen können Sie ein kleines Ritual machen, sofern es Ihnen bei der regelmäßigen Ausübung hilft. Nehmen Sie sich Zeit, bis Sie eine gut ausbalancierte Haltung eingenommen haben, zentral und aufrecht, aber keinesfalls starr oder verkrampft. Wichtig ist, dass Sie gut atmen können, dass Sie Platz haben und Bauch und Brustraum nicht eingeengt sind, gegebenenfalls lockern Sie etwas die Kleidung, bis Sie bequem sitzen und sich Ihre Position leicht anfühlt.

Legen Sie Ihre Hände auf die Oberschenkel oder den Bauch – wo auch immer es sich angenehm anfühlt – und lassen Sie die Schultern locker hängen. Wenn Sie mögen, können Sie nun auch die Gesichtsmuskulatur bewusst entspannen, indem Sie loslassen. Alternativ können Sie auch leicht lächeln. Alles, was nicht zur Sicherung der Sitzposition und zur Atmung benötigt wird, darf jetzt entspannen und loslassen.

Machen Sie sich noch einmal bewusst, dass Sie sich einen Moment der inneren Einkehr schenken, eine kurze Auszeit, in der es nichts zu denken und nichts zu erledigen gibt.

Wenn Sie mögen, schließen Sie nun die Augen oder suchen sich, bei leicht geöffneten, aber entspannten Augen, einen Punkt – zum Beispiel ein, zwei Meter vor Ihnen auf dem Fußboden –, durch den Sie anstrengungslos hindurchschauen.

Genießen Sie die Stille. Genießen Sie Ihre Präsenz, und entspannen Sie sich in diesen Moment hinein. Es gibt jetzt nichts zu tun, nichts zu erreichen, Sie müssen nirgendwo anders sein als hier.

Lassen Sie Ihre Aufmerksamkeit nun kurz durch den Raum gleiten – was können Sie wahrnehmen?

Lassen Sie es sein, wie es ist. Nur beobachten, nicht bewerten.

Kommen Sie anschließend mit Ihrer Aufmerksamkeit ganz zu sich selbst. Ohne es bewerten oder verändern zu wollen: Wie fühlen Sie sich gerade? Wie fühlen Sie sich an? Wie fühlt dieser Moment sich gerade an?

Lassen Sie es sein, wie es ist. Beobachten Sie nur, ohne zu bewerten. Seien Sie ganz da, bei sich, in diesem Augenblick.

Gehen Sie nun mit Ihrer Aufmerksamkeit zu Ihrem Gesicht: Können Sie an den Nasenlöchern und/oder den Lippen das Einströmen und das Ausströmen Ihres Atems spüren? Ohne es verändern zu wollen oder danach zu suchen: Können Sie einen Luftzug spüren? Wärme? Kälte? Feuchtigkeit? Wo genau? Was genau? Erkennen Sie Unterschiede zwischen Ein- und Ausatmung? Auch wenn Sie gerade nichts spüren können – verweilen Sie einfach etwas mit Ihrer Aufmerksamkeit in diesem Bereich.

Folgen Sie nun mit einem der nächsten Atemzüge der Luft in Ihren Körper hinein, wo immer Ihre Aufmerksamkeit hingelenkt wird. Und auch wieder heraus.

Bleiben Sie für ein paar Atemzüge bei der ein- und ausströmenden Luft, bei dieser rhythmischen, wellenförmigen Bewegung …

ein … und aus … ohne die Atmung zu steuern. Seien Sie ganz aufmerksam. Können Sie die kleine Pause am Ende des Einatmens spüren – kurz bevor die Atmung umschlägt und das Ausatmen beginnt? Und auch die kleine Pause am Ende des Ausatmens?

Nehmen Sie wahr, welche der beiden Pausen bei Ihnen gerade in diesem Moment kürzer oder länger ist? Oder fühlen sich beide gleich lang an? Es gibt keine Vorgaben und auch keine falsche Antwort, versuchen Sie einfach nur, diese Pausen, ebenso wie die fließenden Atembewegungen oder das Heben und Senken des Bauches, bewusst wahrzunehmen.

Richten Sie jetzt Ihre Aufmerksamkeit auf die kleine Pause am Ende jeder Ausatmung und überlegen Sie sich ein Wort, Bild, Geräusch, einen Klang, eine Zahl, ein Mantra (einen kurzen Satz) oder Ähnliches. Das kann so etwas Neutrales wie die Zahl »1« sein oder ein Wort wie »Ruhe«, »Friede« oder »Liebe«, wenn Sie mögen auch ein kleiner Satz, der eine positive Bedeutung für Sie hat, zum Beispiel »Ich bin ganz ruhig«. Sprechen Sie mit innerer Stimme zu sich selbst oder stellen Sie sich Ihr Bild oder Ihren Klang vor, richten Sie also damit Ihren Fokus immer wieder auf die kleine Pause am Ende einer jeden Ausatmung.

Bleiben Sie für den Rest dieser Übung bei dieser immer wiederkehrenden Folge: einatmen, ausatmen, fokussieren.

Wenn Gedanken oder Ablenkungen auftauchen, die nicht Atmung oder Fokus sind, dann ärgern Sie sich nicht, sondern kommen mit Ihrer Aufmerksamkeit immer wieder zurück, ohne jede Anstrengung. Wenn überhaupt, dann freuen Sie sich sogar, dass Sie Ihr Abschweifen bemerkt haben, um sich nun wieder Atmung und Fokus zu widmen.

Wie eine Welle, die sich immer wieder neu aufbaut und immer wieder neu ans Ufer gespült wird, so ist Ihre Atmung – immer wiederkehrend und doch immer wieder neu. Ihr Fokus ist wie ein Anker in dieser fließenden Bewegung.

Sie können sich diese rhythmische Abfolge auch als eine Tanzbewegung vorstellen, die mit der kleinen Pause – und Ihrem Fokus – kurz vor dem Einatmen beginnt und schließlich wieder zur Ausgangsposition zurückkehrt, vor, zurück, immer wieder dieselbe Bewegungsabfolge.

Einatmen, ausatmen, fokussieren – verbleiben Sie für 10 bis 20 Minuten möglichst ohne körperliche beziehungsweise geistige Anstrengung dabei. Sie dürfen die Schwere, die sich womöglich einstellt, genießen. Oder die Ruhe.

Sollten Sie bemerken, dass Sie einzuschlafen drohen, können Sie die Übung natürlich jederzeit beenden oder die Augen öffnen und mit geöffneten Augen fortfahren. Auch wenn Sie merken sollten, dass zu viele Gedanken auftauchen oder es schlicht nicht der richtige Ort oder Zeitpunkt ist. Ärgern Sie sich nicht, falls Sie abbrechen sollten, sondern freuen Sie sich, dass Sie es versucht haben. Auch große Meister haben schlechte Tage. Besser man tut es überhaupt und schafft vielleicht nur eine kurze Zeit der inneren Einkehr, einen Moment von Fokussiertheit und Klarheit (Entspannung und Wachheit im Geist), als krampfhaft eine bestimmte Zeit abzusitzen.

Um die Übung ausklingen zu lassen, können Sie nach einer der nächsten Ausatmungen als Fokus zunächst die Zahl »5« mit innerer Stimme sprechen, nach dem nächsten Atemzug »4« und so weiter, bis Sie bei »0« ankommen – und langsam und in Ihrem Rhythmus wieder mit der Aufmerksamkeit in den Raum zurückkehren. Öffnen Sie die Augen, strecken Sie sich, wenn Sie mögen, kommen Sie an.

Genießen Sie zum Abschluss, dass Sie etwas Gutes für sich getan haben und sich einen Moment innerer Ruhe bereitet haben.

Meditation im Liegen: **Body-Scan**
(circa 20 Minuten)
Wählen Sie nun eine geeignete Liegeposition – auf einer Decke, einer Matte oder Ähnlichem. Sie sollten sich möglichst nicht für Ihr Bett

entscheiden: Zum einen verleitet es Sie schneller zum Einschlafen, zum anderen sollte die Übung nicht dazu führen, dass Sie sich Ihr Bett als einen Ort einprägen, an dem Sie nicht schlafen sollen.

Sie können auch aus dem Hinlegen bereits ein kleines Ritual machen – zur gleichen Tageszeit am gleichen Ort. Legen Sie die Hände neben den Körper oder auf den Bauch. Ob die Handflächen nach oben oder unten zeigen, ist egal – Hauptsache, es ist angenehm für Sie. Viele Menschen legen die Hände neben den Körper und öffnen dabei die Handflächen leicht nach oben. Lassen Sie die Füße entspannt nach außen fallen.

Achten Sie darauf, dass Sie sich im Liegen gut vom Boden, der Decke oder der Matte unterstützt fühlen. Ist der Boden ausreichend warm? Zieht es auch nicht? Brauchen Sie noch eine Decke zum Zudecken? Sind Ihre Füße warm? Ist Ihr Kopf gut gebettet?

Sie können jetzt auch noch einmal mit kleiner werdenden Schaukelbewegungen Ihren Körper in eine angenehme Stellung bringen, die sich mittig und leicht anfühlt, lockern Sie gegebenenfalls die Kleidung. Haben Sie Platz zum Atmen? Alles, was nicht zur Sicherung der Position und zur Atmung benötigt wird, darf jetzt entspannen und loslassen.

Machen Sie sich noch einmal bewusst, dass Sie sich nun einen Moment der Einkehr schenken, eine Auszeit, in der es nichts zu denken oder zu erledigen gibt. Seien Sie bei der Übung ganz da: anwesend, aufmerksam, achtsam. Lassen Sie sich nichts entgehen, erzwingen Sie aber auch nichts.

Schließen Sie, wenn Sie mögen, die Augen oder suchen Sie sich, bei leicht geöffneten, aber entspannten Augen, einen Punkt – zum Beispiel an der Zimmerdecke –, durch den Sie anstrengungslos hindurchschauen.

Genießen Sie die Stille. Genießen Sie Ihre Präsenz, und entspannen Sie sich in diesen Moment hinein, aber schlafen Sie möglichst nicht ein.

Lassen Sie Ihre Aufmerksamkeit nun kurz durch den Raum gleiten – was können Sie wahrnehmen? Können Sie Ihre Aufmerksamkeit gezielt in bestimmte Ecken, Richtungen oder Bereiche des Raumes schicken? Was taucht in Ihrem Bewusstsein, in Ihrem Wahrnehmungsfenster auf?

Was immer es ist: Lassen Sie es sein, wie es ist. Beobachten Sie nur, ohne zu bewerten. Es gibt nichts zu verändern, nichts zu erreichen, nirgendwo anders zu sein.

Kommen Sie anschließend mit Ihrer Aufmerksamkeit ganz zu sich selbst. Ohne es bewerten oder verändern zu wollen: Wie fühlen Sie sich gerade? Wie fühlen Sie sich an? Wie fühlt dieser Moment sich gerade an?

Auch hier: Lassen Sie es sein, wie es ist. Beobachten Sie nur, ohne zu bewerten. Seien Sie ganz da, bei sich, in diesem Augenblick.

Wenn Sie ganz da und bereit sind, dann wandern Sie jetzt mit Ihrer Aufmerksamkeit langsam hinunter zu Ihren Füßen. Beginnen Sie mit dem rechten Fuß, genauer: mit den Zehen Ihres rechten Fußes. (Sie können natürlich auch links beginnen, wenn Sie möchten.) Können Sie Ihre Zehen spüren? Jeden Zeh einzeln, der Reihe nach, oder auch alle fünf Zehen gleichzeitig? Können Sie Wärme, Kälte, ein Pulsieren, Jucken, Kitzeln, Ziehen wahrnehmen? Etwas an der Oberfläche oder etwas eher in der Tiefe, im Inneren?

Egal, was es ist, das im Verlauf der Übung in den Fokus Ihrer Aufmerksamkeit rückt, lassen Sie es sein, wie es ist, bewerten Sie es nicht, verändern Sie es nicht – beobachten Sie nur, nehmen Sie nur wahr ... und lassen Sie es bei einem der nächsten Atemzüge wieder gehen.

Gehen Sie mit Ihrer Aufmerksamkeit von den Zehen zum rechten Fußrücken, dann zur Fußsohle und weiter zu den Knöcheln, außen und innen. Verweilen Sie jeweils kurz und beobachten Sie wieder. Wenn Sie mögen, weiten Sie Ihr Aufmerksamkeitsfenster nun, bis es den ganzen Fuß umfasst. Was spüren Sie nun? Wahrnehmen, ohne zu bewerten – und wieder gehen lassen.

Es kann sein, dass Sie in einem Bereich Ihres Körpers, den Sie jetzt Schritt für Schritt »scannen«, also gedanklich abtasten, auch einmal nichts spüren oder wahrnehmen können. Das macht nichts. Suchen Sie nicht krampfhaft nach einer Empfindung. Finden Sie etwas – oder auch nicht.

Es kann auch sein, dass Sie in einem Bereich vielleicht besonders starke und womöglich unangenehme Empfindungen wahrnehmen. Versuchen Sie auch hier, nur zu beobachten und nichts verändern zu wollen. Auch wenn es schwerfällt, bemühen Sie sich, auch starke Empfindungen nicht zu bewerten. So, wie es jetzt ist, so ist es nun einmal. Vielleicht bemerken Sie auch leichte Veränderungen oder Bewegungen in den starken Empfindungen. Oder sind sie immer gleich? Seien Sie neugierig, beobachtend, achtsam wahrnehmend.

Nach dem rechten Fuß wandern Sie mit Ihrer Aufmerksamkeit weiter zu Ihrem rechten Unterschenkel, den Sie entweder als Ganzes oder zunächst Seite für Seite, Bereich für Bereich durchgehen können. Gehen Sie auch hier wieder in die Tiefe, ins Innere. Was spüren Sie? Schwere? Wärme? Einen Druck durch die Unterlage?

Lassen Sie nun auch den rechten Unterschenkel bei einer der nächsten Ausatmungen gehen und wandern Sie weiter nach oben ins Knie. Verfahren Sie wie gehabt weiter. Fragen Sie nicht, ob sich ein Körperteil innen oder außen gut oder schlecht anfühlt, bewerten Sie nicht – fragen Sie sich einfach, was Sie wahrnehmen. Lassen Sie sich Zeit und bleiben Sie aufmerksam, auch wenn Sie mal keine eindeutige Antwort finden.

Wandern Sie mit dem Body-Scan weiter vom Knie zum Oberschenkel – immer nach dem gleichen Prinzip. Widmen Sie den einzelnen Körperteilen in Ruhe Ihre Aufmerksamkeit. Größeren Bereichen oder Körperteilen können Sie etwas mehr Zeit geben, ein paar Atemzüge extra, Sie können die einzelnen Teile aber auch kleiner machen, wenn es Ihnen so leichter fällt, sie abzutasten. Entscheiden Sie ganz individuell, aus dem jeweiligen Moment heraus.

Nachdem Sie Ihr rechtes Bein gescannt haben, wechseln Sie zum linken Fuß und zum linken Bein und gehen es in gleicher Weise durch. Denken Sie immer daran, nach dem gedanklichen Abtasten einer Region diese auch bewusst wieder gehen zu lassen. Richten Sie dann den Lichtkegel Ihrer Aufmerksamkeit – wie einen langsam aufsteigenden Scanner – aktiv auf den nächsten Teil Ihres Körpers. Sie können diese innere Bewegung auch jeweils mit der Atmung verbinden, wenn Sie mögen: Bei einer für Sie geeigneten Ausatmung lassen Sie den eben gescannten Bereich langsam aus dem Wahrnehmungsfenster gehen, während der Scanner – vielleicht schon mit der direkt anschließenden Einatmung – den nächsten, nachfolgenden Bereich beginnt auszuleuchten (oder abzutasten).

Nach dem linken Bein spüren Sie nun Ihren Hüften nach, erst wieder rechts, dann links, dann in das Becken, die Schamgegend, weiter zum Po, in den Unterbauch, den unteren Rücken, die Flanken – bis Sie den unteren Rumpf als Ganzes wahrnehmen. Was spüren Sie in Ihrem Unterkörper? Nehmen Sie kleine Bewegungen entlang Ihres Atemrhythmus wahr?

Nach dem unteren Rumpf kommt nun der Oberbauch, der Bauch als Ganzes, die Seiten des Rumpfes, der mittlere und schließlich der obere Rücken, die Schulterregion, Brust, Brustkorb. Spüren Sie den ganzen oberen Rumpf. Dann den ganzen Rumpf. Nehmen Sie einfach nur wahr, was ist.

Lösen Sie nun wieder Ihre Aufmerksamkeit von dieser Körperregion und wandern Sie – vielleicht mit einer fließenden Bewegung im Verlauf einer Einatmung – vom Rumpf über die Schultern und Arme bis zu den Händen und Fingern. Vergleichbar wie zuvor bei den Füßen: Beginnen Sie mit dem genaueren Abtasten erst wieder auf der einen Seite, zum Beispiel rechts, dann auf der anderen. Was können Sie in Ihren Händen wahrnehmen? Können Sie Ihre Finger einzeln spüren? Bis zu den Fingerkuppen? Oder auch die Handgelenke, die Handinnenflächen, Ihre Hände als Ganzes? Bleiben Sie weiterhin achtsam: Beobachten Sie nur, bewerten Sie nicht, verändern und erzwingen Sie nichts.

Wandern Sie mit Ihrer Aufmerksamkeit von den Händen und Fingern langsam die Arme hinauf, eine Seite nach der anderen, zum Beispiel erst rechts, dann links: Unterarm, Ellbogen, Oberarm, Schulter. Sie können auch beide Arme gleichzeitig zu den Schultern hinauftasten. Gelingt Ihnen das? Spüren Sie einen Unterschied?

Gehen Sie dann weiter mit Ihrer Aufmerksamkeit über die Schultern zum Hals, zu den Halsseiten, zur Vorderseite, der Kehlkopfregion, nach hinten zum Nacken, von dort nach oben in den Hinterkopf, zu den seitlichen Kopfbereichen. Nehmen Sie die Ohren wahr, die Schläfen, Kiefergelenke, Wangen, Oberkiefer, Unterkiefer, Kinn, Unterlippe, Oberlippe, den Mund als Ganzes, den Bereich zwischen Nase und Oberlippe. Spüren Sie hier beim Atmen einen Luftzug? Gibt es einen Unterschied beim Ein- und Ausatmen? Wärme? Kälte? Auch wenn Sie gerade nichts spüren können – verweilen Sie einfach etwas mit Ihrer Aufmerksamkeit in diesem Bereich.

Wandern Sie Schritt für Schritt weiter zu den Nasenlöchern, dem Nasenrücken, den Nasenflügeln, der Nasenwurzel, dem Bereich zwischen den Augenbrauen, den Augenbrauen und Augenlidern, bis Sie schließlich Ihre Stirn spüren, vielleicht von den Seiten kommend und dann etwas in der Stirnmitte verweilend. Oder die Stirn als Ganzes wahrnehmend.

Nach der Stirn wandern Sie über den vorderen Haaransatz nach oben Richtung Scheitel, dasselbe auch noch einmal von den Seiten und schließlich auch vom Hinterkopf. Verweilen Sie zum Ende dieser Übung etwas in diesem Bereich, oben am Scheitel, am oberen Ende Ihres Körpers. Welche Empfindungen fallen Ihnen auf? Was kommt Ihnen in den Sinn?

Auch hier: Lassen Sie es sein, wie es ist, beobachten Sie nur, verändern und bewerten Sie nicht, während Sie bewusst ein- und ausatmen und achtsam auch an dieser Körperstelle bleiben.

Zum Abschluss der Übung können Sie, ausgehend vom Scheitel, noch einmal an einem Stück gedanklich mit Ihrer Aufmerksamkeit an Ihrem Körper hinuntergleiten. Stellen Sie sich vor, Sie stünden unter einer Dusche und das Wasser – Ihre Aufmerksamkeit – würde zart und angenehm oben auf dem Kopf auftreffen, dann die Stirn benetzen, über Gesicht, Hinterkopf, Hals, Nacken, Schulter, Arme, Hände, Brust, Bauch, Rücken, Po, Becken und schließlich Ober- und Unterschenkel bis zu den Füßen laufen – und von dort in den Boden versickern.

Vielleicht können Sie, so wie Sie nun liegen, atmen und anwesend sind, Ihren Körper als Ganzes wahrnehmen, als eine Einheit. Vielleicht gelingt es Ihnen, indem Sie von oben hinabblicken und wahrnehmen, wie Sie am Ende dieser Übung hier liegen. So, wie Sie sind.

Kehren Sie nun langsam und bewusst mit Ihrer Aufmerksamkeit wieder in den Raum und zu sich zurück. Bewegen Sie sanft Ihre Finger und Zehen, Arme und Beine, räkeln und strecken Sie sich, wenn Sie mögen. Wenn Sie so weit sind, öffnen Sie langsam wieder die Augen, nehmen Sie sich Zeit für den Übergang in Ihren Alltag – der Blick darf zunächst ruhig noch etwas unscharf und verschwommen sein, bevor Sie Ihre Umgebung wieder bewusst wahrnehmen.

Wenn es sich für Sie stimmig anfühlt, genießen Sie – jetzt und auch zu einem späteren Zeitpunkt –, dass Sie etwas Gutes für sich getan haben und sich einen Moment innerer Ruhe bereitet haben.

Mitgefühlsmeditation

(circa fünf Minuten) – auch kombinierbar mit den ersten beiden Übungen

Suchen Sie sich eine bequeme Position im Sitzen und beginnen Sie mit der Atemmeditation (wie oben beschrieben). Entspannen Sie sich, schließen Sie die Augen, wenn Sie mögen, und atmen Sie ruhig und in Ihrem Rhythmus weiter. Halten Sie die Konzentration für einige Minuten bei Ihrem Atem und den Bewegungen Ihres Körpers, wenn Sie ein- und ausatmen.

Wenn Sie sich bereit fühlen, versuchen Sie nun aktiv, Mitgefühl zu empfinden, indem Sie sich jemanden vorstellen und ihm beziehungsweise ihr eine positive Botschaft schicken. Denken Sie der Reihe nach und jeweils für etwa vier bis acht Atemzüge …

1. … an sich selbst
2. … an einen lieben Angehörigen (nicht unbedingt einen Sexualpartner)
3. … an einen Freund oder Bekannten
4. … an einen Fremden oder eine »neutrale« Person (zum Beispiel jemand, der Ihnen vor kurzem über den Weg gelaufen ist und den Sie nicht näher kennen beziehungsweise den Sie zwar kennen, der in Ihnen aber keine bestimmten Emotionen weckt)
5. … an eine schwierige Person (jemand, mit dem Sie vielleicht gerade Streit hatten oder mit dem Sie einen Konflikt austragen)
6. … an alle Menschen, alle Lebewesen oder das ganze Universum

Wünschen Sie all jenen Menschen/Wesen gedanklich Glück und Wohlergehen und senden Sie ihnen liebevolle Güte und Mitgefühl, das heißt: Senden Sie, beginnend bei sich selbst, Botschaften wie »Möge ich glücklich sein«, »Möge ich frei sein von Krankheit und Leid«, »Möge ich geborgen sein« (oder auch »Möge ich Liebe empfangen«, »Möge ich Frieden und Erfüllung finden«, was Ihnen am besten gefällt). Anschließend weiten Sie Ihre Wünsche und Gedanken, wie aufgeführt, auf andere Menschen und Lebewesen der Reihe nach aus, indem Sie auch jenen diese Botschaften senden.

Am Ende bleiben Sie noch einige Atemzüge in Stille sitzen und folgen Ihrer Atmung. Nach insgesamt etwa fünf Minuten kommen Sie mit Ihrer Aufmerksamkeit wieder zurück in den Raum und beenden die Übung.

Vierte Säule: Achtsamer Genuss und gesunde Ernährung

Zu kaum einem anderen Thema im Kontext von Stressbewältigung und Selbstregulation gibt es so unterschiedliche Meinungen. Selbst Experten diskutieren heftig, wie die ideale Ernährung denn nun aussieht, ständig tauchen neue Vorstellungen davon auf, wie wir uns ernähren sollen. Im Gegensatz zu den Regalmetern, die Kochbücher und Ernährungsratgeber in den Buchhandlungen füllen, wird dem Thema in diesem Buch vergleichsweise wenig Raum gegeben. Nicht weil es weniger wichtig wäre, sondern aus einem ganz einfachen Grund. Das Einzige, was man mit absoluter Sicherheit zum Thema Ernährung sagen kann: *Den einen* Königsweg für alle gibt es nicht.

Schade? Zum Glück, wenn Sie mich fragen, denn so bleiben jedem von uns wesentlich mehr Wahlmöglichkeiten, um den persönlichen Speiseplan zu gestalten. Um diesen zu optimieren, müssen natürlich die Bedürfnisse des Einzelnen sowie sein Gesundheitszustand Berücksichtigung finden. Ich kann und möchte deshalb hier nur einige grundlegende Empfehlungen geben. Dabei orientiere ich mich wesentlich an wissenschaftlichen Vorgaben unter anderem aus Harvard (School of Public Health) und den amerikanischen Referenz-Institutionen sowie unserer eigenen Forschung zur Neurobiologie und Gesundheitsförderung im genannten Kontext.

Eine Extraportion Achtsamkeit gehört zum Essen dazu

Was auf jeden Fall zu Ihrer Ernährung gehören sollte, ist eine Extraportion Achtsamkeit: Bewusstes Essen und ein qualitativer (kein rein quantitativer) Umgang mit Nahrungsmitteln und Ernährung sind im Sinne der Mind-Body-Medizin die Hauptzutaten. Auch Genuss darf und soll eine Rolle spielen, Ernährung soll schließlich nicht zur Selbstkasteiung werden, auch wenn Beschränkung in manchen Fällen vorübergehend sinnvoll sein kann.

Ernährung ist nicht nur eine kulturelle Errungenschaft, sie ist zentraler Bestandteil unserer Gesundheit und bildet nicht umsonst die vierte Säule im BERN-Modell: Ohne die Versorgung mit lebensnotwendigen Nährstoffen wären wichtige Funktionen in Stoffwechsel, Körper und Geist schlicht unmöglich. Gleichzeitig sind Fehl- und Mangelernährung ernstzunehmende Krankheitsfaktoren. So zählt beispielsweise Übergewicht zu den Risikofaktoren für Diabetes Typ 2, Herz-Kreislauf-Erkrankungen und einige Krebsarten.

Mit der passenden Ernährung können wir dazu beitragen, Krankheiten vorzubeugen, beziehungsweise auf den Verlauf von Krankheiten einwirken, wir können auch unser Nervensystem »stärken« und ganz allgemein etwas für unser Wohlbefinden tun. Wahrscheinlich ist das alles nicht wirklich neu für Sie – stellt sich die Frage: Warum fällt es vielen Menschen offensichtlich so schwer, selbst diese simplen Orientierungspunkte zu berücksichtigen – vor allem unter Stress? Warum locken die Kantinenklassiker Currywurst und Schnitzel die Mehrheit so viel stärker als der gesunde Salat mit Tofuwürfeln?

Stress macht Ernährung für viele Menschen zu einer Art Ventil: Hier wird versucht zu kompensieren, zu belohnen, irgendetwas zu füllen. Gerne süß, gerne fett, gerne viel. Wenn das Gehirn signalisiert, dass es Energie braucht, und zwar flott, weil eine Kampf- oder Fluchtsituation ins Haus steht (oder wir das zumindest *annehmen*), wird das Verlangen nach besonders kalorienreicher Nahrung geradezu unkontrollierbar. Es ist bei uns ja auch meistens alles verfügbar, zumindest sind die Verlockungen groß und fast rund um die Uhr in greifbarer Nähe. Und so wird der Frust oder die Leere mit Fertiggerichten, Fast Food, Chips, Süßkram und Softdrinks bedient. Zucker, möglichst keine belastenden »Ballaststoffe«. Von Alkohol ganz zu schweigen.

Kennen Sie das nicht auch? Ich erinnere mich noch sehr gut an meine Zeiten in der Pflege oder später als Stationsarzt in der Neurologie oder der Inneren Medizin. Es war früher üblich, dass Patienten am Entlassungstag Süßes für das Stationsteam hinterließen. Die

Patienten hatten kaum ihren Entlassungsbrief in den Händen und das Krankenhaus vielleicht noch nicht einmal verlassen, da hatte sich die Meute bereits über die Beute hergemacht und Schokolade & Co. restlos verspeist. Natürlich nicht achtsam – aber Hauptsache, der Jieper, das Verlangen nach Comfort Food wurde kurzfristig gestillt. In der traditionellen Chinesischen Medizin kennt man das auch und nennt es, sinngemäß, die »fehlende Mitte«. Denn ohne Stress, im Urlaub oder ganz entspannt im Rahmen eines langsam und smooth verlaufenden Wochenendes, wenn man Ihnen da Schokolade hinlegt – wie oft kommt es dann vor, dass Sie eine ganze Tafel verdrückt haben, ohne überhaupt zu merken, dass und was Sie gerade gegessen haben? Sehen Sie.

Daran ist an sich ja gar nichts auszusetzen, es kann sogar gelegentlich (kurzfristig) unsere Lebensqualität erhöhen und einen Abend retten. Solange – Sie ahnen es – wir es nicht übertreiben oder zur Gewohnheit machen. Auch hier der Grundsatz: Die Dosis macht das Gift. Ein Zweites kommt hier noch leicht hinzu.

Dummerweise zeigt nämlich die Erfahrung, dass man während oder nach solchen »Belohnungen« seinen Aktionsradius nicht gerade vergrößert. Wir sitzen eher vor dem Fernseher, als uns zu bewegen – aktive Entspannung rückt dann schnell in weite Ferne. Mit zwei vernachlässigten Säulen kann unser Gesundheitstempel allerdings schon gewaltig ins Wanken geraten. Wird das zum Dauerzustand, tappen wir in die Falle: Unser Wohlbefinden lässt nach, die Gefahr des Übergewichts steigt, was zusätzlichen Stress bedeutet. Oder anders ausgedrückt: Wir sind gestresst und greifen zu Lebensmitteln und Ernährungsweisen, die uns noch mehr stressen. Keine Vitamine und Mineralstoffe, dafür viel zu viele leere Kalorien, gesättigte Fettsäuren und mehr oder weniger versteckte Zusatzstoffe und Geschmacksverstärker. Und wenn wir Pech haben und so gestrickt sind, kommen die Schuldgefühle noch obendrauf. Fertig ist das »Unhappy Meal«.

> Wir essen zu oft, ohne zu genießen

Gerade in stressigen Phasen wird Ernährung also besonders wichtig für uns. Sie bietet uns allerdings im gleichen Zug eine einfach umzusetzende und direkte Möglichkeit, aufkommendem Stress auf eine gesunde Art zu begegnen. So könnten wir erste Anzeichen von Stress dazu nutzen, besonders auf unser Essen zu achten und gerade nicht stehend oder gehend unterwegs zu frühstücken, beim Mittagessen die Mails statt die Mahlzeit zu checken oder am Abend vor lauter Zappen nicht wahrzunehmen, wann wir satt sind. Mit Achtsamkeit bei der Wahl und Zubereitung unserer Lebensmittel lässt sich nicht nur das Gefühl herstellen, sich selbst etwas Gutes zu tun – es lässt sie uns auch genussvoller essen. Das kommt gewissermaßen von ganz alleine, einfach weil man sich bewusster damit auseinandersetzt. Und die bewusste und *sinnliche* Nahrungsaufnahme unterstützt uns auch dabei, das rechte Maß einzuschätzen und zu halten. Zu viel ist zu viel und zu wenig ist zu wenig. Das gilt auch für Ernährung und Körpergewicht – wir finden in der Wissenschaft ein »umgekehrtes U«, wenn es um die grafische Beschreibung des Zusammenhangs zwischen Body-Mass-Index (BMI) und Gesundheit geht: Übergewicht ist nicht gut, aber Untergewicht eben auch nicht. Wo liegt Ihre »goldene Mitte«?

Mediterrane Küche

Wenn man einer Region das Genießen nachsagt, dann der Mittelmeerregion. Vielen anderen auch, ich weiß, aber die mediterrane Küche gilt allen auf- und wieder abtauchenden Ernährungstrends zum Trotz seit Jahrzehnten als eine bewährte Orientierung für eine gesundheitsbewusste Ernährung. Wohlgemerkt: Es handelt sich dabei um die Kost, die in den Sechziger- und Siebzigerjahren bei der ländlichen Bevölkerung der Mittelmeerregionen Italiens, Spaniens, Griechenlands und der Türkei auf den Tellern landete. Das heißt für uns heute: kein Pizzaservice, kein Döner »mit allem«.

Die Küchen der Mittelmeerländer unterscheiden sich natürlich im Einzelnen, aber dennoch lassen sich etliche Gemeinsamkeiten feststellen:

- häufiger Verzehr von Obst und Gemüse (Tomaten, Artischocken, Brokkoli, Oliven, Paprika etc.),
- auch von Nüssen, Samen und Hülsenfrüchten,
- hochwertiges, kaltgepresstes Olivenöl als Hauptquelle für Fett,
- Fisch und Meeresfrüchte als wichtige Eiweißlieferanten und Quellen essenzieller Fette,
- täglicher, aber gemäßigter Verzehr von Käse (und von Milchprodukten),
- angemessener Verzehr von Kohlenhydraten in Form von (vollwertigem) Brot, Pasta, Reis oder Kartoffeln,
- frische Kräuter wie Thymian, Rosmarin, Basilikum, Oregano,
- ebenfalls beliebt: Knoblauch,
- eventuell ein Glas Rotwein am Abend,
- seltener Verzehr von Fleisch und Wurstwaren,
- generell genügend Trinken (gutes Wasser), durchaus auch den einen oder anderen Kaffee oder Espresso (vor allem in der ersten Tageshälfte), nicht zuletzt um einen verdauungsfördernden Effekt zu nutzen und den Bedarf an Bitter- und Gerbstoffen abzudecken.

Obst und Gemüse, die einen hohen Anteil der mediterranen Kost ausmachen, liefern Vitamine, Spurenelemente, Mineralstoffe sowie sekundäre Pflanzenstoffe, die entzündungshemmend und antibakteriell wirken. Während Hülsenfrüchte einen hohen Eiweißanteil bieten, enthalten Nüsse viele gesunde Fette und B-Vitamine, zum Beispiel Vitamin B1, das wichtig für den Kohlenhydratstoffwechsel ist und weitere günstige Eigenschaften besitzt. Olivenöl verfügt über einen hohen Anteil einfach ungesättigter Fettsäuren, es kann auch durch Lein-, Hanf-, Nuss- oder Rapsöl ersetzt werden, die reich an mehrfach ungesättigten Fettsäuren sind, zu denen auch Omega-3-Fettsäuren gehören. Nicht alle sind zum Braten geeignet, das gilt es zu berücksichtigen. Olivenöl ist diesbezüglich ein guter Allrounder. Wobei das ganz scharfe Anbraten, wie wir es zum Beispiel mit der nordamerikanischen Küche verbinden, in der Mittelmeerküche ohnehin eher die Ausnahme ist.

Omega-3-Fettsäuren finden sich auch in Seefisch wie Makrele, Hering, Lachs oder Sardinen. Diese Fette helfen unter anderem, Herz-Kreislauf-Erkrankungen vorzubeugen, das herzinfarktfördernde LDL-Cholesterin zu verringern und das Wachstum von Krebszellen zu behindern, und erfüllen nicht nur damit lebenswichtige Funktionen. Der geringe beziehungsweise mäßige Verzehr von Fleisch und Wurstwaren führt zu einer verminderten Aufnahme tierischer, gesättigter und damit eher ungesunder Fette. Hier ist in erster Linie »rotes« Fleisch gemeint, also das von Schwein, Rind oder Schaf (im Unterschied zu »weißem« Geflügelfleisch), das in unserem Körper Entzündungsprozesse anstoßen und, insbesondere wenn es zu Wurstwaren weiterverarbeitet wird, Herz-Kreislauf-Erkrankungen und sogar Depressionen begünstigen kann. Essen und Stimmungen hängen eng miteinander zusammen – nicht nur die Liebe geht sprichwörtlich durch den Magen.

Frische Küchenkräuter können in der Mittelmeerküche ihre antioxidative Wirkung entfalten. Antioxidantien sind sogenannte Radikalfänger, was man sich so vorstellen kann, dass sie auf der Ebene der Zellen, Moleküle und der kleinsten Strukturen unseres Körpers oxidativen Stress abfangen. Oxidativer Stress kann bei Stoffwechselvorgängen durch ein Ungleichgewicht zwischen reduzierenden und oxidierenden Stoffen entstehen, wobei Letztere besonders reaktiv sind und potenziell schädliche Verbindungen eingehen können. Überwiegt der Anteil an reaktiven Sauerstoffverbindungen, auch Sauerstoffradikale genannt, kann das Alterungsprozesse beschleunigen und eine ganze Reihe von Krankheiten begünstigen. Stellen Sie sich Stress einmal nicht zwischen Menschen und Individuen, sondern zwischen Zellen und Molekülen, also auf der Mikroebene, vor. Gewürznelken sind hinsichtlich ihres Antioxidantiengehalts der Spitzenlieferant, aber auch Rosmarin, Thymian, Majoran, Oregano oder Basilikum können unserem Körper die hilfreichen Radikalfänger zur Verfügung stellen – und unsere Küche zumindest zu einem kleinen Jungbrunnen machen. Von geschmacklicher und aromatischer Vielfalt ganz zu schweigen.

Apropos Aroma: Am Knoblauch scheiden sich ja die Geister, manch einer verträgt ihn nicht gut, in der Mittelmeerküche ist er aber weiterhin sehr beliebt, vor allem natürlich als kräftiges Gewürz. Auch aus gesundheitlicher Perspektive hat Knoblauch einiges zu bieten, besonders hervorzuheben sind seine blutdruckregulierende und antibakterielle Wirkung.

Was in der Liste der wichtigen Zutaten noch fehlt, sind die zwei vielleicht wichtigsten Elemente der mediterranen Küche: Zeit und Geselligkeit. Essen ist dort kein notwendiges Übel, wie uns das in besonders stressigen Zeiten hier manchmal so vorkommen kann, sondern ein wichtiger Bestandteil der Kultur. So sagt zumindest das Klischee. Und dieser kulturelle Aspekt wird auch gepflegt: Man nimmt sich Zeit zum Kochen und Genießen, sitzt zusammen, redet, lacht und zelebriert das Essen, erlebt es mit allen Sinnen. Die Kombination aus bewusstem, sinnlichem Genuss und sozialer Komponente fördert die Ausschüttung von Glückshormonen und reduziert damit akuten Stress. Als geselliges Ritual kann es sogar chronischen Stress durchbrechen.

> Zeit und auch Geselligkeit gehören zum Essen dazu

Und das Bemerkenswerte dabei ist: Das »Wie« kann wichtiger sein als das »Was« – selbst die einfachste Mahlzeit, bewusst und im besten Fall in Gesellschaft genossen, kann so gesehen heilsam wirken und glücklich machen. Die mediterrane Küche ist im übertragen wie im konkreten Sinn gut fürs Herz – denn sie propagiert nicht nur Genuss statt Frust, sondern verbessert auch die Herzfrequenzvariabilität, das heißt, unsere Pumpe wird anpassungsfähiger und stressresistenter.

Der ausgewogene Teller – saisonal und regional

Als zusätzliche simple Orientierungshilfe, die sich als alltagstaugliche Methode erwiesen hat, das richtige Mengenverhältnis einzelner Nahrungsmittelgruppen zu finden, ist der *ausgewogene Teller*. Gerade Menschen, die viel auswärts essen, in der Kantine oder auf Reisen, wo Kalorienzählen und Abwiegen oft nur schwer möglich sind, können sich mit dieser Methode behelfen, trotzdem eine ausgewogene Ernährung umzusetzen.

Stellen Sie sich dazu Ihren Teller vor und unterteilen Sie ihn gedanklich in eine Hälfte und zwei Viertel. Die Hälfte des Tellers ist für Gemüse und/oder Obst reserviert, ein Viertel für möglichst vollwertige Kohlenhydrate und das letzte Viertel für eiweißhaltige Lebensmittel sowie gesunde Fette.

Unter vollwertigen Kohlenhydraten sind solche zu verstehen, die nicht nur aus reinem Zucker bestehen, sondern aus Getreideprodukten, die alle Bestandteile des Korns enthalten, oder aus Kartoffeln, Reis, Hirse etc. stammen. Eiweißlieferanten können Fisch, Fleisch, Eier, Milch- oder Sojaprodukte sein, wobei auch auf dem ausgewogenen Teller dieselben Grundsätze wie in der mediterranen Küche gelten sollten: lieber weniger, dafür qualitativ hochwertigeres Fleisch und generell tierische, gesättigte Fette reduzieren, auch bei Milchprodukten. Erwachsene sollten tendenziell auf fettarme Alternativen zu Sahne, Rahm, Crème fraîche & Co. zurückgreifen oder die Portionen reduzieren, wohingegen Kinder und ältere Menschen, relativ gesehen, mehr Fett benötigen und ruhig auch Vollmichprodukte verzehren können, wenn sie sie gut vertragen.

Ein weiterer Aspekt einer gesunden Ernährung sind *saisonale und regionale Lebensmittel*. Kurze Transportwege schonen unser Klima und haben somit auch eine (indirekte) Gesundheitskomponente, doch darum geht es hier gar nicht. Obwohl wir im Supermarkt auch in den Wintermonaten Erdbeeren beziehungsweise ganzjährig alle möglichen Obst- und Gemüsesorten finden können, sollten wir nicht nur aus Klimaschutzgründen, sondern auch aus ganz naheliegenden Ernährungsgründen zu saisonalen und regionalen Produkten greifen. Abgesehen davon, dass die Verlockungen geschmacklich oft enttäuschen, sind regionale Produkte in der Regel frischer und somit auch nährstoff- und vitaminreicher. Da lange Transportwege entfallen, ist die Wahrscheinlichkeit größer, dass sie erst dann geerntet werden, wenn sie auch wirklich reif sind, und nicht im Container auf hoher See »nachreifen«. Außerdem gibt es auch Hinweise darauf, dass unser Organismus bereits so voreingestellt ist, dass er mit den jeweils aktuellen jahreszeitlichen Produkten besonders gut umgehen kann. Das kann kaum Zufall sein.

Vielleicht nutzen Sie aber auch einfach den natürlichen Wechsel im Angebot, um zusätzliche Abwechslung auf Ihren Speiseplan zu bringen oder ein paar Essensrituale über das Jahr zu verteilen: von der Spargelzeit über die Apfelernte bis zum Pilzesammeln. Schon ein Saisonkalender an der Kühlschranktür als kleine Erinnerungshilfe, welches Obst und Gemüse wann aus heimischem Anbau zu haben ist, kann die Vorfreude wecken. Auch das Selbermachen kann hier mit einfließen und den Spaß an guten Lebensmitteln noch steigern: vom Pflücken über das Einmachen bis zum gemeinsamen Genuss ist vieles denk- und vor allem auch machbar.

Was immer Saison hat und gleichzeitig einer der wirksamsten Stresskiller ist, den uns unsere Ernährung bieten kann: Wasser, Wasser, Wasser. Dafür gibt es zwei Faustformeln: Trinken Sie täglich etwa 30 Milliliter pro Kilogramm Körpergewicht, bei sechzig Kilogramm sind das 1,8 Liter Wasser, bei achtzig Kilo 2,4 Liter. Diese einfache Formel gilt für schwer herzkranke und gegebenenfalls nierenkranke Patienten nicht (und einige wenige weitere Ausnahmen), aber die Betroffenen wissen das. Für Sie, sofern Sie nicht zu einer dieser Gruppe gehören, und für alle anderen (die absolute Mehrheit!) gilt daher: Ran an den Hahn. Und die zweite Regel: Nehmen Sie etwa zwei Drittel der Menge möglichst am Vormittag zu sich. Nicht nur, damit Sie eine volle Blase nachts nicht unnötig aus dem erholsamen Schlaf holt, sondern vor allem auch, weil Ihr Gehirn im Vollbetrieb tagsüber am meisten davon profitiert.

So banal es auch klingt – baden Sie Ihr Gehirn in Wasser

Weniger kann mehr sein – aber wie sieht es aus mit nichts? Fasten in den unterschiedlichsten Spielarten, ob religiös motiviert oder rein körperlich als Heilfasten, ist so etwas wie ein ewiger Trend, der im Randbereich unseres Ernährungsverhaltens eine Rolle spielt. Im alten Ägypten wurde gefastet, im antiken Ostasien Askese betrieben, im Hinduismus, im Judentum, im Christentum, im Islam – scheinbar in sämtlichen kulturellen Winkeln der Welt wurde und wird Enthaltsamkeit praktiziert, ob nun zu spirituellen Zwecken – wo die Verbindung zwischen Körper und Geist nur allzu offensichtlich genutzt werden soll – oder bei eher profanem Darmreinigen nach verschiedenen Methoden sowie beispielsweise im Rahmen eines Buchinger-Heilfastens.

Obwohl nun also schon seit Ewigkeiten praktiziert (was irgendwie ja auch dafür spricht), sind die gesicherten medizinischen Erkenntnisse bis heute gar nicht so umfassend. Es gibt Befürworter und Gegner, auch die Deutsche Gesellschaft für Ernährung sieht Heilfasten teilweise eher kritisch. Das immer wieder propagierte »Entschlacken« ist so ein Punkt. Was genau soll das sein, was genau soll da passieren – und wer kann das beweisen? Auf der anderen Seite stehen viele Menschen, die subjektiv bestätigen, wie gut ihnen

Fastenkuren tun, und die daher regelmäßig verzichten. Und, ja, bei einigen Indikationen zeigen sich, gerade in Kombination mit anderen etablierten sprich konventionellen sowie besonders auch mit integrativen Methoden, durchaus bemerkenswerte Erfolge. Umso mehr, wenn das Heilfasten Teil einer generellen Ernährungs- und Lebensstilmodifikation ist, gewissermaßen Teil eines »Resets« oder einer inneren Einkehr, mental wie körperlich.

Generell gilt: Längere Fastenkuren sollten nur mit ärztlicher Betreuung durchgeführt werden, selbst kurzfristiges Fasten oder Intervallfasten (ab und zu das Abendbrot oder das Frühstück ausfallen lassen) ist nicht für jedermann geeignet, weshalb sich vorab eine Gesundheitsuntersuchung oder Abklärung empfiehlt. Insbesondere dann, wenn Medikamente genommen werden, deren Wirkung von einem veränderten Stoffwechsel beeinflusst werden können. Für Menschen mit dem Ziel der Gewichtsreduktion ist Fasten (im Sinne einer »Nulldiät«) nicht geeignet, auch wenn es indirekt einen bewussteren Umgang hinsichtlich Ernährung und Lebensstil anstoßen kann: Hier sind neben einer Ernährungsumstellung auch Bewegungsmaßnahmen und andere Dinge aus dem angebotenen »Bauchladen« gefordert, die am besten professionell begleitet werden sollten, weil es sich eben um langfristige Themen handelt. Oder wie lange halten Sie es durch, schlichtweg »nichts« zu essen?

Ohne Zweifel ist bei unserer Ernährung Qualität besonders wichtig – es bleibt aber immer auch eine Frage der Quantität. Wer gegenüber Fastenkuren skeptisch bleibt, der kann es ja mal mit *hara hachi bu* probieren. So nennt der Japaner eine in seiner Heimat bereits seit langem bekannte Ernährungsmethode, nach der man nur so viel essen sollte, bis man sich zu 80 Prozent gesättigt fühlt. Auch das also eine Methode der Achtsamkeit, für deren positive Auswirkungen es sogar neuere wissenschaftliche Belege gibt. In einer US-Studie, die über den Zeitraum von zwei Jahren mit normal- bis leicht übergewichtigen Menschen im Alter zwischen zwanzig und fünfzig Jahren lief, wurde die Gruppe derjenigen, die ihre Kalorienaufnahme um rund ein Viertel senkten, gleich mehrfach belohnt: Neben sieben bis acht Kilogramm Gewichtsabnahme verbesserten sich Stimmung und Lebensqualität der Probanden, sie nahmen ihr Sexualleben als erfüllter wahr und verzeichneten generell mehr Energie und Antrieb. Auch ihr Schlaf war erholsamer geworden, sie fühlten sich weniger angespannt. Selbst Normalgewichtige können also von einer leicht eingeschränkten Kalorienzufuhr profitieren. Nicht schlecht für eine einfache Methode.

Doch anscheinend gelten diese Erkenntnisse nicht für jedes Lebensalter. So zeigten andere Studien beispielsweise, dass mit zunehmendem Alter leichtes bis mittleres Übergewicht von Vorteil sein kann, zum Beispiel hinsichtlich der Erholung nach Erkrankungen oder Operationen. Da ist aus wissenschaftlicher Sicht noch ein gewisses Fragezeichen dranzuhängen. Aber es lässt sich natürlich auch so interpretieren, dass eine bewusste, mäßige Einschränkung in jungen und mittleren Jahren im Alter nicht nur ausgeglichen werden darf, sondern vielleicht sogar sollte. Wenn das mal keine Motivation ist, achtsam, aktiv und genussvoll gesund zu bleiben!

> Essen Sie bewusst mit Bauchgefühl und ohne Hetze

Essen Sie bewusst – mit Bauchgefühl und Köpfchen und vor allem ohne Hetze. Achten Sie auf das, was Sie gerade kauen oder schlucken, auf Geschmack, Aroma, Konsistenz. Der Weg wird Sie fast automatisch zu guter, gesunder Qualität führen – und zu mehr Genussfähigkeit. Eine wachsende Zahl groß angelegter Studien deutet darauf hin, dass gesunde Ernährung auch die psychische Gesundheit fördert, wohingegen eine sinkende Ernährungsqualität auch mit einem abnehmenden psychischen Wohlbefinden einhergeht. Körper und Geist sind auch in der Küche verbunden – und deshalb tut bewusster Genuss auch Ihrer Seele gut.

Gemeinschaft, Glaube, Schlaf und Flow – was noch zur Selbstheilungskompetenz beitragen kann

Beim Thema Ernährung saßen wir gerade schon kurz in der mediterranen Küche und haben zusammen mit Familie und/oder Freunden das Kochen, das Essen, den Genuss zelebriert – und bewusst oder unbewusst die heilende Kraft der Gemeinschaft erlebt. Wir brauchen die Beziehung zu anderen und zur Außenwelt, damit unsere inneren Regelsysteme zur Aufrechterhaltung unserer inneren Ordnung nicht einrosten, sondern beweglich, flexibel und anpassungsfähig bleiben. Insofern sind die vier Säulen des BERN-Modells ohne unsere Mitmenschen gar nicht denkbar.

Für Menschen, in deren Leben Glaube oder Spiritualität eine wichtige Rolle spielen, wirkt dieser Aspekt ebenfalls in alle vier genannten Bereiche hinein, insbesondere bei der inneren Einkehr, aber vielleicht auch bei einem Ritual wie dem Tischgebet vor dem gemeinsamen Essen. Die Übergänge im Alltag sind oft fließend, weshalb in diesem Kapitel exemplarisch vier Aspekte betrachtet werden sollen, die für die Stressbewältigung im Leben fast aller Menschen grundsätzlich von Bedeutung sind.

Flow – das Glück zwischen Langeweile und Stress

Neben der Tendenz zur Gesundheit und zur Selbstheilung hat unser Körper noch eine weitere Vorliebe: die Tendenz zum Flow. Und wahrscheinlich haben Sie dieses Phänomen schon selbst erlebt: beim Sport, beim Kochen, beim Essen, beim Arbeiten, beim Ausüben von Hobbys, beim Tanzen … Plötzlich stellen Sie fest: »Was, schon so spät?«

Wer völlig in einer Tätigkeit aufgeht, sich ihr voll und ganz hingibt, der vergisst die Zeit. Dieses Prinzip der vollständigen Vertiefung taufte der Psychologie-Professor Mihály Csíkszentmihályi, der es als Erster wissenschaftlich beschrieb und untersuchte, auf den Namen *Flow*. Auch wenn viele Menschen diesen Zustand bei gestalterischen Tätigkeiten erreichen, etwa beim Malen oder Musizieren, ist das Erleben des Flows grundsätzlich sehr individuell. Es kommt nicht darauf an, *was* Sie tun, sondern *wie* Sie es tun.

Flow ist ein angenehmer Zustand, bei dem alles wie von selbst zu laufen scheint. Erinnern Sie sich an die mittlere Phase des Marathon-Beispiels? *Es läuft* – wie von selbst. Wir bewegen uns im optimalen Korridor zwischen Unterforderung und Überforderung, zwischen Langeweile und Stress. Genau hier sind Spitzenleistungen möglich, ohne das Gefühl zu haben, sich dafür geistig oder körperlich völlig verausgaben zu müssen. Flow (laut Csíkszentmihályi auch *Optimal Performance Space*) und Stress (im Sinne einer Maximalanforderung: der Überlebenskampf) gleichzeitig zu erleben, das geht nicht. Beim Flow arbeiten das emotionale und das kognitive Gehirn, also limbisches und kortikales System, harmonisch zusammen, schwingen miteinander. Panikattacken, Depressionen oder Herzinfarkte sind in diesem Moment normalerweise kein Thema.

> Beim Flow schwingen das emotionale und das kognitive Gehirn harmonisch miteinander

Sie erinnern sich an den Motivationstyp C (siehe Seite 81 ff.), das *Nicht-Wollen*, das Aufgehen im Hier und Jetzt, das Ankommen und Verbunden-Sein? Genau das haben wir hier im Flow. Wir gehen im gegenwärtigen Moment auf, blenden alles andere um uns herum aus. Auch in der stressgeprägten mittleren Lebensphase müssen wir also nicht auf Glücksmomente dieser Art verzichten – wir können sogar die besten Voraussetzungen dafür selbst schaffen: indem wir unsere Zeit so gestalten, dass wir uns immer wieder dem hingeben können, worin wir aufgehen.

Ob wir nun das Runner's High beim Langstreckenlauf suchen oder gerne nach Großmutters alten Rezepten fast vergessene Kuchen backen, ob wir mit den Kumpels im Park Fußball spielen oder mit den Kindern zum Schlittschuhlaufen gehen – es scheint hilfreich zu sein, sich Ziele zu setzen (vergleichen Sie: Motivationstyp A) und sich diesen leidenschaftlich, mit einem gewissen Ansporn und Ehrgeiz, hinzugeben (Motivationstyp A und B). Welche Ziele haben Sie? Welche Ziele verfolgen Sie mit voller Passion? Oder anders gefragt: Wobei fühlen Sie sich heimisch in sich selbst, bei welchen Aktivitäten empfinden Sie sich stimmig mit sich selbst?

Spannend dabei ist, aus neurobiologischer Sicht, dass der Flowzustand sehr wohl auch die anderen, eher mit Aktivierung und einer gewissen Erregt- oder Alarmiertheit einhergehenden Motivationsformen kennt, nicht nur das momentane Verbundenheitserleben. Und schaut man auf die im Modell beschriebenen Neurotransmitter-Kompositionen, dann würde man im Flow gewissermaßen eine Orchestrierung aller drei Formen und »Stimmen« erwarten (Typen A–C). Tatsächlich: Es sieht so aus, als ob der Flowzustand nicht nur deshalb als so erfüllend und belohnend erlebt wird, weil er unsere ganze Aufmerksamkeit bindet und uns so die Achtsamkeit gewissermaßen »verordnet« (sonst könnte ein falscher Griff in der Kletterwand fatale Folgen haben oder wir würden beim Fußball den entscheidenden Pass unseres Sturmkollegen verpassen), sondern auch, weil er Ausdruck einer auf engstem Raum, auch zeitlich »abfolgenden« Aktivierung aller drei Motivationsformen ist – mit dem letztlichen Ergebnis einer tiefen inneren Zufriedenheit. Wie gesagt – das oben beschriebene Marathonmodell schimmert wieder durch: Unser Bewusstsein, unsere Aufmerksamkeit, rastet praktisch ein in der Gegenwart, dabei sind wir aktiv und nicht passiv und fühlen uns gerade so gestresst, wie es notwendig ist, um unsere ganze »Performance« auf den Moment hin auszurichten und zu optimieren. Es geht also auch um eine Form der bestmöglichen physiologischen, biologischen und psychologischen Effizienz. Man könnte auch von *Kohärenzerleben* sprechen. Alles passt.

Ich weiß nicht, wie es Ihnen geht, wenn Sie das hier so lesen.

Welche anderen Zustände kennen Sie, ganz persönlich, auf die das Beschriebene ebenfalls zutrifft? Schmökern eines guten Buches, Gartenarbeit, Radfahren, Wandern, Klettern oder auch Mannschaftssport werden regelmäßig genannt. Und, ja, auch Sex. Denn dabei feuern ebenfalls, in enger Abfolge (zum Teil auch gleichzeitig), alle Belohnungssysteme, alle drei Motivationsarten sind involviert und aktiv. Gleiches gilt für die vier Säulen unseres BERN-Modells: Von der Zweisamkeit und Verbundenheit, das heißt einer positiven sozialen »Gestimmtheit« und liebevoll interagierenden verbalen sowie nonverbalen Kommunikation (Verhaltenssäule), zur körperlichen Aktivität (Bewegungssäule), Entspannung (hinterher), darin auch die spirituelle Komponente eines »Einheitserlebens« mit besonders stark sinnlichem – innerem und äußerem – Kontakt (Achtsamkeit, Transzendenz), schließlich zum ausgeprägten Genuss, eventuell abgerundet durch einen »Champagner danach« (Ernährungs- und Genusssäule).

> Flow ist Kohärenzerleben. Alles passt

Die daran beteiligten Neurotransmitter hatten wir uns ja schon teilweise angeschaut – das ganze Programm kommt hier zum Einsatz. Ein wahres Potpourri – mit Oxytocin als wesentlichem Verbundenheits-, Angstlösungs- und Zufriedenheitsspender, quasi als *dem* i-Tüpfelchen. Unsere New Yorker Arbeitsgruppe um meinen Kollegen Prof. Dr. George B. Stefano hat in der Vergangenheit sowohl über die Möglichkeit von Flow im Rahmen beispielsweise von sexueller Aktivität also auch generell im Kontext von Stress und Stressreduktion – sowie über eine neurobiologische Bedeutung der Liebe in diesem Zusammenhang – wissenschaftlich publiziert (unter anderem zur *Neurobiology of Stress Management* oder, übergeordnet, zur *Neurobiology of Love* bzw. *Pleasure* – nachzulesen zum Beispiel auf der Forscher-Plattform »ResearchGate«: Forscher stellen hier weltweit ihre Arbeiten der Öffentlichkeit zur Verfügung, was auch für die meisten anderen für dieses Buch relevanten Publikationen gilt; siehe Weiterführende Links S. 323). Die Forschung in diesem Bereich ist komplex und keinesfalls am Ende – wir stehen vielmehr noch »mittendrin«.

Beim Sex gäbe es im Kontext des Flowerlebens – aus Sicht von Selbstheilung und Gesundheit – sicher noch viele weitere Anmerkungen zu machen. Eine besonders wichtige davon: Gäbe es kein *Vorher* und *Nachher*, dann wäre diese Aktivität wohl tatsächlich die »schönste Nebensache der Welt« – für viele. Und sehr gesund. Aber ich muss hier sicher nicht besonders spitzfindig sein, um darauf hinzuweisen, dass diese Nebensache für viele zu einer alles bestimmenden Hauptsache wird – und das nicht nur wegen eines innewohnenden Suchtpotenzials (das wir jetzt mit der »Neuro-Brille« auch besser verstehen und einsehen können), sondern auch, weil in der Intimität von Sexualität und Körperlichkeit auch eine große Verletzbarkeit vorhanden ist sowie ein *eindrucksvolles* Machtspiel eingeschlossen sein kann, welches ohne einen generellen ethischen Rahmen (auf den wir weiter unten noch zu sprechen kommen werden) – oder eine biologisch und soziokulturell sinnvolle Einbettung – entgleisen und fehlgeleitet werden kann. Ich wollte das nur erwähnt haben: Ja, Sexualität kann mit Flow einhergehen, definitiv sogar, aber sie kann auch enormen Stress bedeuten, vorher oder hinterher (denken Sie nur an Eifersuchtsdramen oder erlittene Verletzungen), was ihre generelle Eignung und Empfehlung im Kontext unseres Selbstheilungscodes einschränkt. Doch wenn da echte Partnerschaft und Ausgewogenheit ist, Musik oder ein »Tanz der Herzen« ... eine wirklich authentische Liebe ... *Love is all you need!*

Und sonst? Die Königsklasse des Flows ist womöglich das kindliche Spielen. Sie erinnern sich vielleicht nicht mehr bewusst an konkrete Spielsituationen Ihrer eigenen Kindheit, doch was vielen Menschen in Erinnerung bleibt: Das völlige »Eins-Sein« mit dem, was man da gerade spielte, war so intensiv, dass es nicht einmal ein Ziel brauchte. Zumindest keines, wie man es sich als Erwachsener ausdenken und formulieren würde. Etwas komplett anderes ist dagegen das um sich greifende permanente Zocken und Daddeln auf Smartphones und Spielkonsolen. Damit wird meist nur Zeit totgeschlagen. Und meistens passiert dies in Verbindung mit wenig Bewegung, schlechter oder zumindest unachtsamer Ernährung – und *allein.*

Zusammen – warum Gemeinschaft und Verbundenheit gesund sind

Unser soziales Netz kann enorm stressreduzierend wirken. Und es kann, schaut man auf wissenschaftliche Langzeituntersuchungen, Bevölkerungsbefragungen und experimentelle Forschungen, kaum etwas so glücklich machen wie gute Beziehungen zu anderen Menschen. Unterstützung durch Familie, Freunde oder Bekannte kann bei Belastungen oder Herausforderungen sehr wertvoll sein, es fühlt sich einfach gut an, zu wissen, dass da jemand ist, der einem hilft. Das ist jedoch kein Selbstläufer, denn gleichzeitig können soziale Kontakte auch Stress verursachen. Wer daraus jedoch schlussfolgert, lieber darauf verzichten zu wollen, befindet sich auf dem Holzweg. Wie beim Stress müssen wir den richtigen Umgang mit den Konflikten lernen, die zu jeder Beziehung dazugehören – darin liegt die Kunst. Wer sie beherrscht, wird reich belohnt.

Wir sind soziale Wesen, von der Geburt bis zu unserem Tod. Wir würden als Kinder ohne Unterstützung, Liebe und Freundschaft nicht überleben, unser Alltag ist ohne andere Menschen von Anfang an schlicht unvorstellbar – sofern Sie nicht als Selbstversorger und Eremit fernab jeglicher Zivilisation leben –, und wir bleiben bis ins höchste Alter mit anderen verbunden. Den Prozess der Reifung haben wir neurobiologisch ja bereits beleuchtet. Es ist keine gute Entwicklung, dass wir in den vergangenen Jahrzehnten unsere älteren Familienmitglieder immer öfter aus ihrem familiären Umfeld herausnehmen, dass Familien kleinteiliger werden und meist nur maximal zwei Generationen unter einem Dach vereinen. In vielen Innenstädten werden heute neue Wohnungen insbesondere für lukrative – weil einkommensstarke – Kleinstfamilien gebaut: DINKs oder DINKYs – *double income no kids (yet)*. Eingenerationenhaushalte sind in den hippen und teuren Bestlagen unserer Großstädte zunehmend eher die Regel als die Ausnahme. Die Alten (das heißt die Eltern-, Großeltern- oder gar Urgroßelterngeneration) dagegen bewusst *ein-* statt auszuklinken wäre ein Weg, von dem alle profitieren würden. Klar, die Zeiten, in denen wir in überschaubaren Dörfern gelebt haben, in denen niemand übersehen wurde und Großmütter und Dorfälteste natürliche Autoritäten und selbstverständlich in den Alltag eingebunden waren, sind längst passé und kommen so schnell nicht wieder. Wir besuchen lieber ein Konzert der Rolling Stones als die eigenen Großeltern. Nichts gegen die Stones, aber wir sollten uns immer wieder bewusstmachen, was uns ohne die älteren Familienmitglieder verloren geht. Wir zahlen für unser modernes Leben einen hohen Preis, wenn wir die bröselnde familiäre Gemeinschaft nicht aktiv auffangen.

Auch auf der anderen Seite der Altersskala ist in dieser Hinsicht Achtsamkeit gefragt. Bei einer relativ hohen Scheidungsrate und der damit einhergehenden Zahl von Alleinerziehenden zeigt sich oft ein weiterer Aspekt des Gemeinschaftsgefühls für unsere Gesundheit: Eltern, die nicht (mehr) mit ihren Kindern zusammenleben, leiden nicht nur unter ihrer seelischen, sondern auch unter ihrer körperlichen Lebensqualität. Erhebungen zufolge klagen mehr als zwei Drittel über Schlafprobleme, chronische Müdigkeit, depressive Symptome und Rücken- oder Nackenschmerzen. Um moralische Fragen geht es hier nicht, und es mag ohne Zweifel sehr gute Gründe für Trennungen geben – der Preis dafür bleibt auch hier ein hoher, zumal wenn Kinder betroffen sind, die oft am meisten unter Trennungen leiden.

Selbstheilung funktioniert nicht alleine – auch wenn es danach klingen mag. Im Gegenteil: Einsamkeit ist Gift. Und auch das Glück kommt *selten allein* vorbei. Bei einsamen Menschen, die zugleich unter der Einsamkeit leiden (das mag nicht zwingend für jeden gelten), sind zum Teil dieselben Nervenzellen vermehrt aktiv wie bei Menschen, die unter Schmerzen leiden. Schmerzpatienten, die von ihrem Partner verlassen wurden, brauchen zudem oft stärkere Schmerzmittel. Gemeinschaft kann dagegen schmerzlindernde Effekte haben. Menschen, die sich familiär gut eingebunden fühlen, ertragen Schmerzen häufig besser. Womöglich ist der Zusammenhang zwischen Schmerz und Einsamkeit genauso evolutionär bedingt wie jener zwischen der Stress- und Entspannungsantwort. In jedem Fall kann der Ausschluss aus einer Gemeinschaft, eine Trennung, auch eine Kündigung nicht nur als seelische Verletzung, sondern auch physisch als schmerzhaft empfunden werden.

> Gemeinschaft kann schmerzlindernd wirken

Die positive Seite – die Bedeutung von Vertrauen und Zuwendung, Zuspruch und Anerkennung – ist uns unter anderem bei der Arzt-Patienten-Beziehung und insbesondere schon beim Placeboeffekt begegnet. Und sie erschöpft sich natürlich nicht auf das medizinische Umfeld. Von daher ist es aus gesundheitlicher Sicht jedem Menschen nur wärmstens zu empfehlen, Familie und Freundschaften zu pflegen. Achten Sie dabei auf Ihre Sprache, sie ist der direkte Draht zu unseren Mitmenschen. Bewusst und zugewandt zu kommunizieren ist die halbe Miete. Werden Sie aktiv, falls soziale Kontakte geringer zu werden drohen. Internet und Social Media können ein Startpunkt sein, ersetzen aber keine echte Gemeinschaft. Facebook & Co. stressen oft mehr, als dass sie entlasten (Wir konnten das zum Beispiel in Studien bei unseren eigenen Studierenden zeigen.), insbesondere in ohnehin stressigen oder beanspruchenden Zeiten, und Stress ist am Ende ein sozialer Schadstoff. Knüpfen Sie *im echten Leben* neue Kontakte, vielleicht über das Auffrischen alter Hobbys – so lassen sich womöglich positive Gemeinschaftserlebnisse und Flow-Zustände miteinander verknüpfen. Wie wäre es mit Chorsingen? Oder doch lieber Mannschaftssport? Ganz wie Sie wünschen.

Aber wünschen sollten Sie sich was (falls nicht schon geschehen): *Happy people have happy relationships.* Jetzt könnte man wieder, sicher nicht ganz zu Unrecht, über die Reihenfolge und das Ei-Henne-Problem bei dieser Frage diskutieren. Hat man gute Beziehungen, weil man ein »Glückskind« ist? Oder umgekehrt? Meine US-Kollegen Prof. Dr. George Vaillant und Prof. Dr. Robert Waldinger, die eine der größten Langzeituntersuchungen auf diesem Gebiet an der Harvard University betreuen, legen sich fest: Menschen, die über die Fähigkeit oder den Willen für liebevolle Beziehungen verfügen und hierin aktiv investieren, sei es über ihre »Werkseinstellung« (siehe oben: der Teil, der uns in die Wiege oder ins Elternhaus gelegt wurde und unseren *Happiness Setpoint* vorbestimmt) oder aber über erlernte Muster und Verhaltensweisen (man kann es *tun*), werden im Vergleich zu Sozialmuffeln mit einer höheren Lebenszufriedenheit belohnt. Was macht also für Letztere, laut Waldinger und Vaillant, ein »gutes Leben« aus? Die Qualität (*nicht* die Quantität) enger und stabiler Beziehungen – unsere Freund- und Partnerschaften sowie die familiären Bindungen.

Gemeinschaft hat nicht nur eine starke psychologische Komponente, sondern auch eine oft unterschätzte physische: Berührung. Jemanden zu berühren hat in vielen Sprachen eine direkte und eine übertragene Bedeutung. Wieder spiegelt sich darin die Tatsache, dass wir soziale Wesen sind. Berührt, gestreichelt, umarmt zu werden tut einfach gut, von geliebten Menschen besonders, aber zum Beispiel auch bei einer professionellen Massage kann Berührung wohltuende Effekte haben. Aus neurobiologischer Sicht fördern positive sensorische Empfindungen unter anderem Oxytocin- und in der Folge beispielsweise gefäßerweiternde Stickstoffmonoxid-Ausschüttungen. Auch in Berührungstherapien wird das gezielt genutzt, mit teilweise erstaunlichen Ergebnissen: Der Blutdruck sinkt, Patienten empfinden weniger Schmerzen, benötigen weniger Medikamente und erfahren bessere Wundheilungsprozesse, selbst bei gebrochenen Knochen. Und das »nur« durch Zuwendung und sanften Körperkontakt.

Was ebenfalls berühren kann, wenn auch nur im übertragenen Sinn, ist Humor. Schlechte Witze gibt es so betrachtet nicht – obwohl jeder weiß: Es gibt sie definitiv! Die Parallelen zu positiven Erlebnissen und dem Nutzen einer optimistischen Lebenseinstellung liegen auf der Hand, herzhaftes Lachen kann der Seele Luft verschaffen und den Stress vertreiben. Wobei aus wissenschaftlicher Sicht ein herzhaftes Lachen von einem zynischen Lächeln unterschieden werden muss: Zynismus steht für Feindseligkeit oder gar ein drohendes Burn-out und ist ganz sicher nicht Ausdruck einer heiteren Gelassenheit. Auch ein Auslachen – als eher aggressiver Akt verstanden – oder die Schadenfreude (»Rachelust«) können zwar als Ventile kurzfristig Entlastung schaffen, kappen aber zum Beispiel unsere »innere Einstimmung« oder die Empathiefähigkeit und sind, wie Studien ebenfalls zeigen, sicher nicht geeignet, um mit anderen in eine gelassene und freudvolle Verbindung zu geraten – wo Lachen doch normalerweise eher positiv ansteckend wirkt und Offenheit (und nicht Angriffslust oder Alarmiertheit) signalisiert.

Auf der anderen Seite kann andauernde Humorlosigkeit, insbesondere bei Menschen, die sonst eher auf der heiteren Seite des Lebens stehen, auch ein Stresswarnsignal sein, genauso wie Interesselosigkeit oder Entscheidungsschwäche. Achten Sie also mal darauf – und erzählen Sie beim nächsten Familientreffen vielleicht mal wieder einen Witz. Oder recyceln Sie einen alten. Oder Sie legen eine schöne CD ein, schließlich kann Musik auch berühren und Menschen verbinden.

Rituale, Glaube, Spiritualität – was heilend ist, ist heilig

Die Brücke von der positiven Wirkkraft der Gemeinschaft zu Ritualen ist schnell geschlagen. Vielleicht pflegen Sie ja das Ritual, bei Familientreffen eine bestimmte Musik abzuspielen oder altbekannte Witze zu erzählen. Rituale können vom täglichen Zähneputzen über das Glauben an einen Glücksbringer bis zum Aufsuchen eines Schamanen reichen. Was sie eint, ist, dass Rituale besonders häufig positiv besetzt, also mit einer positiven Erwartungshaltung und Hoffnung verbunden sind.

Grundsätzlich sind solche Rituale, die primär mit einem positiven emotionalen Kontext verbunden sind (häufig psychologische oder mentale Konstrukte), von solchen zu unterscheiden, die einem Lernprozess im Sinne einer effizienten und energiesparenden Autonomisierung wiederkehrender Verhaltensketten entsprechen (wie zum Beispiel das angeführte Zähneputzen: Wir speichern ein Programm ab, sodass wir es jederzeit autonom ablaufen lassen können und nicht neu darüber nachdenken müssen – das spart Zeit und ermöglicht Präzision). Oder denken Sie an das Einüben schwieriger Passagen oder Läufe beim Musizieren oder auch beim Tanzen: Mit zunehmender Ritualisierung, das heißt Autonomisierung, werden die zur Aktivierung benötigten Hirnareale immer kleiner, die Ausführungen präziser – und die frei werdenden Ressourcen können wir zum Beispiel für den künstlerischen Ausdruck nutzen. Auch das tägliche Gebet oder die Meditationspraxis können, je nach Intention, in die eine oder andere Kategorie fallen. Oder manchmal auch in beide – gleichzeitig.

Wir unterscheiden also primär motorische Bewegungsprogramme und Rituale, die zunächst bewusst einstudiert werden müssen, um dann allmählich autonomisiert, optimiert und abgespeichert zu werden (und dann unbewusst ablaufen können), von solchen, die primär psychomentale beziehungsweise emotionale Konditionierungen darstellen, was in der Regel von vornherein kein bewusster

Vorgang ist. Manche Autoren unterscheiden hier auch Routinen und Rituale. Und Rituale, im geschilderten Kontext, sind oft positiv besetzt.

Diese positive Konditionierung, ausgelöst durch bestimmte (oftmals überlieferte) Techniken oder innere Bilder und Vorstellungen, kann einem unmittelbaren Gefühl der Verbundenheit dienen und dazu führen, dass man sich selbst als wirksam erlebt. Erinnern wir uns auch an die Zutaten für den Placeboeffekt. Und: Ein Glücksbringer, als weiteres Beispiel für eine positive Konditionierung, wird einem normalerweise in Verbindung mit einem positiven Wunsch – oft zum Geleit – von zugewandten Menschen überreicht. Gemeinschaft, Verbundenheit, Selbstwirksamkeit – Rituale vermögen also gleich mehrere positive Aspekte miteinander zu vereinen. Das könnte durchaus dazu beigetragen haben, dass in allen Kulturen und Glaubensrichtungen Rituale in den unterschiedlichsten Lebensbereichen eine wichtige Rolle spielen, von der Ernährung über das Zusammenleben bis hin zu Gesundheitsfragen.

Selbstheilungsprozesse gehen, wenn man so möchte, auch Umwege. Hinsichtlich Spiritualität und Glaube spricht zumindest vieles dafür. Man kann sich nicht direkt gesund glauben, so einfach ist es nicht – durch starkes Sich-Anvertrauen (an »höhere Mächte«), durch Akzeptieren und Loslassen können aber durchaus gesundheitsfördernde Voraussetzungen geschaffen werden. Das kann zum Beispiel enorm entlastend wirken und Stress reduzieren. Die Dinge anzunehmen, so wie sie sind, ist auch ein Wesensmerkmal der Achtsamkeitsmeditation. Loslassen zu können ist auch ein Element der Resilienz. In religiösen Ritualen werden unter anderem also dieselben inneren Einstellungen hervorgerufen beziehungsweise eingesetzt wie in der Stressbewältigung. Das Wort »Religion« steht auch für »Bedenken« und »Achtgeben«. So wird unser Gehirn zu dem Ort, an dem Glaube und Biologie sich treffen, sich über-

> Akzeptanz und Loslassen können gesundheitsfördernd sein

schneiden, eine Einheit bilden, sich nicht mehr trennen lassen. Unsere Gefühle, Einstellungen und auch Glaubensvorstellungen werden hier auch ins Körperliche übersetzt und in entsprechenden neuronalen Mustern verankert. Die Wissenschaft spricht von Verkörperlichung oder »Embodiment«.

Auch aus streng naturwissenschaftlicher und insbesondere neurobiologischer Sicht kann Spiritualität also positiv auf unsere Selbstheilungskräfte wirken. Vorausgesetzt, wir nehmen sie als wichtig für uns wahr. Falls Sie einen Zugang zu diesen Themen haben, nehmen Sie sich zu Ihrem eigenen Wohl Zeit dafür. Beschäftigen Sie sich mit Ihren Glaubensüberzeugungen und finden Sie Halt in Ihrem Glauben. Falls Sie keinen solchen Zugang haben, auch gut. Es gibt genügend andere Ansätze – aber gehen Sie nicht zu leichtfertig über Glaube, Spiritualität und Rituale hinweg.

Schlaf – erholsame Aufräumarbeiten in der Nacht

Über das Thema Schlaf könnte man eigene Bücher schreiben – wie über so ziemlich jeden Teilaspekt der Mind-Body-Medizin. Wir wissen zwar noch nicht genau, warum wir überhaupt schlafen müssen, aber es gibt eindeutige Belege dafür, dass guter (!) Schlaf wichtig für unsere Gesundheit ist. Für das Aufräumen – in Geist *und* Körper. Nicht ganz überraschend.

Egal, ob Sie vom sogenannten Chronotypus her zu den nachtaktiven Eulen oder zu den Lerchen gehören, die bereits am frühen Morgen zwitschern, in erholsamen Schlafphasen werden Blutdruck, Puls, Atmung und Körpertemperatur heruntergeregelt – unser Gehirn bleibt jedoch aktiver, als man meinen könnte. Es macht sozusagen die Nacharbeit zum Tagesgeschehen, analysiert, sortiert und ordnet Erlebnisse ein. So manche Einsicht wäre ohne ausreichenden Schlaf unmöglich. Auch unser Gedächtnis profitiert, weil sich Informationen über Nacht festigen können und unwichtiger Ballast von

Bemerkenswertem getrennt wird. Papierkörbe werden geleert. Ähnliches gilt auch schon für kürzere Phasen einer mittäglichen Siesta. Es geht hier nicht allein um das Abschalten oder Pause-Einlegen. Während der Phasen solcher inneren Einkehr werden auch weniger genutzte Nervenverbindungen geschwächt oder aufgelöst, das spart Energie, die dann für Wichtigeres oder Neues zur Verfügung stehen kann. Vor Prüfungen sollte man also besser nicht die ganze Nacht durchlernen, sondern rechtzeitig ins Bett gehen.

Bei Patienten mit Depressionen kann eine durchwachte Nacht nachweislich die Stimmung heben. Das kann aber keine Methode zur dauerhaften Anwendung sein. Auf der anderen Seite sind nämlich etliche gesundheitliche Probleme bekannt, die mit zu wenig Schlaf zusammenhängen *können*. Bleiben die nächtlichen Aufräum- und Regenerationsarbeiten regelmäßig aus, sind Konzentrations- und Aufmerksamkeitsstörungen die schnellste Folge. Das zeigt sich zum Beispiel auch in Problemen mit der Gesichtserkennung: Sind wir übermüdet, erkennen wir andere schlechter wieder. Kombinieren wir dauerhaften Minderschlaf noch mit chronischem Stress, dann können wir uns quasi in einen demenzähnlichen Zustand hineinarbeiten – wir sprechen dann unter anderem von *mild cognitive impairment* (milder kognitiver Einschränkung), was zwar erst einmal harmlos klingen mag, aber sich doch wie eine Vorstufe zur »Verwirrtheit« äußern kann (zumindest mag es sich so *anfühlen*: also nicht gut). Aber nicht nur unsere kognitive Leistungsfähigkeit, auch unser Hormon- und Immunsystem leidet bei *dauerhaftem* Schlafmangel, was uns wiederum anfällig für alle möglichen, auch chronischen Erkrankungen macht.

Die gesundheitlichen Auswirkungen von schlechtem oder zu wenig Schlaf scheinen ähnlich vielfältig zu sein wie die von chronischem Stress. Schließlich sind Schlafprobleme auch ein wichtiges Stresswarnsignal. Katastrophisieren Sie eine Nacht mit schlechtem Schlaf nicht (ich gehe noch genauer darauf ein), aber achten Sie auf

Einflussfaktoren, die eine Rolle spielen können. Bewusste Stressbewältigung, ausreichend Bewegung, innere Einkehr und eine gesunde Ernährung sind sicher auch förderlich für eine erholsame Nachtruhe. Genauso wie ein gut verdunkeltes, eher kühles, auf jeden Fall möglichst ruhiges Schlafzimmer, regelmäßige Schlafenszeiten (mehr Wochenende im Alltag!) und vielleicht ein wohltuendes Zubettgeh-Ritual. Nein, nicht Fernsehen oder Facebook, vielleicht eher ein kurzer Spaziergang oder eine Achtsamkeitsmeditation, ein Fußbad oder etwas ähnlich Entspannendes.

Grundsätzlich ist neben einer gesunden Schlafumgebung und dem, was wir Schlafhygiene nennen, das eigentliche »Problem« beim Schlaf häufig, dass wir ihn erst zu einem Problem machen. Oder, anders ausgedrückt: Mein Harvard-Kollege Prof. Dr. Gregg Jacobs, der über Methoden der Mind-Body-Medizin (insbesondere über die Verhaltenssäule) forscht, lehrt und praktiziert, ist der Auffassung, dass 90 Prozent der Menschen, die über Einschlafstörungen klagen, kein organisches oder im engeren Sinn »medizinisches« Problem haben. Ihr Problem ist, so Gregg Jacobs, was sie über ihren Schlaf *denken*. Gewissermaßen handelt es sich hier also um einen versteckten beziehungsweise ritualisierten Noceboeffekt.

> Manchmal ist das Problem beim Schlaf das, was wir über ihn denken

Was ich bei Gregg lernte und sah, gehört zu den wenigen »Wunderheilungen«, die ich in der Medizin erleben konnte. Zu ihm kamen verzweifelte Menschen, die schon »alles« unternommen hatten (erfolglos), um ihre Schlafprobleme in den Griff zu bekommen. Und er konnte zeigen, dass mit wenigen Sitzungen und Maßnahmen diese Personen plötzlich wieder schliefen – wie früher.

Diese Menschen hatten das Nicht-schlafen-Können zum Ritual gemacht, natürlich unbewusst, in jedem Fall aber nicht gewollt. Meistens hatte es mit einem eher zufälligen oder beiläufigen Anlass – einer schlecht geschlafenen Nacht aufgrund von Stress, einem Orts- oder gar Zeitzonenwechsel oder vielleicht einer Bagatellerkrankung – begonnen. Und dann nahm das Übel seinen Lauf. Im Versuch, den verpassten Schlaf nachzuholen, wurde die normale Einschlafzeit nach *vorne* gelegt (mit der fatalen Konsequenz, dass der Schlafdruck am nachfolgenden Abend *geringer* war). Dann wurde begonnen, mit Tees, pflanzlichen oder chemischen Medikamenten vorzugehen. Im Bett drehte man sich dann von einer Seite auf die andere (anstatt aufzustehen), machte eventuell den Fernseher an (vom Bett aus!) oder las immer wieder verstreut über die Nacht ein paar Seiten in einem Buch (neuer Inhalt für das Gehirn, das eigentlich abschalten wollte). Abschalten war ohnehin das Problem: Das gelang einfach nicht mehr. Eine Spirale des Grübelns und Verschlimmerns hatte ihren Lauf genommen.

Was man dabei gelernt hatte? Das Bett war zu einem ritualisierten Ort des Nicht-Schlafens geworden. Man hatte zunehmend Angst davor, ins Bett zu gehen – um nur wieder erneut eine schlechte Erfahrung zu machen und diese zu erinnern: *nicht* schlafen zu können.

Am Wochenende musste dann all der zusätzlich verpasste Schlaf nachgeholt werden (ebenfalls nicht gut – und auch in der Regel unmöglich), soziale Kontakte wurden eingeschränkt, gegebenenfalls der Montag blaugemacht (nicht zuletzt weil man am Samstagabend extrem lange auf gewesen war, auch um sich abzulenken, was dann mit einem langen Ausschlafen – genauer: Im-Bett-Liegen – am Sonntag »ausgeglichen« wurde). Der Aufstehzeitpunkt wurde, neben dem Zubettgehzeitpunkt, verschoben und war nicht mehr fix, was nun die eigene Physiologie und Psychologie (und eine gesunde Schlaf-wach-Rhythmik) vollends sabotierte. Und alles »nur«, weil man ein Konzept vom eigenen Schlaf und einer vermeintlich lebenswichtigen Mindestschlafdauer (»Minimum acht Stunden«) für sich im Kopf hatte, das nach ein, zwei ungewollt schlecht beziehungsweise mutmaßlich verkürzt geschlafenen Nächten zum unerbittlichen Damoklesschwert wurde.

Was Gregg Jacobs den Patienten fast immer zeigen konnte, zum Beispiel mittels Aufzeichnungen des Schlafes im Schlaflabor oder über eine Art Badekappe mit Sensoren zu Hause, war, dass die meisten von ihnen doch besser schliefen als selbst angenommen (»Ich schlafe überhaupt nicht mehr, schon seit Jahren!«). Außerdem konnte er ihre Konzepte zu einem Mindestmaß an benötigtem Schlaf (auch im individualisierten Fall) sowie einer nicht mehr vorhandenen Leistungs- und Alltagsfähigkeit regelmäßig erschüttern – und in der Folge meist vollends zum Zusammensturz bringen (gut!).

Und das Wichtigste: Das Bett musste wieder zu einem Ort des Schlafens werden – egal, wie lang die »Nacht« war. Außer Sex war im Bett nur noch das Schlafen erlaubt. Kein Fernsehen, kein (oder nur sehr kurzes) Lesen, kein Essen. Grübeln nur maximal 20 Minuten, Einschlafen maximal 30 Minuten – sonst: aufstehen. Und es musste wieder einen klaren Rhythmus geben, der sich auch am Wochenende (zunächst) nur maximal um eine Stunde bezüglich Zubettgeh- und Aufstehzeit von den anderen Tagen unterscheiden durfte. Schlief man eine Nacht schlecht, ging man die nächste Nacht *später*, nicht früher ins Bett. So stieg der Schlafdruck und in der Konsequenz das Wichtigste – aus Sicht von Schlafforschern wie Gregg Jacobs – überhaupt (wichtiger als die eigentliche Schlafdauer): die Schlafeffizienz, die sich aus dem prozentualen Anteil von (tatsächlich) geschlafener Zeit an der im Bett verbrachten Zeit ergibt. Plötzlich war dieser Anteil dann sehr oft sehr viel besser und häufig bald auch wieder gut (irgendwo zwischen 85 und 95 Prozent – Gregg selbst konnte gut mit einem Verhältnis beziehungsweise einem Quotienten ab 0,8 aufwärts leben, was 80 Prozent entspräche. Wobei der Witz eben war, dass man vor allem mit der Zeit arbeitete, die man für den Schlaf *vorsah*, nicht mit der geschlafenen Zeit selbst). Kaum zu glauben.

Ich habe diesen letzten Abschnitt zum Schlaf deswegen etwas ausführlicher beschrieben, weil Schlafprobleme doch ziemlich verbreitet sind – und der Schlaf viel mit Stress und Lebensstil zu tun hat. An ihm kann man wunderbar viele unserer besprochenen Prinzipien zur Mind-Body- beziehungsweise Selbstheilungsmedizin verdeutlichen. So hoffe ich.

Jetzt können wir gewissermaßen diesen Vorhang schließen.

Wir haben auf unserer Reise durch den *Selbstheilungscode* nun die wesentlichen Grundlagen der Mind-Body-Medizin, die vier Säulen des BERN-Modells und weitere Zutaten beleuchtet. Mit diesem Wissen sind Sie gut gerüstet, um Ihren ganz persönlichen *Selbstheilungscode* zu gestalten. Doch es sei noch einmal ausdrücklich betont: Wissen allein reicht nicht – man muss es erleben, man muss es selbst ausprobieren, man muss damit anfangen. Man muss es erfahren durch das Tun!

> Wissen allein reicht nicht – *tun Sie es*

Und man muss das Tun von Zeit zu Zeit immer wieder einmal hinterfragen und gegebenenfalls anpassen, denn das Leben mit all seinem Wandel geht weiter. Nichts anderes ist »Mind-Body-Intelligenz« in der Praxis.

Ich werde oft gefragt, ob ich mich selbst auch an die Verhaltensregeln, Methoden und Techniken halte, ob ich sie selbst praktiziere. Und, ja, ich versuche die vier Säulen tatsächlich auch umzusetzen. Ich meditiere morgens regelmäßig, ernähre mich im hier beschriebenen Sinn gesund, bewege mich mindestens eine halbe Stunde pro Tag und betreibe Yoga. Aber nagen Sie mich bitte nicht darauf fest.

Ich berichte das hier nicht, weil ich in einem guten Licht erscheinen möchte, sondern aus zwei einfachen, aber gewichtigen Gründen: Zum einen wäre es wenig glaubwürdig, Wasser zu predigen und selbst Wein zu trinken; zum anderen tut es mir selbst einfach sehr gut. Das spüre ich jeden Tag. Und wenn ich es mal nicht spüre – auch das kommt natürlich vor –, dann weiß ich aus eigener Erfahrung, was mir helfen könnte.

Grenzen und Gefahren – den kritischen Blick bewahren

Themen wie Achtsamkeit, Resilienz und auch Selbstheilung boomen in den letzten Jahren. Die Zahl der Bücher, Zeitschriften, Filme und Beiträge im Internet, die sich diesen Themen widmen, steigt unaufhörlich an. Letztlich ist auch dieses Buch Ausdruck dieser Entwicklung, wobei ich selbst natürlich glaube – und hoffe –, dass es nicht nur die Schaumkrone einer Welle darstellt, sondern auch etwas Tiefe und Substanz beitragen kann.

Weshalb aber scheint die Zeit reif für all diese Themen? Ist das nur eine Mischung aus Trendthema und geschicktem Marketing? Nichts weiter als eine Mode?

Nun, zunächst einmal lässt sich festhalten, dass nicht zuletzt die Erfolge der Mind-Body-Medizin, der Integrativen Medizin, der Positiven Psychologie, der Psychoneuroimmunologie und anderer über- und ineinandergreifender Ansätze für sich sprechen. Wie wir gesehen haben, steckt die Forschung in vielen Bereichen zwar noch in den Kinderschuhen, doch die bisherigen Ergebnisse lassen optimistisch in die Zukunft blicken, dass immer mehr Zusammenhänge erklärt und Funktionsweisen verstanden werden können. Das ist eine Entwicklung, die in dieser Klarheit erst jüngeren Datums ist, und sie ist wesentlich auch der modernen Wissenschaft zu verdanken. Vor allem aber zeigen die vielen praktischen Anwendungen, die den ganzen Patienten zurück in den Mittelpunkt allen Tuns stellen, eindrucksvolle Ergebnisse.

Zum anderen lässt sich feststellen, dass in der Bevölkerung ein großer Bedarf besteht, sich darüber zu informieren, was jeder selbst beisteuern kann, um gesund zu werden und zu bleiben. Viele Menschen spüren, ahnen, vermuten, fühlen, dass gerade bei der existenziellen Frage der eigenen Gesundheit eine wachsende Diskrepanz herrscht zwischen dem, was gut für uns wäre, und dem, was tatsächlich stattfindet. Es gibt nach wie vor diesen noch weitgehend unbesetzten Platz in unserer Medizin, in unserem Gesundheitswesen, wo in früheren Zeiten die Lebenskunst, die Selbstorganisation, Eigenverantwortung und der »innere Arzt« saßen. In vielen anderen Heilsystemen und Kulturen wurden diese Zusammenhänge immer geschätzt, gelehrt und angewandt. Und es dürstet uns nun nach diesen Dingen, auch weil unsere Welt heute von vielen als komplex und oft überfordernd erlebt wird und wir ein tiefes Bedürfnis spüren nach Entlastung, nach Innehalten, Selbstreflexion und Ankommen. Dieses wachsende Bewusstsein ist grundsätzlich natürlich zu begrüßen – doch Sie ahnen es wahrscheinlich schon: Auch diese Medaille hat eine zweite Seite. Man kann zu wenig, aber auch zu viel machen, und man kann das Richtige falsch ausführen.

In Forschung und Wissenschaft stehen wir immer wieder vor der Frage: Überwiegt ein nachgewiesener Nutzen, der von einer Therapie oder technischen Neuerung ausgehen kann, oder überwiegen die potenziellen Gefahren? Der Transfer von der Theorie in die Praxis, von der bloßen Idee in seine konkrete Umsetzung, ist meist nicht ohne Risiko zu haben. Versuch und Irrtum, *trial and error*, wird immer ein Teil auch der Medizin und des medizinischen Fortschritts bleiben. Keine Therapie kann Garantien geben, unter anderem deshalb, weil nun einmal nicht alle Patienten identisch auf Medikamente oder Anwendungen reagieren. Daher muss von Fall zu Fall immer wieder individuell entschieden werden.

Dennoch gibt es natürlich Grenzlinien, die wir grundsätzlich im Auge behalten sollten. Ihnen ist – bei allem Optimismus und aller Zuversicht, die wir uns bewahren sollten – ein abschließendes Kapitel gewidmet. Um die Grenzen und Gefahren im Kontext der Selbstheilung zu veranschaulichen – man könnte auch von den »Risiken und Nebenwirkungen der Selbstregulation« sprechen –, möchte ich zwei Gesellschaftstrends herauspicken, an denen deutlich wird, wie sehr diese Themen uns alle betreffen: zum einen die Gefahren der *Selbstoptimierung*, zum anderen die sogenannte *McMindfulness*.

McMindfulness – Achtsamkeit als Lifestyle-Produkt

Wir trinken unseren Kaffee to go, wir telefonieren von unterwegs, wir gehen immer und überall ins Internet. »Macht man heute so.« Längst haben die meisten Menschen vom Trend der »Achtsamkeit« gehört – und wollen sie dann als weiteres Accessoire in ihren Alltag einbauen, um zu zeigen, dass sie auf der Höhe der Zeit sind.

»McMindfulness« wird diese modische, aber oft sinnentleerte Lifestyle-Form von Achtsamkeit genannt, die mit der Achtsamkeit, wie sie hier in diesem Buch beschrieben wird, nur wenig gemein hat. Am Ende nicht mehr als die Hülle oder das Etikett. Es geht dort eher um ein äußeres Image, nicht unbedingt um ein nachhaltiges Selbstbild. Demonstrativ werden Designer-Yogamatten herumgetragen, Buddha-Statuen aufgestellt und exotische Meditationsseminare in Wellness-Resorts gebucht. Dem Wellness-Trend ist übrigens Ähnliches widerfahren. Ging es bei Wellness und Medical Wellness in ihren Anfängen um die Beschreibung von Eigenverantwortung und dem Prozesshaften und Gestaltbaren in Medizin und Gesundheitsförderung, auch um das Zusammenspiel verschiedener (sinnvoller) therapeutischer Maßnahmen und medizinischer Professionen, wurde irgendwann ein »Megatrend« daraus – und mit ihm wurde alles Wellness, bis hin zu Wellness-Socken und Wellness-Wasser. Dagegen ist nichts einzuwenden, nichts gegen Socken und Wasser, doch leider fehlte es alsbald allzu häufig an Substanz.

Der eigentliche Kern, die Essenz geriet aus den Augen. Der

Schein heiligt die Mittel noch lange nicht, nur weil er sich gut im eigenen Lebensstil macht beziehungsweise weil er sich gut verkaufen lässt. Und für mich als Arzt und Wissenschaftler reicht auch der eingängige Slogan »Erlaubt ist, was nicht schadet«, gegebenenfalls kombiniert mit »Wer heilt, hat recht«, nicht. Denn beides wird nur allzu häufig mit einer gewissen »Ich habe recht!«-Attitüde ausgerufen, die einen sinnvollen pluralistischen Diskurs, auch eine offene wissenschaftliche Diskussion, unterbindet und das gemeinsame Lernen und Reifen erschwert. Dann wird »heilen« und »recht haben« nicht mehr über das gemeinschaftliche Ringen um die besten Lösungen definiert, die sich auch ändern können müssen, sondern mitunter über einzelne, möglicherweise aus dem Zusammenhang gerissene oder aber fehlinterpretierte, zuweilen veraltete oder zu eng ausgewählte (und damit nicht selten überschätzte oder gar strukturell falsche) »wissenschaftliche Belege«.

Das wäre alles nicht weiter schlimm, wenn es keine Konsequenzen hätte. Die Oberflächlichkeit, die mit der Kommerzialisierung oft einhergeht, ist nicht nur eine Verschwendung von enormem Potenzial, sie kann auch zu einer steigenden Verunsicherung führen, Ungeduld schüren, uns »stressen«. Sind wir noch »in«? Oder gibt es schon wieder was Besseres? Zumindest einen besseren Tarif? Bekommen wir nicht sofort, was wir wollen, wechseln wir den Anbieter. Das funktioniert wohl bei Handytarifen, Selbstheilung gibt es aber nicht auf Vergleichsportalen. Nur mit Modebewusstsein und Schnäppchenjägermentalität landen wir da schnell in der Sackgasse.

Der oberflächliche oder achtlose Umgang mit Gesundheit kann auch zur Folge haben, dass sich Menschen, denen die konventionelle Medizin nicht (mehr) weiterhelfen kann, selbsternannten Wunderheilern und Scharlatanen zuwenden. In der Tat tummeln sich auf dem weiten Feld der Gesundheit auch viele »Heiler« und »Wundermediziner«, die zu einem zweifelhaften Ruf der »Alternativmedizin« – oder eben einer ganzheitlichen Medizin insgesamt – beigetragen haben. Gerade in großen persönlichen Krisen ist man besonders anfällig für dubiose Angebote, die Verzweiflung verstellt leicht einen klaren Blick auf Dinge, die man sonst ganz anders beurteilen würde. Aber auch wer nur achtlos hinguckt, statt genau hinzusehen, kann Betrügern oder unseriösen Angeboten auf den Leim gehen. Das kann im Extremfall nicht nur (lebens-)gefährlich für Sie sein, es ist auch ein Grund dafür, dass seriöse Angebote wie die Mind-Body-Medizin lange Zeit in die Schmuddelecke gesteckt wurden. Und es ist auch ein Grund dafür, dass wir hier immer wieder betonen müssen, dass es um das eigene Tun, die Erfahrungsebene, auch um eine selbstkritische Reflexion geht.

Wie gesagt: Ich möchte die Selbstregulation und Ansätze wie die Achtsamkeit in diesem Kontext nicht als Alternative, sondern eher komplementär, das heißt zusätzlich zur etablierten Medizin sehen, auch als deren Erweiterung. Sie erinnern sich bestimmt an das dritte Bein des Stuhls aus dem Kapitel »Mind-Body-Medizin«. Das Anwenden, das eigene Tun, kommt jetzt *hinzu*. Und wird dann wieder immanenter Teil, wie es ohnehin einmal war – in dem Sinn ist das noch nicht einmal mehr als komplementär aufzufassen. Und die Wissenschaft soll es bitte stützen – und tut dies ja auch!

Wir wollen uns einbringen und dazu auch die Ebene der eigenen Erfahrung und Kompetenz, der eigenen Ressourcen und Potenziale einfließen lassen, und diese wunderbare Autoregulations- und Wandlungsfähigkeit *mit*bringen, die uns so sehr auszeichnet. In welchem System wir all das tun und welches Label es dann trägt, ist sekundär. Deswegen ist auch prinzipiell nach wie vor nichts gegen »Wellness« zu sagen, es kommt auf den Kontext und das *Wie* an. Das ist übrigens auch ein Grund, warum Jon Kabat-Zinn in letzter Zeit häufiger betont, dass in Bezug auf die Achtsamkeit und ihre konkrete Anwendung beziehungsweise die verschiedenen Formen der Umsetzung das Wichtigste immer das »M« (von Mindfulness) sei, die eigene Praxis also. Alles andere, ob es sich nun MBSR nenne oder wie auch immer, sei zunächst nachrangig. Es brauche aber eben neben einer Technik oder einer Fähigkeit immer auch die authentische Erfahrung, eingebettet in einen *ethischen Kontext*.

Bei aller Leichtigkeit und positiven Einstellung zum Leben dürfen wir unseren persönlichen Beitrag zur Selbstheilung und insbesondere den populär gewordenen Begriff der Achtsamkeit nicht auf die leichte Schulter nehmen. Sonst drohen Parallelen zu weiteren Phänomenen, die uns schon seit Jahrzehnten begleiten: zum Beispiel die unendliche Diätgeschichte.

Das Schönheitsideal vom gertenschlanken Körper, das uns aus der Werbung überall anstrahlt, lässt nicht nur den Markt der Diätbücher und -zeitschriften boomen, es gibt auch immer mehr »Abnehmhilfen« in Form von Shakes und Pillen, die zur Traumfigur führen sollen. Und das, obwohl längst belegt ist, dass nur eine dauerhafte Ernährungsumstellung und ausreichend Bewegung langfristig Erfolg versprechen. Jeder neue Versuch, eine Diät durchhalten zu müssen, löst Stress aus, wenn sie als Zwang oder Verzicht wahrgenommen wird, wenn die Motivation keine Überzeugung von innen, sondern nur dem Erwartungsdruck von außen geschuldet ist. Spätestens der »Jojo-Effekt« sorgt dann dafür, dass man hinterher womöglich noch unzufriedener ist als vorher und dass spätestens nächstes Jahr eine neue Diät für den sicheren Weg zur Bikinifigur wirbt. Die Pfunde kommen und gehen, der Stress bleibt.

> Selbstheilung ist kein kurzfristiges Programm

Auch Selbstheilung ist kein kurzfristiges Programm, kein Crash-Kurs am Wochenende und keine Pille, die man einfach nur schlucken muss und alles wird gut. Mit Oberflächlichkeit und McMindfulness hat das nichts zu tun, sondern mit einer inneren Haltung und einem langfristigen Prozess. Dafür ist das Ergebnis nachhaltiger und gesünder.

Doch Achtung, Gesundheitsbewusstsein kann auch ungesunde Auswüchse treiben und zum Gesundheitswahn werden, wenn das

Phänomen kippt und von der Oberflächlichkeit zum übertriebenen Lebensinhalt und Selbstverwirklichungsdogma wird. Das geht dann oft weit über das Thema Ernährung hinaus.

Selbstoptimierung – alles rausholen, was drinsteckt

Während auf der einen Seite also versucht wird, die ungesunde Ernährungsweise im Alltag mit Hauruck-Methoden auszugleichen, kommt es auf der anderen Seite zu einer zunehmenden »Radikalisierung«. Die Ernährungsweisen werden immer absoluter und strenger, gesunde Lebensmittel werden zum Superfood hochstilisiert, die eigene Diät wird zu einer Art Religionsersatz. Und die wird oft mit vollem Missionierungseifer auf allen möglichen Kanälen verbreitet.

Es ist schön, wenn sich Menschen für ihre Gesundheit interessieren. Angesichts der Zunahme an Fertigprodukten in den Supermarktregalen bekommt man ja den Eindruck, der einzige Ort, an dem noch regelmäßig gekocht wird, sei das Fernsehen. Doch es gibt auch die Gegenbewegung, die sich von Steinzeitdiät bis Veganismus sehr wohl und ausgiebig damit beschäftigt. Viele setzen auf Trends, einige auf persönliche Überzeugungen, handfeste wissenschaftliche Beweise gibt es eher sporadisch und eine Verallgemeinerung scheint in den meisten Fällen kaum legitimiert zu sein. Immer wieder sind dafür aber Gefühle von moralischer Überlegenheit zu beobachten.

In den meisten der extremen Fälle geht es wahrscheinlich nicht ausschließlich um gesunde Ernährung und achtsamen Genuss, sondern um eine Form der Selbstoptimierung. Und der begegnen wir längst nicht nur in der Küche.

Es ist ein Phänomen unserer Zeit, dass wir die Möglichkeiten zur Selbstverwirklichung als Pflicht wahrnehmen. Wir betreiben Zeit- und Stressmanagement in Büro und Freizeit – nicht immer, um uns lediglich Freiheiten und Entspannungsinseln zu ermöglichen, sondern oft auch, um unsere Effizienz zu steigern. Wir betreiben Selbstvermessung beim Sport – nicht allein, weil es den Spaß an der Bewegung steigert, sondern auch, um unsere Performance zu optimieren. Dabei geht es hier in der Regel nicht um Spitzensport, wo computergestützte Leistungsdiagnostik und eine umfassende medizinische Betreuung keine Ausnahme, sondern Trainingsalltag darstellen. Nachhaltig ist das vielerorts nicht, da geht es oft nur um das Rauskitzeln der letzten Prozentpunkte hinter dem Komma. Spitzensport hat außerdem zumeist nicht viel mit Gesundheit zu tun, und er ist darüber hinaus ein gewaltiges Geschäft. Doch er hat auch Signalwirkung, vor allem in Richtung unserer Kinder.

Die Intention der Selbstoptimierer mag verständlich sein. Viele Menschen haben das Gefühl, dass immer mehr Sicherheiten wegbrechen, also versuchen sie, Sicherheit aus sich selbst zu holen. Doch Sicherheit darf nicht mit einer unbalancierten und enthemmten Leistungssteigerung und dem Verschaffen von Wettbewerbsvorteilen (um jeden Preis) gleichgesetzt werden. Ein Wettlauf um Jugend, Schönheit und Gesundheit hat nur Verlierer. Mit dieser Lebenshaltung kommen wir nicht nachhaltig weiter.

Auf der Suche nach Gewissheit geraten wir auch leicht in einen Strudel aus Überdiagnostik und Übertherapie, weil wir dazu neigen, lieber etwas zu viel als zu wenig zu machen. Der Leistungsgedanke ist in vielen von uns tief verankert, wir kokettieren nicht nur mit dem Hang zur Perfektion. Wir wollen uns hinterher schließlich nichts vorwerfen. Und vor allem wollen wir uns von anderen nichts vorwerfen lassen müssen. Und wieder grüßt die Stressfalle.

Erinnern wir uns an das Bild der Reifung, auch über die gesamte Lebenszeit – zum Beispiel in Bezug auf das Glück, das sich im Laufe der Zeit und im Verlauf eines »gelingenden Lebens«, wenn uns das beschieden ist, langsam in Richtung Zufriedenheit wandelt (statistisch gesehen, nicht in jedem Einzelfall). Darin steckt auch eine teilweise erlernte, teilweise biologisch angeborene (und teilweise kulturell überlieferte) zunehmende Fähigkeit, loszulassen, auch mögliche gesundheitliche – vor allem körperliche – Einschränkungen über die Lebenszeit in ein kohärentes Bild von uns selbst zu integrieren. Wie gesagt: Das ist Arbeit und nicht immer angenehm, kein »Selbstläufer«. Gelingt es, was trotz allem die Regel ist, nicht die Ausnahme, so ist dies für viele – gerade für ältere Menschen, befragt man sie explizit – schon ein Quell der Zufriedenheit: Ich kann annehmen, was ist, dass Dinge nicht mehr so sind, wie sie einmal waren, kann akzeptieren, was mir nun eine gewisse Unabhängigkeit und Leichtigkeit verschafft. Mit anderen Worten: Mit zunehmendem Lebensalter wird die Fixierung auf die körperliche Unversehrtheit und Gesundheit allmählich gelöst, normalerweise zugunsten eines Ankommens und Loslassens. Alles kommt zu seiner Zeit – statistisch gesehen sowieso.

Was heißt das für die Selbstoptimierung? Nun, wenn unser Training vor allem darauf abzielt, unsere Funktionen fortwährend zu optimieren, müssen wir uns nicht wundern, wenn alles Erreichte – auch im Kontext von Stressbewältigung und Achtsamkeit – sofort wieder dem Funktionalitätsdiktat unterstellt wird. Gewonnene Ressourcen und aktivierte Potenziale werden sogleich wieder in eine gesteigerte Effizienz eingerechnet – und so möglicherweise eine Spirale befeuert, bei der wir am Ende – irgendwann – nicht mehr mithalten können. Das gilt übrigens auch für Yogis auf der Yogamatte oder Meditierende auf dem Kissen: Wer sich damit rühmt, dass er fünf Stunden bewegungslos auf dem Kissen ausharren kann, muss sich nicht wundern, wenn er irgendwann kaputte Knie hat oder andere Probleme mit dem Bewegungsapparat – oder mit fehlenden oder ungesunden sozialen Kontakten – bekommt.

Hinzu kommt, dass, wenn alles einem Optimierungsdiktat untersteht, wir immer stärker ins Vergleichen, ins Außen geraten und es uns womöglich immer schwerer fällt, bei uns selbst, auch im Innen zu verweilen. Aus der Burn-out-Forschung wissen wir heute, dass das Vernachlässigen des »Innen«, die fehlende Passung zwischen dem, was ich außen sehe und erlebe, und dem, was mich »wirklich« ausmacht, meinem Selbst eben (was immer das eigentlich sein mag), dass diese erlebte Nicht-Kongruenz zu »Depersonalisationsphänomenen« und Zynismus führen kann. In diesem Kontext passt eine Beschreibung, die James Joyce von seiner literarischen Figur Mr Duffy gibt: Er lebte »in einiger Entfernung von seinem Körper«. Will man das? Ganz zu schweigen von Schuldgefühlen und -zuweisungen, wenn wir zum Beispiel den Vorgaben unserer Optimierungs-App auf dem Smartphone nicht entsprochen haben, ein Teilziel nicht erreicht wurde, etwas nicht (mehr) klappt und wir nicht weiter optimieren können – was, natürlich!, irgendwann einmal der Fall sein wird.

Gelingt es uns also dennoch, immer wieder einmal loszulassen, im wahrsten Sinne des Wortes selbstbewusster zu werden, unsere innersten Wünsche und das, was uns wirklich ausmacht, nicht mehr nach außen abzugeben, sondern selbst in die Hand zu nehmen, auch durch gelegentliches Nicht-Tun (heißt: weniger oder anderes Tun), dann können wir uns von einem Zwang zur Funktionalität eventuell wieder emanzipieren. Muße und Müßiggang können sinnvolle Orte und Zeiten der inneren Einkehr und Neujustierung sein. Oder auch gar keinen vordergründigen Zweck haben. In jedem Fall aber müssen sie nicht Stillstand oder gar Rückschritt bedeuten.

Lassen Sie immer wieder einmal los

Wenn die Mäßigung wieder eine Option unseres Verhaltenskanons wird, haben wir auch wieder mehr Zeit. Für andere, für das Leben – und uns mittendrin (nicht nur dabei oder nebenan). Wieder selbst am Steuer sitzen, nicht nur auf der Rückbank und – idealerweise – wieder bewusster entscheiden, was wir optimieren wollen (und können) und was eben nicht.

Statt Selbstoptimierung brauchen wir primär sicher mehr Selbstwertgefühl. Viele von uns. Das gibt es nicht auf Rezept, aber einige praktische Anregungen zur Steigerung können Sie den Hinweisen im BERN-Modell entnehmen. Und falls es Ihnen heute noch niemand gesagt hat und Sie es selbst vergessen haben sollten: Sie sind gut, so wie Sie sind!

Selbstheilung und Ethik – braucht es das?

Klares Ja! Wie im Zusammenhang mit McMindfulness und Selbstoptimierung bereits angeklungen ist, stellen sich im Kontext der Selbstheilung natürlich auch ethische Fragen. Und zwar nicht erst, seit Achtsamkeit als Verkaufsargument miss- beziehungsweise gebraucht wird oder nicht einmal mehr einfaches Joggen ohne elektronische Gadgets möglich scheint.

Historisch betrachtet wurden ethische Fragen vor allem in einem Glaubenskontext gestellt. Es waren also ursprünglich die Religionen, Glaubensgemeinschaften und Kirchen, die Orientierung für ethisches Verhalten boten beziehungsweise die Richtung vorgaben. Heute ist das – zumindest in unserem Kulturkreis – zunehmend die Ausnahme statt die Regel. Das hat auch sein Gutes. Denn Ethik war historisch, je nach Perspektive, auch gleichzusetzen mit Moral. Und Moral in Kombination mit Religion war nicht immer ein Garant für wissenschaftlichen Fortschritt, für individuelles Wachstum und Freiheit. Heute aber bestimmen und überlagern vor allem wirtschaftliche Aspekte immer stärker auch ethische Fragen, Fragen der Machbarkeit übertrumpfen Fragen der Sinnhaftigkeit.

Selbstheilung und Gesundheit sind keine Waren und somit im Kern an sich nicht vermarktbar. Gleichzeitig ist unser Gesundheitssystem eines der kostenintensivsten der Welt. Eine ganze Industrie hängt daran. Wir sehen Krankenkassen, die gewaltige Summen bewegen, und die Pharmaindustrie mit ihrer kostenintensiven Forschung und Entwicklung, ganz zu schweigen von den enormen Beträgen für Zulassung, Vertrieb und Marketing von Medikamenten. Wirtschaftliche Aspekte lassen sich in der Praxis nicht mehr grundsätzlich ausblenden, nicht nur im Bereich von Medizin und Pharmazie.

Beispiel Google: Dort gibt es bereits seit 2007 unter dem Label »Search inside yourself« (SIY) ein Programm für persönliches Wachstum, inklusive Achtsamkeitstraining sowie Kursen und Vorträgen zu emotionaler Intelligenz. Ähnliches gilt für SAP und eine größer werdende Zahl insbesondere von IT- und »Tech«-Unternehmen weltweit. Interessanterweise finden wir gerade in dieser Industrie häufig herausgestellte »Evangelisten« (die nennen sich wirklich so!), in etwa zu übersetzen als »Begeisterungsträger«; der SIY-Chef bei Google wird offiziell (das ist sein Titel!) »Jolly Good Fellow« genannt. Ist das nur ein harmloser Trend eines modernen Unternehmens oder verfolgt der Internetriese damit eine Strategie der Gewinnmaximierung (durch »Einlullen« der Mitarbeiter und Erschaffung einer unternehmensbezogenen Gute-Laune-Oase oder gar durch eine Ersatzreligion)? Oder geht es hier um einen generellen Kulturwandel – hin zu einer Idee von einer »besseren Welt«? Und wer entscheidet darüber? Besteht eventuell die Gefahr eines Missbrauchs als Selbstoptimierungstool, versehen mit dem Etikett der Fürsorge?

Das muss nicht sein. Ich war bei Google im Silicon Valley, um mir ein Bild zu machen. Die Menschen, die ich traf, waren zwar einerseits (mit einer nüchtern-deutschen Brille betrachtet) etwas »verträumt«, aber ich will ihnen andererseits den »guten Willen« keinesfalls absprechen. Das Netz, in dem sie agieren, besteht zum Teil aus sehr ernsthaften und hoch respektierten Leuten. Und, ganz ehrlich, braucht es in der Welt, in der wir heute leben, nicht Träume – mehr denn je? Nur wer hat die Mittel und legt fest, welcher Traum eine Chance auf Realisierung und konkrete Umsetzung erfährt?

Offensichtlicher wird die Problematik am Beispiel des US-Militärs. Auch dort wird Meditation eingesetzt. Wird Achtsamkeit trainiert, um – überspitzt formuliert – selbstoptimierte »Erfüllungsroboter« zu formen? Indem die Achtsamkeit unter anderem schult, aufmerksamer, emotional kontrollierter und auch stressresistenter zu sein, kann sie in vielen Kontexten hier auch eine generelle (oder eine spezifische) Effizienz steigern. Auf diese Fragen kann es keine ganz einfachen Antworten geben, aber wir bewegen uns sicherlich in einem Grenzbereich. Die eingesetzten Mittel mögen zwar die gleichen sein, die auch zum Teil im *Selbstheilungscode* angewendet werden, die Intentionen und Ziele dahinter sind wahrscheinlich aber andere. Mit einem Glauben an sich selbst und die eigenen Möglichkeiten im Sinne der Mind-Body-Medizin, der Salutogenese und der Selbstheilung, hat das jedenfalls nur noch sehr entfernt etwas zu tun. Witzigerweise ging seinerzeit, als ich in Boston bei Herbert Benson im Mind/Body Medical Institute arbeitete, der Hauptdarsteller der US-Militärsatire-Serie *M*A*S*H**, Alan Alda, bei uns ein und aus. Antimilitarismus war seinerzeit geradezu ein Wesensmerkmal der Meditationsforschung im Westen gewesen.

Eine andere Frage ist die der Verantwortung im Krankheitsfall. Wenn der religiöse Kontext weggebrochen ist und durch eine zunehmend ökonomische Sichtweise ersetzt wird, liegt dann der Druck bei jedem Einzelnen? Geht es hier dann vielleicht um das zusätzliche »Ausdrücken der Zitrone« und um eine gesteigerte Selbstausbeutung, also die Verlagerung der Gesundheitsfürsorge – oder auch der allgemeinen Fürsorge – von der Gesellschaft oder von den Unternehmen hin zum rein Privaten und ins Individuelle? Wir beobachten diesen Trend ja auch an anderen Stellen – der Begriff »Sozialversicherung« ist manchmal nur noch ein Feigenblatt für Kapitalbildung und Eigenvorsorge.

Ist der Einzelne dann nicht nur selbst für seine Gesundheit verantwortlich, sondern auch noch selber schuld, wenn er nicht gesund wird? Das ist natürlich eine rhetorische Frage – die Antwort lautet klar: Nein. Selbstheilung ist keine Frage der persönlichen Schuld, falls sie nicht oder nicht so umfänglich wie erhofft eintreten sollte. Wir erinnern uns an Rudolf Virchow: Die Tatsache, dass wir diese wunderbare »Waffe« der Selbstregulation haben, die uns in der Regel vollumfänglich schützt und völlig ausreicht, schließt jedoch nicht aus, dass sie auch prinzipiell überfordert sein könnte (oder selbst erkranken kann und unwirksam wird) – und Krankheit wäre demnach Ausdruck jener Grenzsprengung und Überforderung der Selbstheilungskompetenz. Unser Reflex, dass wir für Fehler und Schäden sofort einen Schuldigen suchen (und wenn es nur ein Sündenbock ist), ist absolut fehl am Platz.

Natürlich kann man sich, wenn man mit nassen Haaren durch eine eisige Winternacht rennt, eine Lungenentzündung »einfangen« (medizinisch ist das deutlich komplexer als allgemein angenommen, aber das nur am Rande). Und ebenso kann man sich bei Risikosportarten Verletzungen zuziehen oder Schäden durch Rauchen oder ungeschützten Geschlechtsverkehr mit ständig wechselnden Partnern erleiden. Aber hier geht es nicht um die Beurteilung von Dummheiten oder moralisch bedenklichem beziehungsweise verwerflichem Verhalten. Selbstverständlich trägt jeder Verantwortung für seinen Lebensstil und seine Gesundheit – aber nicht die alleinige, dafür ist der Einfluss von genetischer Veranlagung oder von Umwelteinflüssen, die wir nicht steuern können, viel zu groß.

> Tragen Sie aktiv zu Ihrer Gesundheit bei, aber lassen Sie sich nicht verrückt machen

Als praktischen Rat für den Alltag lässt sich daraus schlussfolgern: Leben Sie bewusst, aber lassen Sie sich nicht verrückt machen. Wir alle kennen das Beispiel von Menschen, die extrem »ungesund« gelebt haben und dennoch vermeintlich gut (wer kann das schon von außen beurteilen, außer vielleicht deren Arzt oder Therapeut) und lange gelebt haben. Oder von Menschen, die ihren Körper und die Gesundheit zum »Gott« gemacht haben, um dann doch chronisch unzufrieden zu sein oder gar – aus welchen Gründen auch immer – schwer zu erkranken oder früh zu sterben. Ich möchte nochmals betonen: Das eine ist das eine, das andere das andere. Es geht hier um das Sowohl-als-auch und die Frage, was wir mit unserem Leben anfangen wollen, und individuell auch können, wohin die Reise geht und welchen Teil, ob groß oder klein, wir bewusst und selbst beitragen können und mit steuern wollen. Aber Garantien gibt uns das keine!

Auch in den Neurowissenschaften sind ethische Fragestellungen ständig präsent. Man kann nicht wahllos Menschen, etwa Neugeborenen, ins Gehirn schauen, um mehr über die Funktionsweise von Spiegelneuronen oder über komplexe Hirnfunktionen und deren Entwicklung oder »Baupläne« herauszufinden. Forschung in den Randbereichen – und damit meine ich jetzt nicht ethische Randbereiche, sondern eben das Neuland, das bisher Unbekannte, was Forschung zu entdecken und zu verstehen versucht – wird dadurch natürlich noch komplizierter. Aber das ist kein Argument, ethische Fragen zu ignorieren. Im Gegenteil, sie sorgen dafür, dass wir keine optimierten Erfüllungsroboter werden, sondern Menschen bleiben.

Ethische Fragestellungen tun sich beim Thema Selbstheilung an den unterschiedlichsten Punkten auf. Damit Wachstum und Entfaltung möglich sind und zum gegenseitigen Nutzen aller Beteiligten führen – und das umfasst natürlich auch ihre Gesundheit –, ist ein nachhaltiges Klima des Vertrauens von grundlegender Bedeutung. Dieses erfolgreich aufzubauen, zu pflegen und zu erhalten, setzt bis zu einem gewissen Grad gemeinsame Werte und verbindliche Moralvorstellungen, also ethische Normen und allgemein akzeptierte Verhaltensweisen voraus. Diese stehen nicht im luftleeren Raum, sie müssen tatsächlich auch gelebt und vorgelebt werden. Menschen – ganz gleich, ob Patient, Angehöriger oder Arzt –, die positiv Beispiel geben, die zum Vorbild werden, sind daher eine entscheidende Größe. Andernfalls, das zeigen Studien, verschwinden positive Effekte wie Gemeinschafts- oder Flow-Gefühle sehr schnell, etwa sobald sich Neid und Misstrauen breitmachen.

Wenn einzig der Leistungsgedanke herrscht, schaffen wir damit am Ende nur Raum für noch mehr Stress. Statt der Freiheit, uns entfalten zu können, wird daraus nur noch mehr Erwartungsdruck. Werden wir von einer belastenden Vergangenheit oder einer erdrückenden Gegenwart getrieben – oder aber von einer positiven Erwartung, einem schönen Ausblick, einer verlockenden Zukunft angezogen? Oder genau umgekehrt? Druck kann überall entstehen. Erst von außen, schnell aber in uns selbst. Mit dem bekannten Ergebnis, dass sich die Stressspirale noch ein Stückchen weiterdreht, noch eine Ebene unseres Lebens ergreift und noch weniger Platz für gesunde Entspannungsreaktionen lässt. Es empfiehlt sich daher, die Lebensqualität aus dem zu ziehen, was man tut, und nicht aus dem, was man dafür bekommt oder erwartet. Sich auf sich selbst zu besinnen hat nichts mit Egoismus zu tun, sondern mit Selbst-Bewusstsein. Und auch mit Akzeptanz und der bewussten Entscheidung, den Optimierungswahn hinter sich zu lassen. Bleiben Sie also kritisch und konstruktiv. Und bleiben Sie Sie selbst!

Ausklang der Reise

Erinnern Sie sich noch an den Einstieg in dieses Buch? Ich wollte zunächst Ihre »falschen« Erwartungen »*ent*-täuschen«. Als ich die ersten Zeilen tippte, wusste ich natürlich, welche Bedeutung Erwartungen, Überzeugungen, Haltungen für unsere Gesundheit haben können. Das ist und bleibt eine ganz zentrale Botschaft im Hinblick auf unseren »inneren Arzt«. Selbstheilung beginnt mit den Gedanken und Vorstellungen, die wir tief in uns haben.

Wer heute nicht aktiv und bewusst mit den Lebensbedingungen der modernen Welt umzugehen versteht, lebt mit einem erhöhten Risiko, sich »zivilisationsbedingte« Krankheiten zuzuziehen. Die Auswirkungen von chronischem Stress auf Geist *und* Körper haben wir uns im Laufe dieses Buches im Einzelnen angesehen. Doch die gute Nachricht ist: Das Wissen darum muss uns nicht zusätzlich unter Druck setzen – im Gegenteil, wir haben zahlreiche Mittel und Wege kennengelernt, Stress zu verstehen, ihn rechtzeitig zu erkennen, ihm zu trotzen, ihn womöglich ins Positive zu wenden und, zum Beispiel im Flow, für unser Wohlbefinden zu nutzen. Wir können die bestmöglichen Voraussetzungen dafür schaffen, unsere Gesundheit und Lebenszufriedenheit zu verbessern und zu erhalten.

Wer um die Optionen weiß, die prinzipiell jedem zur Verfügung stehen, hat einen größeren Spielraum, hat mehr Werkzeuge im Koffer, kann sich des Ressourcenreichtums, auf den unsere Gesundheit zurückgreifen kann, bewusst sein. Dabei geht es am Ende nicht um die kleinsten theoretischen Detailfragen, sondern um das Zutrauen, das Anfangen, das Machen.

Die Tendenz zur Gesundheit, die unserem Körper innewohnt,

könnte man auch als ein Bedürfnis, gar eine Sehnsucht nach Selbstheilung interpretieren. Wir sind darauf voreingestellt – gewissermaßen auf »Heil-Sein« und Heilung *vorprogrammiert*: Es ist eine unserer »Bestimmungen«. Vielleicht ein wenig dick aufgetragen, aber wenn diese Sichtweise zu einer Begeisterung auch für einen gesunden Lebensstil führt, uns aktiviert und hilft, auch gemäß jener Bestimmung zu leben, dann macht das vieles leichter. Und Leichtigkeit sollten wir uns – gerade in stressigen Zeiten – so gut es geht bewahren.

Jeder achtsam wahrgenommene beziehungsweise gelebte Moment tut uns normalerweise gut. Hier und jetzt – aber auch für die Zukunft. Wohingegen jeder achtlose Moment für immer vergangen ist. Achtsamkeit ist nicht 24 Stunden am Tag, sieben Tage die Woche möglich (was auch wieder entlastend ist) – positiv gedreht bedeutet das aber auch: Es lohnt sich immer, etwas dafür zu tun. Es geht um die Richtung beziehungsweise die *Intention*. Und es ist kein Hexenwerk. Mit aktiver Entspannung oder Meditation, mit regelmäßiger Bewegung und gesunder Ernährung lässt sich schon sehr viel erreichen. Selbst ein tiefes Durchatmen in den Bauch oder ein Achtsamkeits-Mini ist ein kleiner, sinnvoller Beitrag zwischendurch.

Achten Sie auf Ihr eigenes Wohlbefinden, indem Sie den Autopiloten in Ihrem Alltag ausschalten, so oft es geht. Pflegen Sie positive Beziehungen und begegnen Sie Ihren Mitmenschen mit Offenheit. Machen Sie sich, soweit möglich, von äußerem Druck frei. Betreiben Sie konkretes Zeitmanagement, um mehr Wochenende in Ihren Alltag zu holen. Setzen Sie sich Ziele, die Ihnen sinnvoll erscheinen, und verfolgen Sie diese mit Engagement. Übernehmen Sie Verantwortung, betreiben Sie aktive Selbstfürsorge. Dazu gehört auch, Hilfe anzunehmen. Suchen Sie sich Ärzte und Therapeuten, denen Sie als Experten und Menschen vertrauen können. Und nicht zuletzt: Akzeptieren Sie sich so, wie Sie sind. Im eigenen Körper, mit all seinen Eigenheiten, Empfindungen und Gefühlen, zu Hause zu sein, das bedeutet, heil und gesund zu sein. Wenn möglich: mit Freude!

Die Öffnung hin zu einer ganzheitlicheren Medizin im Sinne der Mind-Body-Medizin geht langsam voran – aber sie findet statt! Einerseits handelt es sich um nichts anderes als einen Paradigmenwechsel und keine minimale Anpassung. Es ist wie bei einem Wendemanöver eines Tankers auf hoher See, das braucht auch seine Zeit. Doch jeder mündige und kompetente Patient mehr macht einen Unterschied. In erster Linie für sich selbst, aber auch für die Gesellschaft, in der er lebt.

Ich möchte dieses Buch, wie eingangs erwähnt, als eine Einladung verstanden wissen – wählen müssen Sie am Ende aber selbst, sollen Sie, *dürfen* Sie! Gestalten Sie mit! Genau das ist die Botschaft des *Selbstheilungscodes*: Trauen Sie sich das zu! Tun Sie es, machen Sie es! Es braucht vielleicht nur ein kleines bisschen Mut, um die Begeisterung in Ihnen zu wecken und das Zutrauen zu einem positiven Selbstbild zu stärken. Aber es wird mit Gesundheit und Zufriedenheit belohnt.

Was auch immer Sie aufgreifen und in Ihr Leben integrieren, machen Sie es möglichst bewusst. Um noch einmal Jon Kabat-Zinn zu zitieren: »Keep it deep and simple.« Oder um es anders zu betonen: *Keep it simple, but deep!* Unternehmen Sie nichts einfach nur aus dem Grund, etwas getan zu haben. Lassen Sie Achtsamkeit statt Aktionismus walten. Hören Sie auf Ihren Geist und auf Ihren Körper – und vertrauen Sie Ihrem »inneren Arzt«! Er zählt auf Sie!

Danksagung

Ich danke meinen Lehrern (viele von ihnen werden im Buch erwähnt), inklusive und insbesondere meiner Familie, die mir immer einen Spiegel vorhält: stets Kontrollinstanz und Reality Check in einem – und jeden Tag eine große Freude; meinen Eltern (meiner Mutter: eine außergewöhnliche Frau – die letzte »Aufrechte« und meine größte Kritikerin), meinen Schwiegereltern (danke für vieles – und für eure Tochter), auch mein geliebter Bruder sei unbedingt erwähnt (du hast mich immer tapfer ertragen – und warst irgendwie immer da).

Ich danke meinen Freunden seit Kindheits-, Jugend- und Studientagen sowie auch den jüngst neu hinzugewonnenen (danke für die vielen Gespräche – viele von euch sind Vorbilder für mich geworden, auch Herausforderer, Sparringspartner und kritische Begleiter; ein besonderer Dank, you know why, an Kai Krahmer).

Leider sind eine ganze Reihe von Lehrern, Vorbildern und Freunden nicht mehr unter uns – ich bedenke sie dennoch fortwährend, auch an dieser Stelle, und fühle mich stets gelenkt und hinterfragt.

Ich danke meinen Patienten, den kritischen Geistern, die mich herausforderten und fordern; Menschen, die sagen, was sie meinen, und danach handeln, und den vielen inspirierenden Zeitgenossen, die uns überall umgeben!

Ein besonderer Dank, auch für die fortwährende, lange Unterstützung und die kollegiale Freundschaft, an Eckart von Hirschhausen – wer hätte gedacht, dass man im reifen Erwachsenenalter noch einen »besten Freund« geschenkt bekommt? Und dass man beruflich wie privat so viel teilt, manchmal gar in blindem Verständnis füreinander? Vielen Dank für all den Support, den ich nun schon über viele Jahre durch dich erfahre! Du machst mein Leben reicher!

George B. Stefano – hat mich vom ersten Tag unserer Begegnung an in sein großes Herz und sein Team integriert, mich zum Freund gemacht, immer bei wichtigen Entscheidungen mit bedacht, aktiv einbezogen und mit ungewöhnlicher Offenheit und Ehrlichkeit Fachlich-Sachliches, aber auch Privates ausgetauscht; und hat mir eine faszinierende Sichtweise auf die Neurowissenschaften ermöglicht. George sei hier auch stellvertretend für meine vielen inspirierenden Kollegen im »Neuro-Fachgebiet« im In- und Ausland genannt. Danke!

Stefan Gesenhues und Anne Breetholt, Vittoria Braun und auch Tom Delbanco: Eure Art, die Allgemeinmedizin zu interpretieren und »auf die Platte« zu bringen, nicht nur zu reden, sondern auch zu tun, war immer lebendiges Beispiel und ist für mich nach wie vor vorbildhaft. Ihr habt immer auch die »andere Seite«, die ich hier im Buch ausführlich beschreibe, gesehen und nicht ausgegrenzt oder Euch darüber erhoben, sondern aktiv gefördert – und es mir so erleichtert, meinen Weg weiterzugehen.

Ein großer Dank auch an meine besonders tatkräftigen und »substanziellen« Förderer: Robin Osborn (Commonwealth Fund), Bernadette Klapper (Robert Bosch Stiftung); an Henning Albrecht (Karl und Veronica Carstens-Stiftung), auch für die vielen humorvollen Einwürfe und stets selbstkritischen Reflexionen zur Komplementärmedizin und Naturheilkunde; in diesem Kontext auch einen lieben Dank an Annette Kerckhoff, mit der mich inzwischen ebenfalls eine langjährige Freundschaft verbindet.

Die Mind-Body-Medizin (MBM) wäre ohne Gustav Dobos, Anna Paul, Nils Altner, Andreas Michalsen, Chris von Scheidt, Herbert Benson, Greg Fricchione, Peg Baim, Eva Selhub, Ali Domar, Jeff Dusek und insbesondere natürlich Jon Kabat-Zinn – und die vielen weiteren Wegbereiter – gar nicht denkbar; für mich zusätzlich bedeutsam: Larry Rosenberg, auch Paul Kohtes: allen ein großer Dank!

Joachim Fischer (stellvertretend auch für die Gesundheitsforschung – und die noch immer recht überschaubare Zahl an Kollegen, die stets auch die Bedeutung der Selbstregulation, Gesundheitsförderung und Salutogenese gesehen und betont haben; und dieses nicht heimlich, sondern laut und hörbar, mit wissenschaftlichem Ehrgeiz und Überzeugung); auch Joachim ist über die Jahre ein treuer Freund geworden – herzlichen Dank dafür! Auch an meine weiteren Kollegen von der »Gesundheitsfront«, an Helmut Hildebrandt, Oliver Gröne sowie Wegbereiter wie Günther Jonitz und Ellis Huber.

Dank an meine Mit-»Streiter«: Gerald Hüther – für die vielen Gedankenanstöße; Harald Walach – streitbar, kantig und gelegentlich aneckend, aber immer wieder überraschend und inspirierend (und ein großer Gelehrter); Edda Gottschaldt – den Tempel der Gesundheit vor den inneren Augen, antreibend, ungeduldig – der Weg ist noch nicht zu Ende!

Dank auch an meine vielen Kollegen an so vielen Stationen, die mich gefördert und gefordert haben, bis heute bin ich mit vielen von ihnen freundschaftlich und kollegial verbunden; explizit genannt seien hier stellvertretend: Andreas Aue, dem ich besonders viel verdanke; und auch Eberhard Nöfer, Niko Kohls und Stefanie Thees!

In meinem erweiterten Netz – hierzulande – gibt es viele inspirierende Impulsgeber und Fragensteller (mit einigen davon bin ich befreundet – wie nett!), explizit nennen möchte ich hier unter anderem Stefan Schmidt, Marc Wittmann, Britta Hölzel, Ulrich Ott, John-Dylan Haynes, Hilke Brockmann, Gina Schöler, Saskia Rudolph, Amanda Mock und Karlheinz Ruckriegel. Merci!

Schließlich auch ein großer Dank an Jan von Boetzelaer – mein persönlicher »Wunderheiler«. Wo wäre ich heute ohne Sie?

Unbedingt dankend erwähnt werden muss noch der persönliche

Support beim Verlag, neben all den anderen guten Geistern und der erstaunlichen Tatkraft bei Beltz: Carmen Kölz, deren Charme und Hartnäckigkeit, beständiges Nachfragen und professionelles Zuhören mich letztlich überzeugt und es mir leicht gemacht haben, »zu Potte« zu kommen!

Weiterführende Links sowie weitere Literatur des Autors

Links

Prof. Dr. Tobias Esch an der Universität Witten/Herdecke
www.uni-wh.de/gesundheit/professur-fuer-integrative-gesundheitsversorgung-und-gesundheitsfoerderung

www.uni-wh.de/universitaet/personenverzeichnis/details/show/Employee/esch

Forscherplattform, auf der Wissenschaftler weltweit ihre Arbeiten der Öffentlichkeit zur Verfügung stellen
www.researchgate.net/profile/Tobias_Esch

Interdisziplinärer Kongress zur Meditations- und Bewusstseinsforschung
www.meditation-wissenschaft.org/

Salzburg Global Seminar, Österreich
http://www.salzburgglobal.org/calendar/2010-2019/2017/session-553.html

7Mind – mit App, bietet kostenlosen Einstieg in die Meditationspraxis
www.7Mind.de

Stiftung HUMOR HILFT HEILEN, Dr. Eckart von Hirschhausen
http://www.humorhilftheilen.de/stiftung/

Online-Glückstraining, Dr. Eckart von Hirschhausen
www.glueck-kommt-selten-allein.de

Initiative für bewusstes Leben und Glücksbesinnung, M.A. Gina Schöler
http://ministeriumfuerglueck.de/

Angewandte Positive Psychologie, M.A. Saskia Rudolph, Dipl. Psych. Andrea Horn
http://spiegelneuronen.info/

Seligman Europe, Netzwerk und Informationsportal zu Positiver
Psychologie in Therapie, Coaching, Erziehung und Leadership
http://www.seligmaneurope.com/

Europäisches Zentrum für Achtsamkeit, Freiburg
www.ezfa.eu

Film mit und über Martin Clemm
http://30reasonsmovie.com/deutsch/#intro-de

Integrative Medizin, Kliniken Essen-Mitte
http://kliniken-essen-mitte.de/leistung/fachabteilungen/
naturheilkunde-u-integrative-medizin/home.html

Integrative Gesundheitsförderung, Studiengang der Hochschule Coburg
www.hs-coburg.de/igf

Forum zur vorurteilsfreien und zugleich konstruktiv-kritischen
Auseinandersetzung mit »komplementären Therapien« in der Medizin
www.dialogforum-pluralismusindermedizin.de

Mind-Body-Medizin, Zentrum für Naturheilkunde, Immanuel Krankenhaus Berlin
http://naturheilkunde.immanuel.de/

Mind-Body Medizin, Dr. Ulrich Sappok, Düsseldorf
http://www.mbmdus.de/

Verein zur Förderung und Integration verschiedener Aspekte von
»Medizin und Menschlichkeit« in der ärztlichen Ausbildung und im
öffentlichen Gesundheitswesen
www.medizinundmenschlichkeit.de

BION Bender Institute of Neuroimaging, Justus-Liebig-Universität Gießen
http://www.uni-giessen.de/fbz/fb06/psychologie/weitere-inst/bion

Links für ärztliche Weiterbildung

Mind-Body-Medizin Summer School, Naturheilkunde und Integrative
Medizin, Universität Duisburg/Essen
http://www.nhk-fortbildungen.de/16-0-Mind-Body-Medicine-Summer-
School-Aktive-Fortbildung-fuer-Mediziner-und-Therapeuten.html

Weiterbildungsangebote für Ärzte und Psychologen am Milton-Erickson-
Institut Heidelberg
www.meihei.de

Logotherapie und Existenzanalyse, Viktor Frankl Institut Wien
www.viktorfrankl.org

Links aus den USA

Center for Mindfulness, University of Massachusetts Medical School, gegründet von Jon Kabat-Zinn et al
http://www.umassmed.edu/cfm/

Benson-Henry-Institut für Mind-Body-Medizin am Massachusetts General Hospital, gegründet von Herbert Benson
http://www.bensonhenryinstitute.org/

Forschungszentrum, Universität Wisconsin-Madison, gegründet von Richard Davidson
www.centerhealthyminds.org

Mind&Life-Institut, verbunden mit Tenzin Gyatso, dem 14. Dalai Lama
www.mindandlife.org

Quality of Life Research Center, »Heimatinstitut« von Prof. Csíkszentmihályi, Claremont Graduate University
https://www.cgu.edu/center/quality-of-life-research-center/

International Positive Psychology Association
www.ippanetwork.org

Placeboforschung, Beth Israel Deaconess Medical Center/Harvard Medical School (unter anderem mit Prof. Ted Kaptchuk)
http://programinplacebostudies.org/

Osher Center für Integrative Medizin, verbunden mit der Harvard Medical School, Boston
http://oshercenter.org/

Open Notes: für offenen Einblick der Patienten in ihre Krankenakten
www.opennotes.org

Weitere Literatur des Autors:

Tobias Esch: »Die Neurobiologie des Glücks – Wie die Positive Psychologie die Medizin verandert«, Stuttgart/New York 2017 (3. Auflage)

Tobias Esch, Sonja Maren Esch: »Stressbewältigung – Mind-Body-Medizin, Achtsamkeit, Selbstfürsorge«, Berlin 2016 (2. Auflage)

Personen- und Sachregister

A

ABC-Modell 224f.
ABCD-Modell 225
Acetylcholin 62, 82ff., 110, 139
Achtsamkeit 15, 116, 125ff., 137f., 141f., 149, 154, 160f., 168, 174ff., 205, 215, 221, 224, 229, 236, 239, 244, 246ff., 250, 253, 255f. 258, 270, 273, 280, 284f., 288, 300, 302, 304f., 308, 310, 312, 317f.
Achtsamkeitsmeditation 163, 175, 205, 244, 252ff., 293, 296
Achtsamkeitstraining 205, 149f., 252ff., 311f.
Achtsamkeitsübung 247, 257, 317
Adipositas 158ff., 168, 218
Adrenalin 16, 38f., 47, 49, 78, 80, 82, 105, 205, 242f.
Affengeist 16, 250
Affekte 104, 106, 114, 120
Aktivität 39, 47, 78f., 161, 208, 234, 236f., 239, 241, 253, 284ff.
Akzeptanz 15, 96, 254, 293, 315
Albrecht, Henning 320
Alda, Alan 312
Alkohol 27, 32, 159, 203, 219, 245, 271, 274
Allergien 22, 32, 51, 93, 155, 212, 217
Allostase 42f., 45, 99
Alltag 15, 26, 28, 30, 32, 59, 121, 125, 127, 131ff., 148f., 169, 184, 191, 194, 213ff., 218, 221f., 228, 230, 232, 236, 238, 240, 245ff., 250, 256f., 268, 277, 282, 287f., 296, 298, 302, 306f., 313, 317
Altner, Nils 320
Altruismus 15, 81, 131

Amygdala 16, 80, 108f., 167, 253
Angst 30, 32, 38f., 68, 75, 80f., 104, 107, 109, 116, 128, 137, 159, 165, 167, 169, 179, 190, 200, 203ff., 220, 253, 255, 297
Angstlösung 89f., 285
Angstminderung 80, 255
Angstreaktion 38f.
Angststörung 145
Angstzustände, chronische 32, 110, 119
Antonovsky, Aaron 175f.
Arbeitsbedingungen 35, 176
Arbeitsbelastung 26, 33f., 101, 162, 185, 216, 219, 232
Ariely, Dan 205
Aristoteles 179
Arthritis 22, 32, 51, 158, 211
Arthrose 160f., 211, 235
Arzt, »innerer« 16, 50, 71, 124, 179f., 184, 301, 316, 318
Arzt-Patienten-Beziehung 15, 19, 131, 147, 149, 173, 183ff., 188, 190, 192f., 201, 204, 289
Asthma 93, 236
Atem/Atmung 47, 101, 141ff., 247f., 251, 258ff., 261ff., 294, 317
Atemmeditation 259ff., 268
Atemübung 226, 247f., 259
Atemwegserkrankungen 66, 145
Aue, Andreas 321
Aufmerksamkeit 27, 31, 75f., 79, 81, 116, 126, 129, 132f., 142, 250f., 254, 258, 260ff., 264ff., 284
Aufmerksamkeitsstörung 295
Aufmerksamkeitstraining 209
Ausdauertraining 157, 159, 235, 240ff.

Ausgeglichenheit 84, 178
Authentizität 242, 286, 305
Autogenes Training 249
Autoregulation 29, 99f., 119, 181, 195, 304
Aversion 80
Axon 73
Ayurveda 146, 183

B
Baim, Peg 320
Bandscheibenvorfall 162
Bauchgefühl 109, 281
Beatles 52
Belohnung/-ssystem 15, 27, 33, 75ff., 84ff., 90, 94, 130f., 139, 203, 205, 227, 236, 272, 285
Benson, Herbert 19, 52ff., 61, 171, 182, 205, 207f., 210f., 246, 249, 251, 255f., 312, 320
BERN-Modell 213ff., 310
Berührung 89, 183, 290f.
Beweglichkeitstraining 235
Bewegung 15, 20, 42, 68, 75, 101, 123, 130, 138f., 157ff., 175, 189, 209, 212f., 216, 232ff., 239ff., 243ff., 257, 260ff., 280, 285, 292, 296, 307f., 317
Bewegungsmangel 214, 222, 287
Bewegungstherapie 161, 209, 227, 280
Bewusstsein 46, 61, 83, 86f., 94ff., 101, 103, 107, 115f., 122, 132, 139, 180, 206, 284, 301, 315
Beziehung, Arzt-Patient 15, 19, 131, 147, 149, 173, 183ff., 188, 190, 192f., 201, 204, 289
Beziehung, Mutter-Kind 89f., 93f.
Beziehung, soziale 15, 17, 33, 65ff., 89f., 92, 94, 112ff., 131f., 139, 149, 162, 164, 207, 214f., 219f., 246, 276, 282, 285, 287. 289f., 297, 308, 317
Bindungshormon 89
Bingel, Ulrike 200, 203

Bingen, Hildegard von 179f.
Blutdruck, erhöhter/ hoher 22, 32, 38, 47, 53, 121, 151f., 154, 169, 200, 217, 235, 290
Blutdruck, niedriger 62, 156f., 169, 244, 276
Blutdruck regulieren 38f., 46f., 53ff., 62, 84, 157f., 211, 244, 276, 290, 294
Boetzelaer, Jan von 321
Body-Scan 249, 251, 257, 262ff.
Braun, Vittoria 320
Breethold, Anne 320
Brockmann, Hilke 321
Burn-out 28, 31, 154, 185, 219, 291, 308

C
Cannon, Walter 38ff., 54, 217
Clemm, Martin 230ff.
Cohen, Leonard 231
Csíkszentmihályi, Mihály 282f.

D
Dalai Lama 55ff., 182, 207
Dankbarkeit 15, 81, 108, 194
Dankbarkeitstagebuch 222
Dankbarkeitsübung 222
Darwin, Charles 181
Davidson, Richard 251
Delbanco, Tom 190, 320
Depression 28, 32ff., 119, 145, 160, 162, 189, 199, 220, 235f., 255, 275, 283, 288, 295
Descartes, René 180f., 194
Diabetes mellitus 22, 157f., 161, 168, 217f., 235, 271
Dobos, Gustav 18, 255, 320
Domar, Ali 320
Dopamin 16, 78f., 82, 91, 94, 110, 112, 139, 197f., 203, 205, 227, 242f.
Dreibeiniger Stuhl 16, 208, 304
Drittpersonenperspektive 140, 173
Drogen 78, 84f., 87, 159, 219, 246

E

Egoismus 315
Eigenkompetenz 177
Eingriffe, ärztliche 15, 56, 71, 147, 152, 157, 178, 189, 196, 208, 211, 214
Einheitserleben 285
Einkehr, innere 35, 213, 215, 244, 250, 260, 262f., 280, 282, 295f., 309
Emotionen 38, 45, 68, 73, 75, 80, 85, 89f., 100, 103ff., 119ff., 124, 127f., 132f., 136, 139, 141f., 170f., 187, 207, 219f., 227, 229f., 235f., 254, 283, 292, 311f.
Emotionsregulierung 253f.
Empathie(fähigkeit) 104, 254, 291
Empowerment 177
Endocannabinoide 84, 139, 243
Endorphine 78, 243
Entspannung 15, 40, 52, 81, 138f., 161, 165, 197, 209, 212f., 215, 243ff., 251, 258ff., 262, 272, 285, 296, 307, 317
Entspannungsantwort/ -reaktion 46, 54, 61, 64, 124, 130, 132, 135, 142, 174, 207, 248f., 257f., 289, 315
Entspannungshormon 83
Entspannungstechniken 148, 209, 239, 245, 247ff., 257ff.
Ernährung, gesunde 129, 138, 158, 175, 212f., 245, 270ff., 296, 305f., 317
Erwartungen 13, 15f., 44, 112, 114, 117f., 136, 139, 141f., 168f., 193ff., 202, 206, 224, 231, 236, 254, 316
Erwartungen, negative 67f., 117, 200, 203ff., 236f.
Erwartung, positive 77, 79, 110, 123, 131f., 168, 189, 197f., 203, 254, 292, 315
Erwartung, realistische 69f., 131, 224
Erwartungsdruck 170, 305, 315
Ethik 23, 115, 198f., 286, 305, 310ff., 314

F

Familie 17, 27ff., 53, 65, 67, 96, 115, 132, 164, 191f., 200, 222, 245, 282, 287ff.
Fasten 159, 279f.
Faustübung 247
Feedback 101
Feindseligkeit 133, 161, 229, 291
Fernseher 60, 234, 238, 272, 296f., 298, 306
Fette, essbare 160, 271f., 274f., 277
Fight or Flight/ Kampf oder Flucht 39, 44f., 49, 62, 80, 95, 133, 167, 220, 234, 254, 271
Fischer, Joachim 321
Fitnesstraining 122, 237
Flexibilität 28, 83, 170, 173, 192, 237, 282
Flow 16, 78, 246, 282ff., 290, 315f.
Flucht(reaktion) 39, 44f., 49, 62, 80, 95, 133, 167, 220, 254, 271
Frankl, Victor E. 135f.
Freiheit 69, 81, 91f., 131, 136, 159, 307, 310, 315
Freud, Sigmund 107
Freunde 29, 92, 115, 212, 216, 220, 222, 226, 238, 245, 269, 282, 287, 289f.
Fricchione, Greg 320

G

Galen 179f.
Gammawellen 16, 251f.
Gedächtnis 49f., 104, 107ff., 133, 139, 167, 192, 253, 294
Gedächtnisbildung 49, 110, 227
Gedächtnisprobleme 220
Gedanken 16, 26f., 54, 58, 60f., 85, 87, 103, 112, 115f., 122, 124, 126ff., 133, 136f., 171f., 181, 205, 221, 223ff., 233, 237, 239, 250, 252, 257, 261f, 269, 307, 315f.
Gedanken, negative 43, 117ff. 126, 142, 203ff., 212, 214, 216, 220, 225, 227, 248, 250
Gehirn 17, 20, 31, 33, 43ff., 47ff., 61f., 64, 71ff., 83ff., 88, 91, 93ff., 96f., 99, 101ff., 118f., 121f., 125, 128, 130, 132, 136, 139f., 152, 156, 163ff., 185, 196f., 204ff., 218,

227, 236, 243, 250ff., 271, 279, 283, 292ff., 297, 314
Geist 13, 16f., 23, 40, 59ff., 71, 75, 85, 99ff., 103f., 106, 112, 121f., 127, 138ff., 147f., 150, 152, 163, 166, 170ff., 180f., 194, 205ff., 210, 217, 233, 235, 244f., 248ff., 258, 262, 271, 279, 281, 283, 294, 316, 318
Gelenkprobleme/-schmerz 129, 160, 189, 196, 203, 218, 235, 242, 308
Gemeinschaft 15, 65f., 92, 96, 115, 150, 215, 282, 287ff., 292f., 303, 310, 314
Genuss 77, 158, 213, 216, 270, 273, 276ff., 281f., 285, 306
Gesenhues, Stefan 320
Gesundheit, Definitionen 121f, 149ff.
Gewohnheiten 93, 101, 112, 114, 118, 125f, 137, 149, 155, 157, 159, 165, 175, 218, 237f., 250, 272
Glaube 16, 65, 115, 124, 139, 153, 182, 210, 215, 249, 282, 292ff., 310
Gleichgewicht 29, 38f., 42f, 51, 62, 64, 116, 136, 179f., 217, 227, 240, 244, 255
Gliazelle 72
Glück 77, 79, 82, 92, 107, 116, 123, 131, 144, 152, 167, 176, 178, 225, 228, 236, 243, 246, 269, 276, 282f., 287, 289f., 307
Glücksbringer 16, 292f.
Glückshormon 79, 83, 89. 236, 242, 276
Glückstagebuch 222
Gorilla, der unsichtbare 195f.
Gottschaldt, Edda 321
Gröne, Oliver 321
Großhirn 72ff.
Großhirnrinde 72, 94, 97
gTum-mo 55, 59, 205

H

Hauterkrankungen/-veränderungen 32, 121, 145, 166, 255
Haynes, John-Dylan 321
Heilkunst 183, 187

Herzinfarkt 26, 53, 66, 68, 144, 147, 152, 158, 217, 229, 242, 275, 283
Herz-Kreislauf-Erkrankungen 22, 32, 47, 53, 55, 66, 119, 135, 145, 148, 156f., 168, 174, 211f., 217f., 244, 271, 275
Herz-Kreislauf-System 55, 82, 124, 157, 164, 234, 242
Hildebrandt, Helmut 321
Hilflosigkeit 134, 154, 165, 189, 219
Hindernisse und Gegenmaßnahmen (Übung) 237f.
Hippocampus 16, 49, 109, 227, 253
Hippokrates 122, 177ff., 193f.
Hirschhausen, Eckart von 9, 319, 323
Hoffnung 26, 67, 79, 81, 108, 193, 197, 203, 231, 292
Hölzel, Britta 252, 321
Homöostase 37f., 40, 42f.
Hormone 47, 49, 55, 75, 82, 89, 236, 242, 276
Huber, Ellis 321
Humboldt, Alexander von 181
Humor/-losigkeit 214, 220, 291
Hüther, Gerald 134, 188, 321
Hypophyse 47, 78, 89
Hypothalamus 47f., 52, 78, 89, 93

I

Ibn Butlan 183
Immunsystem 40, 50ff., 63f., 71, 85, 90, 93, 123, 130, 154, 164, 204, 211, 214, 217, 227, 235, 242ff., 255, 295
Infektionskrankheiten 99, 147, 150, 242
»innerer Arzt« 16, 50, 71, 124, 179f., 184, 301, 316, 318
Insula (Inselrinde) 109, 167, 253
Integrative Medizin 18ff., 22, 140, 144, 147, 206, 209, 280, 300

J

Jacobs, Gregg 296ff.
James, Joyce 309
James, William 56, 133, 206f.

Jonitz, Günther 321
Journalling (Übung) 223

K

Kabat-Zinn, Jon 19, 21, 142, 255, 304, 318
Kampf oder Flucht/Fight or Flight 39, 44, 49, 62, 80, 95, 133, 167, 220, 254, 271
Kaptchuk, Ted 199
Karoshi 26
Kerckhoff, Annette 320
Kind 10, 17, 25, 44, 66ff., 76, 89f., 95ff., 107f., 111, 122, 164, 188, 277, 286ff., 307
Klostermedizin 179f.
Kneipp, Sebastian 180
Kohärenz(sinn) 16, 68, 134f., 170, 175f, 183, 206, 216, 220, 229, 252, 284f., 308
Kohlenhydrate 74, 274, 277
Kohls, Niko 321
Kommunikation 19, 48, 95, 140, 149, 185, 187f., 193, 204f., 285
Kommunikation, Arzt-Patient 19, 149, 185, 187f., 193, 204f.
Kompetenz 15, 17, 23f., 67ff., 101, 112, 150, 153ff., 170, 177, 184f., 189, 202, 208, 213, 232, 245, 282, 304, 313, 318
Komplementärmedizin 19, 145ff., 179, 182, 304
Konditionierung 115, 139, 159, 165, 197, 254, 292f.
Kontakte, soziale 15, 17, 65, 89f., 92, 94, 115f., 131, 136, 139, 149, 214f., 246, 287, 289f., 297, 308
Kontrolle über sich selbst 46f., 70, 98ff., 106ff., 114, 121, 128, 133f., 153, 170, 176, 192, 216f., 219f., 225, 232, 248, 253f., 271, 312
Konzentration 83, 248, 251, 268
Konzentrationsprobleme 157, 220, 295
Kopfschmerzen 22, 124, 156, 169, 174, 203, 211, 219
Kortisol 16, 47ff., 80, 82, 93

Kraftquelle (Übung) 228
Krafttraining 159, 235, 240
Krebs 18, 22, 51, 135, 154f., 160f., 201, 211, 217, 219, 236, 255, 271, 275

L

Lazar, Sara 252
Lebenseinstellung, positive 123, 130, 291
Lebenserwartung 68, 123, 158
Lebenshaltung 112, 123, 129, 232, 307
Lebenskunst 177f., 301
Lebensstil 15, 22, 39, 53, 66f., 111, 120f, 138, 152, 157, 159, 177, 214, 216, 218, 221, 228, 233, 244, 280, 298, 303, 313, 317
Lebenszufriedenheit 18, 66, 68, 95, 135, 244, 290, 316
Leistung 45, 48, 64, 79, 95f., 109, 123f., 132, 141, 165, 214, 220, 232, 234, 237, 239, 249, 252, 255, 259, 283, 295, 298, 307, 315
Lernen 33, 44, 49, 64, 69, 74f., 88, 95, 101ff., 107, 111ff., 118ff., 133, 145, 168, 187, 212, 216, 221, 231, 245f., 248, 250f., 253, 287, 290, 292, 295, 303, 308
Liebe 65, 81, 90, 104, 111, 139, 172, 197, 212, 252, 261, 269, 275, 285ff., 290
Limbisches System 16, 72f., 78, 80, 93, 97, 105, 108f., 121, 167, 283
Lutz, Antoine 251f.

M

Maharishi Mahesh Yogi 52
Mahavira 183
Mandelkern 80, 108f., 167, 253
Marathonlauf 241ff., 283f.
Mäßigung 178, 212, 237, 273ff., 281, 309
Mastery Moment 77
MBMSR 256
MBSR 19, 255f., 304
Medikamente 15, 56, 64, 71, 131, 142, 145, 147, 153, 157, 160, 169, 174, 192f.,

196ff., 208f., 211f., 214, 254, 256, 280, 291, 297, 301, 311
Meditation 15, 20, 52ff., 57ff., 161, 166, 205, 209, 212, 227, 244, 249ff., 256ff., 292f., 296, 302, 312, 317
Meditationsübungen 257ff.
Medizin, integrative 18ff., 22, 140, 144, 147, 206, 209, 280, 300
Michalsen, Andreas 320
Mind-Body-Intelligenz 14, 216, 299
Mind-Body-Medizin 19, 59, 141, 205ff., 218, 221, 227, 245, 256, 270, 294, 296, 299f., 304, 312, 318
Minis (Übungen) 247f., 251, 259, 317
Mitgefühl 81, 84, 131, 185, 189, 251f., 254
Mitgefühlsmeditation 252, 268f.
Mock, Amanda 321
Motivation 15, 70, 75ff., 84ff., 120, 135, 139, 155, 203, 208, 227, 235f., 239, 242, 279, 281, 283ff., 305
Motivationstypen A, B und C 76ff., 84ff., 90, 95, 108, 120, 283ff.
Muskelaufbautraining 230, 235, 240, 242
Mutter-Kind-Beziehung 87ff., 93f
Myelin 73, 91

N

Nähe 81f., 89, 91, 220
Naturheilkunde 18, 63, 146, 172, 177, 182, 209
Nebennierenmark 47f.
Negativity Bias 116
Nervensystem 43, 45ff., 55, 62, 82f., 90f., 104f., 109, 227, 271
Neues und Gutes (Übung) 228f.
Neugier 19, 39, 44, 77, 91f., 104, 118, 128, 174, 265
Neurogenese 74
Neurone 72f., 84, 91, 113f., 252, 314
Neuroplastizität 16, 74ff., 80, 91, 96, 98, 102, 231, 252f.
Neurotransmitter 47, 62, 73, 76f., 79, 82f., 86, 90f., 99, 139, 204, 227, 254, 284f.

Nicht-Wollen (Motivationstyp C) 81ff., 87, 96, 283
Nocebo 203f., 296
Nöfer, Eberhard 321
Noradrenalin 47, 49, 110, 205

O

Obama, Barack 69, 191
Open-Label 198f.
Open-Notes 190ff.
Opiate, endogene 16, 84, 110, 139, 205, 243
Optimismus 15, 119, 123, 130, 187, 212, 229, 232, 291, 300f.
Osborn, Robin 320
Osteoporose 235
Ott, Ullrich 321
Ötzi 161, 177
Oxytocin 16, 82, 89ff., 93, 112, 131, 139, 153, 205, 227, 285, 290

P

Papanca 250
Paracelsus 31, 110, 180
Parasympathikus 62, 73, 80, 83
Pathogenese 175, 182
Patient, kompetenter 15, 23f., 202, 213, 217, 318
Paul, Anna 320
Peak Moment 77
Placebo(effekt) 117, 124, 168, 193f., 196ff.,
Plastizität, neuronale 16, 74ff., 80, 91, 96, 98, 102, 231, 252f.
Poetry (Übung) 224
Positive Konditionierung 197, 254, 293
Positive Psychologie 15, 300
Potenziale 15, 17, 24, 33, 44f., 65, 71, 88, 124, 129, 131, 154, 166, 191, 209f., 215, 227, 229, 231, 303f., 308
Präsenz, hier und jetzt 16, 87, 125, 130, 133, 248, 250, 258, 260, 263, 283, 317
Progressive Muskelentspannung 249

Prolaktin 90f., 93
Prophezeiung, selbsterfüllende 70, 117, 204
Pseudoplacebo 198, 201f.
Psyche 31, 131, 147ff., 162, 181, 235

Q

Qigong 209, 244, 249

R

Rauchen 32f., 101, 120f., 186, 203, 217, 220, 313
Regulation 22f., 29, 42, 46, 54f., 60ff., 82, 84f., 89f., 99ff., 105, 119, 121, 130, 133, 137, 139, 142, 144, 153, 164f., 174, 179ff., 194f., 199, 207, 216, 227, 243, 253f., 270, 276, 302, 304, 313
Reifung 35, 65, 76f., 82, 86f., 92, 94, 97f., 103, 107, 116, 136f., 287, 303, 307
Reiz 36, 45, 48, 62f., 74, 76, 82, 88, 109, 112, 128, 163, 204, 219, 250, 254
Reizdarm 199, 203
Reizmagen 203
Relaxation Response 54
Resilienz 16, 135, 176, 206, 216, 232, 293, 300
Rheuma 51, 145, 168, 212, 217
Ricard, Matthieu 252
Risiko 34, 58, 68, 93, 97, 160, 176, 217, 244f., 271, 301, 313, 316
Rituale 15, 55, 59, 61, 92, 95, 114, 177, 182f., 205, 245, 257ff., 263, 276, 278, 282, 292ff., 296f.
Routine 125f., 165, 293
Rückenschmerzen 22, 26f., 32, 101, 134, 147, 152, 154, 161ff., 168f., 189, 199, 211, 216, 218f., 224, 235, 288
Ruckriegel, Karlheinz 321
Rudolph, Saskia 321
Ruhe 26, 34ff., 74, 81, 83f., 127, 161, 166, 241, 244, 261f., 265, 268, 296

S

Salutogenese 16, 175f., 185, 206f., 210, 312
SARW-Technik 247f.
Schlaganfall 26, 66, 186f., 235
Schlaf 31, 40, 76, 82, 211f., 222, 224, 246, 251, 257f., 262f., 279, 281f., 294ff.
Schlafstörung 22, 26, 32, 145, 211f., 217, 220, 288, 295ff.
Schmerz(empfinden) 33, 40, 80ff., 108f., 123f., 162ff., 197f., 204, 239, 242f., 289, 291
Schmerzgedächtnis 108f., 164ff., 197, 203f.
Schmerzpatient 145, 162f., 167, 174, 219, 255, 289
Schmerzregulation 78, 153, 165
Schmidt, Stefan 321
Schöler, Gina 321
Schritt für Schritt zum Ziel (Übung) 232f.
Schuppenflechte 166, 255
Schutzquelle (Übung) 228
Schwindelgefühl 62, 156, 169, 218f.
Seele 40, 68, 94, 103f., 131, 139, 148ff., 164f., 167, 178, 181, 210, 212, 223, 235f., 281, 288f., 291
Selbstbewusstsein 94, 96, 139, 309, 315
Selbsterfüllende Prophezeiung 70, 117, 204
Selbstfürsorge 15, 102, 166, 178f., 189, 192, 207, 257, 317
Selbstheilung 13ff., 20ff., 25, 29ff., 46, 49, 52, 59, 63f., 68ff., 79, 83, 85, 99ff., 119, 127, 133, 137, 140, 144f., 147, 150, 153ff., 163, 179, 183ff., 189, 199f., 202, 205, 210, 215, 228, 233, 244, 282, 286, 288, 293f., 299f., 303, 305, 310, 312ff., 316ff.
Selbsthilfe 102, 132, 185, 192, 208f., 224
Selbstregulation 23, 46, 60f., 63, 99ff., 119, 121, 130, 137, 142, 144, 180, 182, 194, 199, 207, 253f., 270, 302, 304, 313

Selbstwirksamkeit 15, 154, 166, 170, 177, 189, 202, 208, 216, 293
Selhub, Eva 320
Selye, Hans 39ff., 217
Serotonin 82, 139, 205, 227
Sex 32, 82, 90f., 217, 219, 281, 285f., 298
Sinn(haftigkeit) 15, 22f., 68, 70f., 86, 112, 134ff., 138, 170, 176, 178, 183, 214, 216, 218, 220, 229, 232ff., 310
Soma 181
Somatisches Nervensystem 46, 109
Spiegelneurone 113f., 314
Spiritualität 65, 115, 134, 139, 153, 182, 215, 282, 292ff.
Sport 27, 75, 78, 123, 157, 159, 161, 163f., 174, 214, 234f., 237, 239ff., 246, 282, 285, 290, 307, 313
Stefano, George B. 285, 320
Stickstoffmonoxid 16, 84, 90, 99, 227, 290
Stress 21, 25f., 30ff., 40ff., 59, 68, 71, 75f., 78, 80ff., 84f., 88, 90f., 93ff., 101, 104, 110, 117ff., 125, 133, 135f., 139f., 142, 149, 155, 159, 163, 165ff., 168, 186, 197, 200, 203, 207, 212, 216, 219ff., 222, 224ff., 234ff., 243ff., 246, 252ff., 271ff., 275ff., 282ff., 289, 291, 295, 298, 303, 305, 307, 312, 315ff.
Stressantwort 43, 45, 61ff., 289
Stressbewältigung 19, 31, 52, 64, 100, 139, 154, 170f., 211ff., 215f., 232, 237, 245, 251, 255, 270, 282, 293, 296, 308
Stressmanagement 209, 253, 306
Stressreaktion 31, 39, 42ff., 54, 62f., 71, 73, 77, 80, 99f., 105, 119, 123f., 167, 174, 217, 220f., 233
Stressreduktion 19, 85, 89, 211ff., 217f., 233, 245ff., 255f., 276, 278, 285, 287, 291, 293
Stressregulation 63, 90
Stresssymptome 121, 145, 161f., 168f., 219ff.
Stresstagebuch 222
Stresswarnsignale 219ff., 291, 295
Stuhl, dreibeiniger 16, 208, 304
Suchterkrankungen 32, 78, 255
Sympathikus 47f., 52, 62, 73, 80, 83, 233
Sympathikotoniker 62f.
System, limbisches 16, 72f, 78, 80, 93, 97, 105, 108f, 121, 167, 283

T

Tagebuchschreiben 222f.
Tai Chi 244, 249
TCM 145f., 272
Teller, der ausgewogene 277
Tenzin N. Tethong 55
Teufelskreis 33, 119, 167, 219
Thees, Stefanie 321
Theory of Mind 114
Training *siehe* Achtsamkeits-, Ausdauer-, Beweglichkeits-, Fitness-, Kraft-, Muskelaufbautraining
Trainingspuls 240f.
Trump, Donald 69

U

Übergewicht 158, 160, 218, 235, 271ff., 280f.
Übungen: Atemmeditation 259ff., Body-Scan 262ff., Dankbarkeit 222, Dankbarkeitstagebuch 222, Entspannungsantwort 257f., Faust 247, Glückstagebuch 222, Hindernisse und Gegenmaßnahmen 237f., Journalling 223, Kraftquelle 228, Minis 247f., Mitgefühlsmeditation 268f., Neues und Gutes 228, Poetry 224, SARW 247f., Schritt für Schritt zum Ziel 232f., Schutzquelle 228, Stresstagebuch 222, Vorbereitung 258f., Zwerchfellatmung 247
Umwelt 36, 42, 62, 65f., 101, 112f., 133, 136, 150, 176, 226, 252, 313
Umweltgifte 65f.

Unbewusstes 30, 42, 47, 100, 104, 107ff., 123, 142, 183, 202, 258, 282, 292, 296
Unglück 23, 29, 79, 144, 185, 229
Unzufriedenheit 83, 162, 219, 305, 314
Urvertrauen 89, 134

V

Vagotoniker 62f.
Vagusnerv 62, 83
Vaillant, George 290
Vegetatives Nervensystem 45ff., 62, 71, 83, 104f., 109
Verbundenheit 81, 84, 87, 89f., 90, 93, 96, 112, 114, 131f., 134, 136, 139, 153, 183, 251f., 283ff., 287, 293
Verhalten 15, 76ff., 82, 85, 92, 110ff., 115f., 118ff., 128f., 131, 137, 139, 141, 153, 155, 165, 167f., 176, 183, 192ff., 196, 203, 207, 209, 213ff., 217ff., 224f., 227f., 236, 257, 279, 285, 290, 292, 296, 299, 309f., 313f.
Verhaltenstherapie 224f.
Vermeiden (Motivationstyp B) 79ff., 90, 108, 283
Vernetzung 72, 74, 85, 139, 167, 181, 252f., 287, 311
Vertrauen 15, 20f., 65, 81, 89, 132, 134, 153f., 174, 183ff., 188ff., 202, 232, 289, 293, 314, 317f.
Virchow, Rudolf 180, 313
Vorbereitung für Übungen 258f.

W

Walach, Harald 321
Waldinger, Robert 290
Warnsignale 29, 101, 106, 121, 219, 221, 291, 295
Wasser 66f., 157, 233, 268, 274, 278f., 299, 302
Wellness 95, 302, 304
Willen 46, 53, 55, 61, 71, 83, 100, 102, 118, 120, 133, 229ff., 233, 290, 311
Wittmann, Marc 321
Wohlbefinden 18, 20, 22f., 31, 40, 85, 90, 92, 109, 112, 131, 136f., 149f., 172, 174, 211, 214, 224f., 240, 244, 269, 271f., 281, 294, 296, 316f.
Wollen (Motivationstyp A) 77ff., 90ff., 120, 197, 284

Y

Yoga 20, 52, 55f, 209, 244, 246, 249, 299, 302, 308

Z

Zentrales Nervensystem 43, 48, 82, 90f., 105
Ziele 23, 77, 79, 127, 137f., 166, 178, 186f., 208, 212f., 222, 225, 227, 230ff., 237f., 240, 246, 249, 259, 284, 308f., 312, 317
Zielübung (Schritt für Schritt zum Ziel) 232f.
Zucker 74, 137, 157, 271, 277
Zufriedenheit 15, 17f., 22, 28, 66, 68, 70, 81f., 84, 95ff., 100, 102, 110, 123, 135f., 160, 177f., 211, 215, 243f., 284f., 290, 307f., 316, 318
Zuversicht 183, 193, 301
Zwerchfellatmung 247, 259